PETIT TRAITÉ GÉOMÉTRIQUE DE MÉDECINE CHINOISE

Denys & Victor Jacques

Discovery Publisher

Auteurs : Denys Jacques, Victor Jacques

L'illustration originale de la couverture est une œuvre de José Pirès : « Géométrie colorée 1 »

Le dessin en page XII est une œuvre originale de Christian Lacroix

616 Corporate Way
Valley Cottage, New York
www.discoverypublisher.com
editors@discoverypublisher.com
Fièrement pas sur Facebook ou Twitter

New York • Paris • Dublin • Tokyo • Hong Kong

TABLE DES MATIÈRES

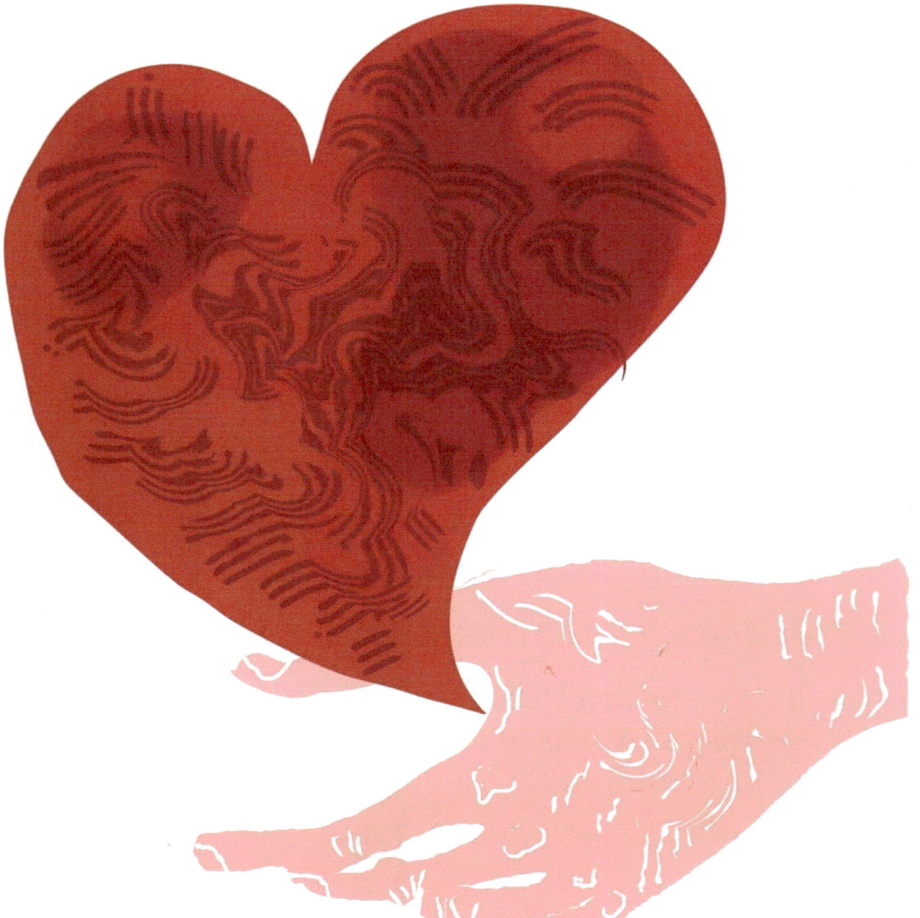

PETIT TRAITÉ GÉOMÉTRIQUE
DE
MÉDECINE CHINOISE

Denys & Victor Jacques

Retrouvez l'actualité des auteurs sur le site
mtc-methodegeometrique.com

AVANT-PROPOS

« Ce qu'il y a de plus profond dans l'Homme, c'est la peau » — Paul Valéry

Ce livre est essentiellement pratique, destiné à un public ayant une formation en médecine chinoise. Il ne reprend pas l'étude des points, des méridiens et autres principes fondamentaux, présentés par ailleurs dans de nombreux ouvrages.

Le diagnostic en Médecine traditionnelle Chinoise repose principalement sur l'interrogatoire, l'inspection – du teint, de la langue, des ongles – la palpation abdominale, la prise des pouls. À partir de ces éléments dont l'interprétation n'échappe pas à une part plus ou moins importante de subjectivité, le thérapeute, par un raisonnement, choisit de poncturer certains points avec des aiguilles, de les chauffer avec des moxas voire de les masser ou d'utiliser des ventouses. Cependant, le système énergétique est d'une telle complexité qu'il peut y avoir un décalage, une distorsion entre l'approche intellectuelle du praticien et la réalité énergétique du patient.

L'objet de ce livre n'est pas de remplacer les méthodes classiques de diagnostic et toutes les techniques avec aiguille, mais d'apporter un outil supplémentaire pour une plus grande efficacité dans les traitements.

Notre approche est basée sur une palpation spécifique des tissus qui permet de déterminer les fonctions énergétiques perturbées et à quel niveau elles le sont (corporel, émotionnel, spirituel).

« Seuls les tissus savent ». Ce n'est pas le thérapeute qui choisit ce qu'il est bon de faire pour le patient, mais ce sont les tissus qui lui indiquent où le corps est en demande. Pour cela, il faut une clé de lecture (c'est-à-dire comment palper) et une grille de lecture (c'est-à-dire où palper).

Par les techniques énergétiques clairement décrites ici, le thérapeute peut reconnaître un point fermé (un point qui ne répond pas à une stimulation) ou une stagnation dans un méridien ou dans un organe. Pour être à l'écoute du corps du patient, acquérir la sensation de l'Énergie est essentiel.

Le principe de résonance est à la base de la grille de lecture. Le système énergétique s'incarne dans l'anatomie, dans les structures physiques-os, muscles, derme... Nous pouvons prendre en exemple la correspondance entre les 5 Éléments et les 5 métacarpiens ou entre les 14 méridiens (12 méridiens principaux, Ren Mai et Du Mai) et les 14 phalanges des doigts. Leur palpation nous renseigne sur les désordres énergétiques.

Le mode de correction – également applicable pour les traumatismes physiques – consiste à donner au corps l'information qui lui permettra de s'autocorriger. Le thérapeute ne fait que lui montrer les points en relation avec les fonctions énergétiques perturbées et déterminés par la grille de lecture, qui vont alors de nouveau « répondre », « communiquer ». Il peut sentir instantanément sous ses mains les tissus se modifier.

Cette grille a été élaborée à la suite de nombreuses observations vérifiées et recoupées. Nous demandons au lecteur d'aborder cet ouvrage avec curiosité et le désir d'expérimenter par lui-même les hypothèses de travail et les points de vue exprimés. Nous sommes ouverts à tout dialogue constructif.

Dans cette nouvelle édition, de nombreuses photographies complètent la description des techniques utilisées. Les observations récentes ont permis d'approfondir la connaissance du système énergétique avec notamment le travail sur les dents et le thymus, méconnu, mais essentiel.

Les auteurs tiennent à souligner cette étude n'aurait pu être réalisée sans les enseignements de Jacques Pialoux, Régis Blin et Jean-Pierre Guiliani et nous leur exprimons toute notre reconnaissance et gratitude.

Enfin, ce livre n'aurait pas vu le jour sans la présence et le soutien de Véronique.

LISTE DES ABRÉVIATIONS

P	➡	POUMON
GI	➡	GROS INTESTIN
E	➡	ESTOMAC
Rt	➡	RATE
C	➡	CŒUR
IG	➡	INTESTIN GRÊLE
V	➡	VESSIE
R	➡	REIN
TR	➡	TRIPLE RÉCHAUFFEUR
MC	➡	MAÎTRE DU CŒUR
F	➡	FOIE
VB	➡	VÉSICULE BILIAIRE
Mx Vx	➡	MERVEILLEUX VAISSEAUX
RM	➡	REN MAI
DM	➡	DU MAI
yQM	➡	YIN QIAO MAI
YQM	➡	YANG QIAO MAI
yWM	➡	YIN WEI MAI
YWM	➡	YANG WEI MAI
FS	➡	FOYER SUPÉRIEUR
FM	➡	FOYER MÉDIAN
FI	➡	FOYER INFÉRIEUR
MTM	➡	MÉRIDIEN TENDINO-MUSCULAIRE

➔ CHAPITRE 1 : LA PALPATION ÉNERGÉTIQUE

➔ CHAPITRE 2 : LE DÉCODAGE ANATOMIQUE

➔ CHAPITRE 3 : LE MOUVEMENT D'ÉNERGIE DES VISCÈRES

➔ CHAPITRE 4 : LES PHASES DE LA MALADIE

CHAPITRE 1 – LA PALPATION ÉNERGÉTIQUE

À – L'INTERROGATION DES TISSUS COMME OUTIL DE RECHERCHE

Plusieurs modes de palpation sont possibles :

➔ **La palpation courante** qui permet d'apprécier la souplesse, la chaleur, la forme, la mobilité des tissus.
➔ **L'écoute passive** qui consiste à poser les mains et à porter son attention sans rien induire sur ce qui se passe sous ses doigts.
➔ Enfin, **l'interrogation active** qui est notre principal outil d'investigation, notre clé de lecture.

Par cette dernière, le thérapeute étudie la réponse des tissus à une stimulation, à une poussée énergétique qu'il fait partir de son ventre ; celle-ci naît de la contraction des muscles abdominaux et se transmet aux tissus par l'intermédiaire de ses mains. Ce ne sont pas les doigts seulement qui interrogent, mais tout le corps du thérapeute.

Deux types d'interrogation active :

➔ Premier type : l'interrogation « verticale »

L'impulsion, une pression avec un ou plusieurs doigts d'une main, se fait de la surface vers la profondeur. Le praticien va apprécier si le tissu répond ou pas à la sollicitation comme s'il voulait en tester « l'élasticité ».

En cas de blocage, il n'y a pas ou peu de retour, pas de rebond.

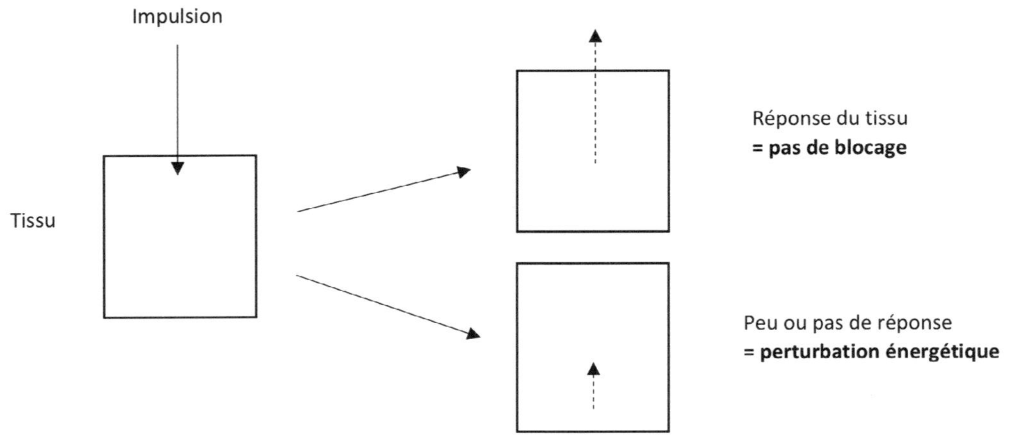

Il est important que l'impulsion soit située dans le tissu étudié (épiderme, derme, muscle, os). Le praticien doit exercer une forte pression pour atteindre l'os, alors que pour étudier l'épiderme, la stimulation doit rester en surface. Un point d'acupuncture sera dit ouvert s'il répond à une poussée énergétique verticale en surface, que le tissu cutané soit tendu ou relâché. Un point qui a perdu sa fréquence énergétique ne répond plus (voir schéma ci-dessous).

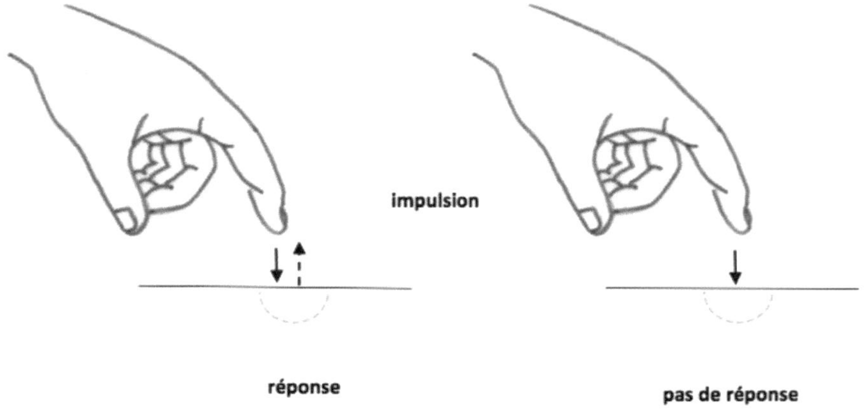

➔ Deuxième type : l'interrogation « horizontale »

L'impulsion se fait alors pratiquement tangentiellement au tissu, dans une direction précise.

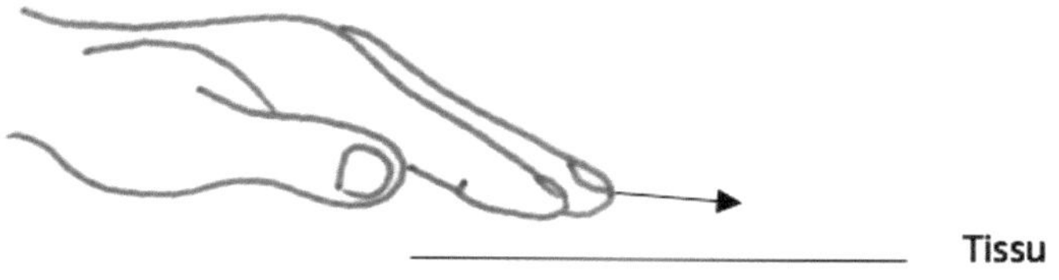

Elle provoque un déplacement minime (quelques millimètres) du tissu étudié qui va répondre de deux façons possibles :

➔ Soit il se laisse traverser, le thérapeute ne rencontre pas de résistance à sa poussée = pas de blocage.
➔ Soit le praticien rencontre d'emblée une barrière, un mur qui l'empêche de traverser le tissu = blocage.

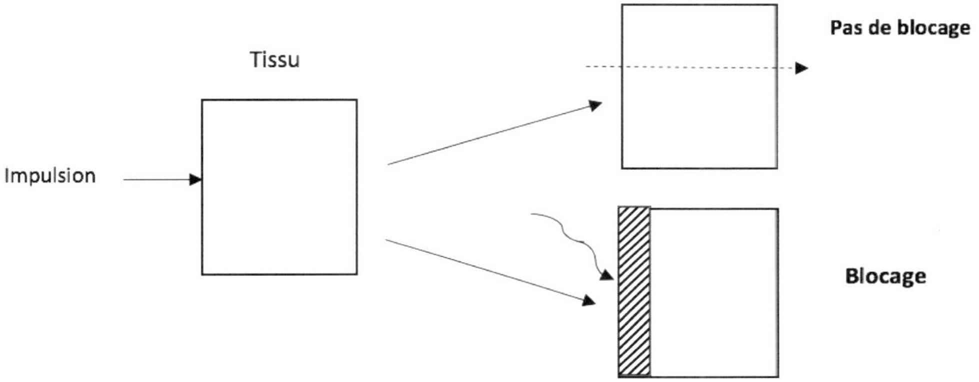

Dans la grille de lecture, l'impulsion est donnée le plus souvent transversalement par rapport à l'axe longitudinal du corps et l'éventuel blocage n'apparaît que dans cette direction.

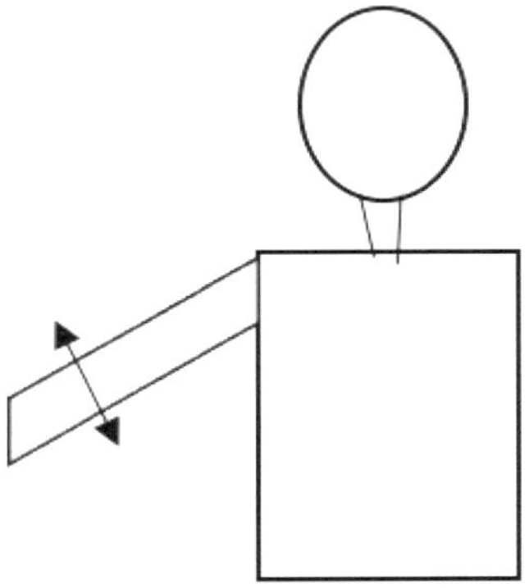

Avant d'interroger un tissu, il faut s'assurer qu'il soit mobilisable par une palpation courante. Si une zone de derme est collée, adhérente sur le plan sous-jacent, si on ne peut pas déplacer la surface cutanée, toute interrogation sera impossible à ce niveau (comme cela peut être le cas dans une entorse aiguë, des problèmes circulatoires importants, une main déformée par l'arthrose...). On trouverait alors un blocage, quelle que soit la direction donnée à l'impulsion. Dans ce cas, une autre zone corporelle avec une palpation différente donne les mêmes informations.

L'interrogation ainsi pratiquée (verticale ou horizontale) peut porter sur différentes structures : un point, un méridien, une zone de derme, un muscle, un organe, un os...

B – L'INFORMATION COMME OUTIL DE CORRECTION

Si les recherches se font avec une main, les corrections s'effectuent avec les deux. Elles consistent à mettre en relation, en connexion, le point bloqué (en relation avec la fonction énergétique perturbée et déterminé par la grille de lecture) avec une zone précise qui va le libérer, l'ouvrir. Cette zone peut être un autre point, un méridien, une vertèbre, un organe...

Le thérapeute a alors la sensation d'une « **corde** » tendue entre ses deux mains. Le ressenti n'est pas **sous** les mains, mais **entre** les mains et dans son **ventre** qui est le lieu privilégié de réception des sensations énergétiques. Le praticien garde cette corde, devient inactif, un simple point d'appui, et attend la réaction d'autocorrection du corps dans les secondes qui suivent : celle-ci se traduit par le relâchement de la corde, les deux mains ne semblent plus reliées. Le point répond alors à nouveau, et les zones de contrôle qui ont amené à le traiter sont libres.

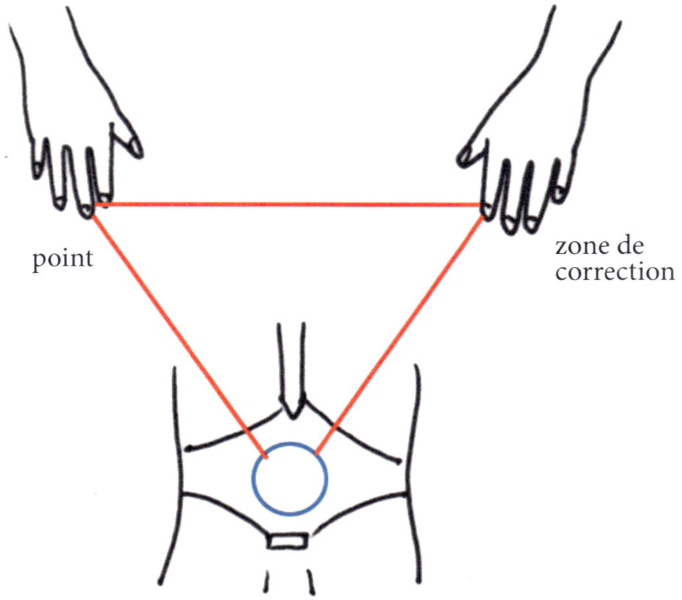

La grille de lecture étudiée par la suite permet de savoir où le corps est en demande et de ne pas enfoncer des portes fermées – des points verrouillés dont la clé est ailleurs. Elle détermine les fonctions énergétiques perturbées et les niveaux thérapeutiques concernés. Le praticien ne décide pas ce qui est bon pour le patient, d'amener l'énergie ici ou là en fonction d'un raisonnement intellectuel. Il n'est qu'un simple point d'appui par rapport à l'information que le corps du sujet vient chercher pour se corriger – concept du « non agir » de la pensée orientale. Le praticien n'a plus à se soucier du choix des points, il ne décide rien, il fait ce que les tissus lui disent.

La technique palpatoire décrite ci-dessus peut s'acquérir avec un peu d'entraînement et de pratique. Cependant, si on sent avec son ventre, ses « tripes » – le Hara dans la tradition japonaise –, encore faut-il que le récepteur soit libre de toute tension qui pourrait parasiter le ressenti. Un thérapeute stressé, anxieux, soucieux, avec la « boule au ventre », ou encore absorbé dans ses pensées, fatigué ou dérangé par des problèmes digestifs, n'aura pas une perception juste. Le praticien doit être totalement disponible, aussi bien mentalement (un certain « vide » à ce niveau est essentiel) que physiquement. C'est la principale difficulté rencontrée dans la pratique quotidienne. Travailler sur soi avant de travailler sur les patients est parfois nécessaire.

La grille de lecture confirme, précise ou infirme le choix thérapeutique pressenti après l'interrogatoire et l'examen classique. Pour autant, le raisonnement est important ; il permet de comprendre ce que le praticien trouve à la palpation, de faire le rapprochement entre les symptômes du patient et la lecture du corps. Par la palpation et le raisonnement, le thérapeute a une meilleure compréhension du déséquilibre énergétique du patient.

CHAPITRE 2 – LE DÉCODAGE ANATOMIQUE

Régis Blin[1] est l'auteur d'une étude remarquable à propos de la résonance du système énergétique sur les structures anatomiques.

Quand une fonction énergétique est perturbée (un Élément, un méridien) les structures physiques (os, muscles, viscère…) qui sont sur la même fréquence le sont également. Ce chapitre reprend en partie cette étude en utilisant la palpation décrite précédemment.

La lecture osseuse et musculaire donne des indications sur les dérèglements énergétiques – et leur résolution au cours du traitement. Cependant, elle ne nous renseigne pas directement sur ceux qui sont à corriger (puisqu'un blocage peut avoir différentes origines) et sur le niveau thérapeutique concerné (élémental, corporel, émotionnel ou spirituel). C'est la grille de lecture qui nous donnera ces informations.

À – LE DÉCODAGE DE LA MAIN

L'étude est faite en fonction du mode de palpation. Une même zone anatomique peut être en résonance avec différentes fonctions énergétiques selon le mode de palpation utilisé.

I – INTERROGATION HORIZONTALE EN SURFACE (ÉPIDERME)

L'index du thérapeute est posé à plat dans le sens longitudinal sur la face dorsale des phalanges ou des métacarpiens. L'impulsion est donnée horizontalement, en surface.

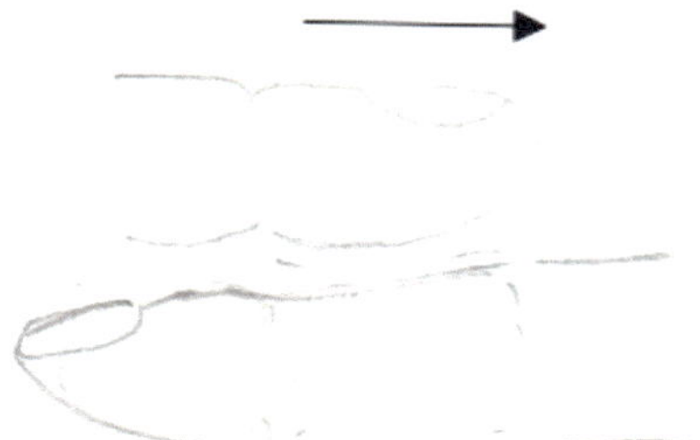

Le doigt du praticien peut entraîner l'épiderme du sujet sur une très courte distance ou au contraire celui-ci donne l'impression d'être collé, avec impossibilité de le déplacer en cas de blocage.

1. Régis Blin, *L'Hexagramme Tridimensionnel*– S. F. E. R. E.

- ➔ Les 12 phalanges des quatre doigts (pas le pouce) sont en résonance avec les 12 méridiens (voir Planche 1).
- ➔ Les 5 métacarpiens sont en résonance avec les 5 Éléments (voir Planche 1).

L'observation montre que c'est le Yang de l'Élément, en relation avec la **superficie** de l'organe ou du viscère, le point Shu, la fonction « 5 éléments », les niveaux **émotionnel et mental**, qui est concerné dans ce test sur les métacarpiens.

Le blocage de la phalange peut être confirmé par la palpation du méridien correspondant : la main du thérapeute est posée à plat dans le sens longitudinal sur le trajet du méridien, pris au niveau de la jambe ou de l'avant-bras qui sont des zones plus faciles à palper. Le praticien donne une impulsion verticale en restant en surface. Il apprécie la réponse ou l'absence de réponse de l'épiderme en cas de blocage.

Il est possible également de tester le muscle « méridien » correspondant au niveau du membre inférieur (voir le décodage musculaire dans ce même chapitre).

Pour confirmer le blocage au niveau des métacarpiens, le praticien peut examiner les muscles « Élément » correspondants au niveau du tronc.

II – INTERROGATION VERTICALE AU NIVEAU OSSEUX

L'index du thérapeute est posé à plat sur la face dorsale des phalanges ou des métacarpiens (prendre le corps du métacarpien).

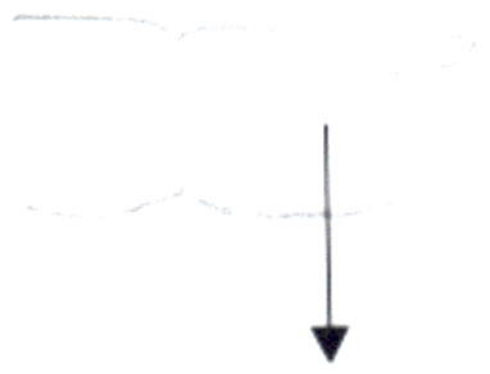

L'impulsion est verticale de la superficie vers la **profondeur** jusqu'au niveau osseux. Est-ce que l'os répond (comme s'il était élastique) ou pas en cas de blocage ?

- ➔ Les 12 phalanges des doigts plus les 2 du pouce sont en résonance avec les 14 os du crâne et de la face qui pourront être testés également avec la même palpation, doigts à plat sur l'os même (pour ceux qui sont accessibles ; voir Planche 2).
- ➔ Les 5 métacarpiens (sauf la tête et la base) sont en résonance avec les 5 Éléments (voir Planche 2).

C'est le Yin de l'Élément qui est concerné dans ce test, en relation donc avec la profondeur de l'organe ou du viscère, le point Mu, la fonction « foyer » de l'organe ou du viscère, le niveau **physique**. Confirmation par la palpation des muscles « Élément » correspondants au niveau du tronc.

➔ La tête et la base des 4 derniers métacarpiens sont en résonance avec les Merveilleux Vaisseaux (MxVx) à un niveau thérapeutique précis (points de commande céphalique des Mx.Vx.). L'étude des Merveilleux Vaisseaux fait l'objet du chapitre 9.

III – INTERROGATION HORIZONTALE AU NIVEAU OSSEUX

Elle concerne les articulations interphalangiennes des doigts en résonance avec les points-maîtres des 8 Merveilleux Vaisseaux, et la colonne du pouce en résonance avec les Merveilleux Vaisseaux et leurs points constitutifs.

La dernière phalange de l'index du thérapeute posée à plat sur la face dorsale des articulations interphalangiennes des doigts, des phalanges et du métacarpien du pouce, placée transversalement par rapport à l'axe longitudinal de la main (voir Planche 3).

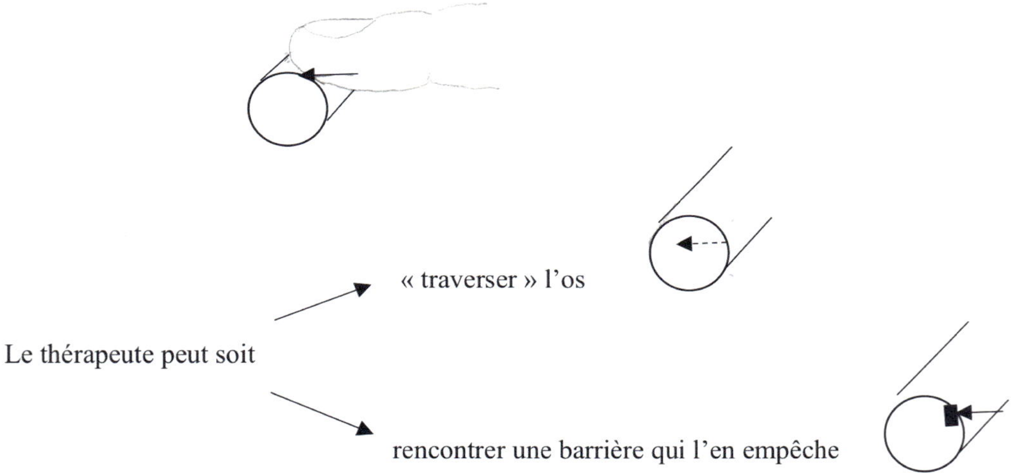

Rappel des points-maîtres des MxVx :

Chong Mai	➡	4Rt
Yin Wei Mai (yWM)	➡	6MC
Yin Qiao Mai (yQM)	➡	6R
Ren Mai (RM)	➡	7P
Du Mai (DM)	➡	3IG
Yang Qiao Mai (YQM)	➡	62V
Yang Wei Mai (YWM)	➡	5TR
Dai Mai	➡	41VB

Décodage de la colonne du pouce :

P2 du pouce	➡	Du Mai
P1 du pouce	➡	Ren Mai
Tête de M1	➡	Chong Mai
Col de M1	➡	Dai Mai
Partie proximale M1	➡	MxVx secondaires
		(Voir chapitre 9 sur les Merveilleux Vaisseaux)

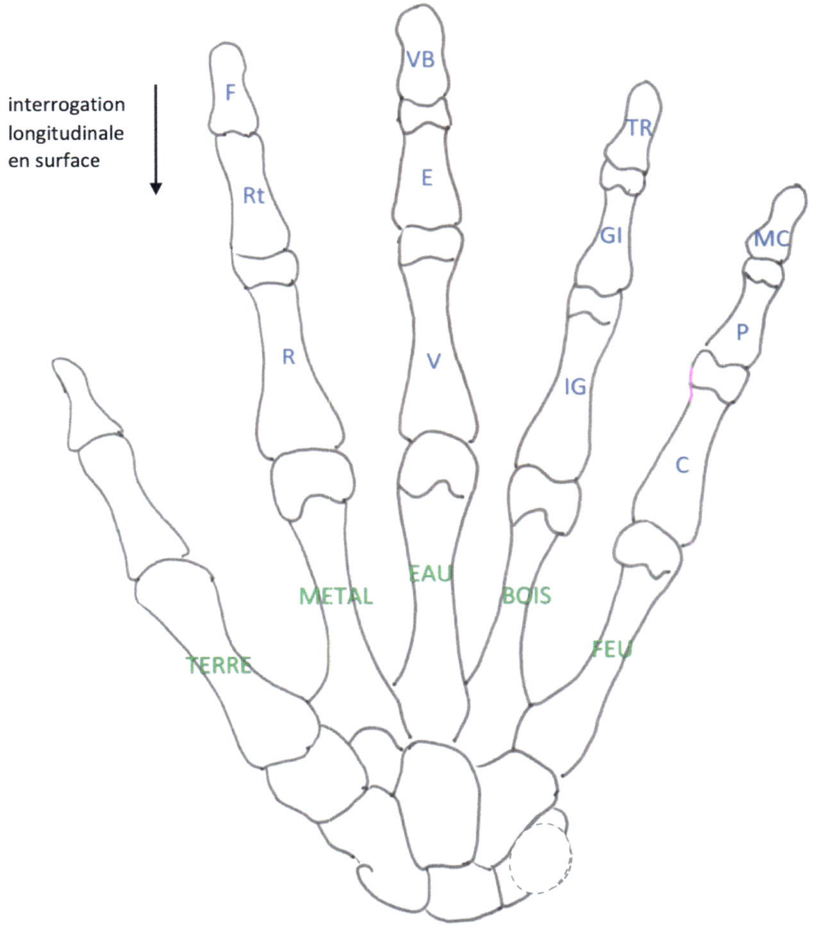

PLANCHE 1 : INTERROGATION HORIZONTALE EN SURFACE DANS L'AXE LONGITUDINAL DE LA FACE DORSALE DE LA MAIN

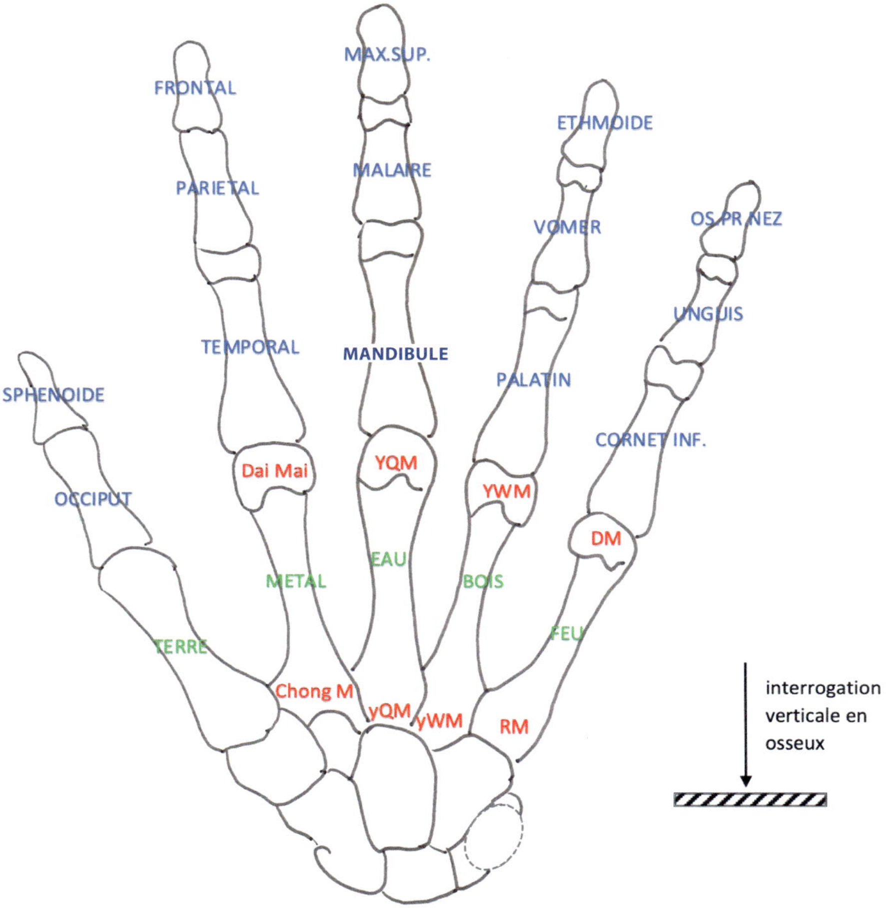

PLANCHE 2 : INTERROGATION VERTICALE EN OSSEUX DE LA FACE DORSALE DE LA MAIN

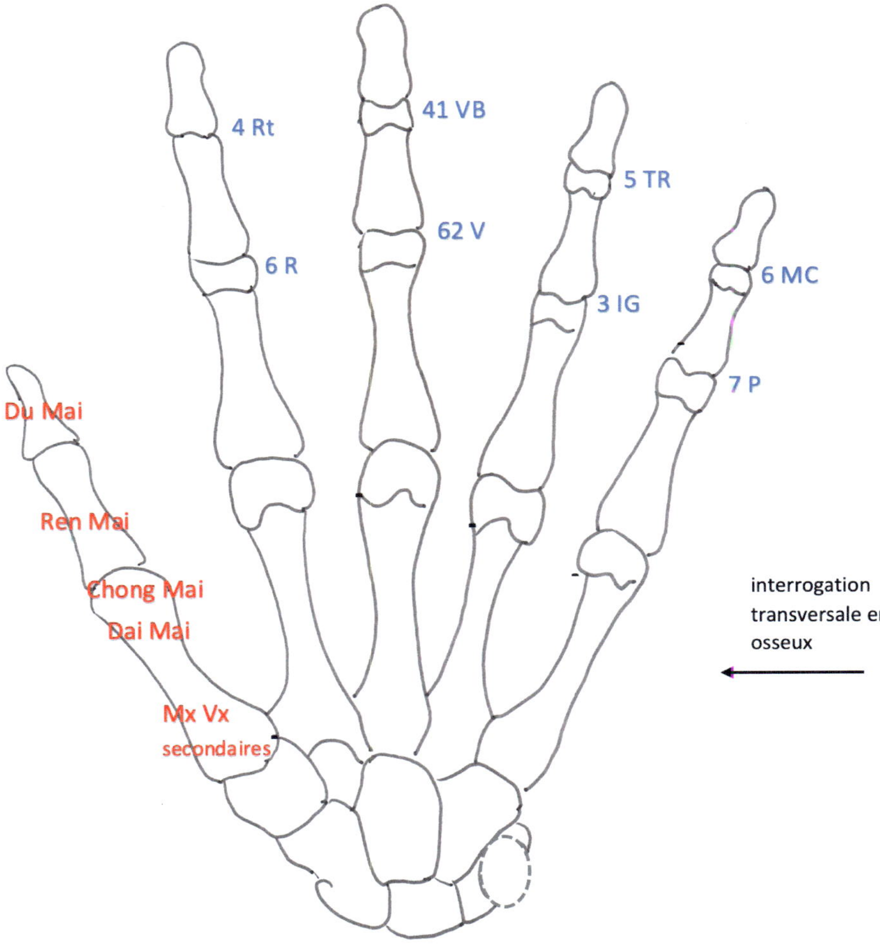

PLANCHE 3 : INTERROGATION HORIZONTALE EN OSSEUX DE LA FACE DORSALE DE LA MAIN

B – LE DÉCODAGE MUSCULAIRE

➔ Les muscles en résonance avec les douze méridiens sont testés au niveau de la jambe et du pied.

➔ Les muscles en résonance avec les cinq Éléments sont testés au niveau du tronc, essentiellement dans la moitié inférieure.

➔ Les muscles en relation avec les Merveilleux Vaisseaux (MxVx) sont les adducteurs de la cuisse.

Le lecteur trouvera le décodage complet des muscles dans l'ouvrage de Régis Blin.

L'interrogation est horizontale avec les doigts à plat au niveau du derme (et non l'épiderme) en regard et dans la direction du muscle à tester comme indiqué dans les schémas suivants.

Le thérapeute peut entraîner le derme sans résistance dans un court déplacement où il rencontre d'emblée une barrière, ses doigts sont arrêtés, le derme ne permet pas d'être traversé, ne se laisse pas entraîner dans le mouvement en cas de blocage.

Le thérapeute doit s'assurer que le derme est mobilisable, c'est-à-dire qu'il doit pouvoir, dans une palpation courante, le déplacer activement sur le tissu sous-jacent avant de l'interroger.

	Muscle « Méridien »	*Muscle « Élément »*
P	➡ Péronier antérieur	Sacro-lombaire (Ilio-costal lombaire)
GI	➡ Long adducteur du gros orteil ➡ Long adducteur du 5e orteil	Carré des lombes
Rt	➡ Jambier postérieur	Epi – épineux
E	➡ Court fléchisseur plantaire	Transverse de l'abdomen
R	➡ Long fléchisseur du gros orteil	Long dorsal
V	➡ Extenseur propre du gros orteil	Grand droit de l'abdomen
C	➡ Long fléchisseur commun des orteils	Transversaire épineux
IG	➡ Long extenseur commun des orteils	Petit oblique de l'abdomen
MC	➡ Long péronier latéral	Grand dorsal
TR	➡ Triceps sural	Trapèze
F	➡ Court péronier latéral	Petits dentelés supérieur et inférieur
VB	➡ Jambier antérieur	Grand oblique de l'abdomen

Dans les planches des pages suivantes :

- ➔ Les zones de palpation sont soulignées en rouge sur les planches pour les muscles « méridien ».
- ➔ La direction de l'impulsion, dans le sens longitudinal, peut se faire dans les deux directions(haut / bas ou bas / haut).
- ➔ Les zones de palpation et la direction de l'impulsion sont indiquées par les flèches pour les muscles « Élément ».

Remarque :

- ➔ Cette lecture ne concerne pas les blocages musculaires d'origine traumatique qui seront étudiés dans le chapitre 15.

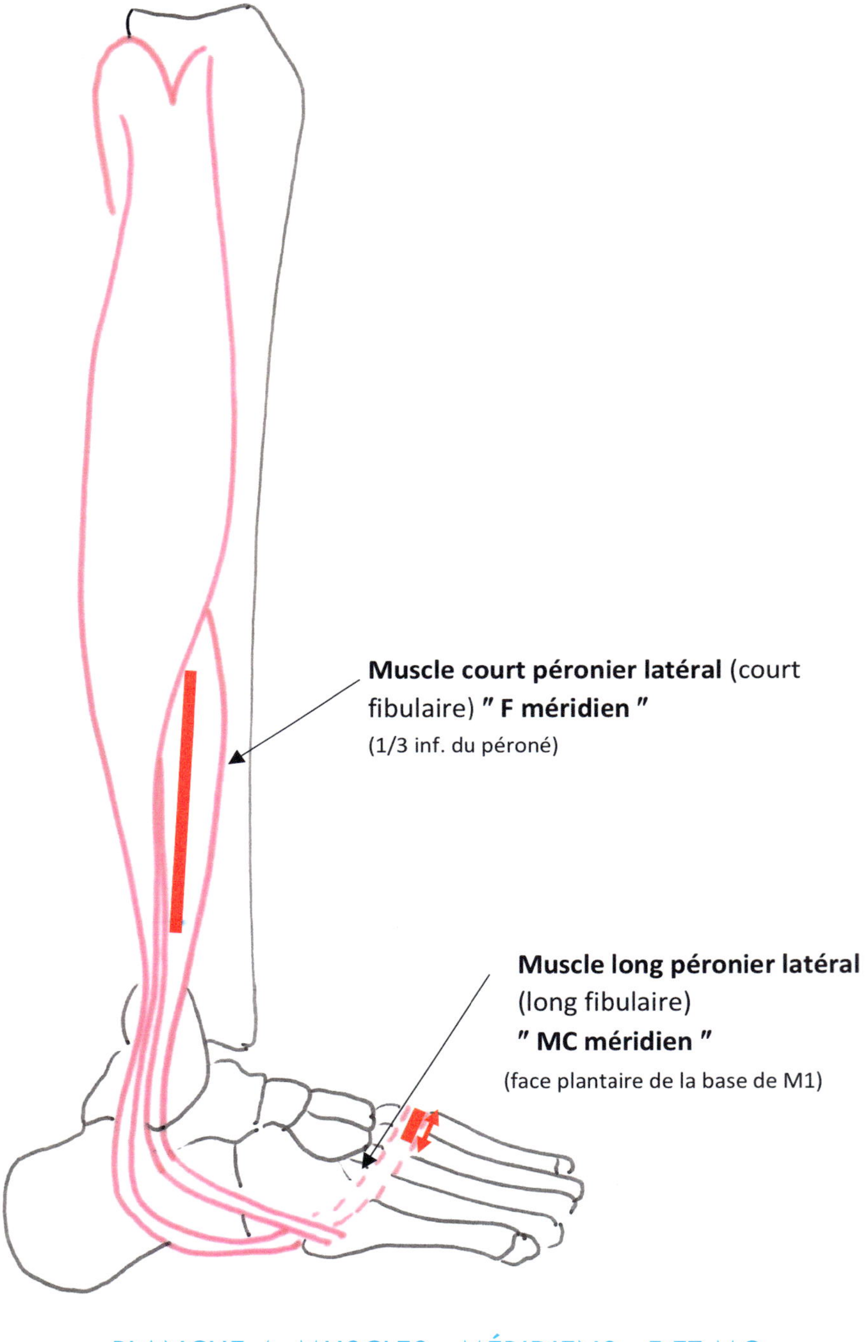

PLANCHE 4 : MUSCLES « MÉRIDIENS » F ET MC

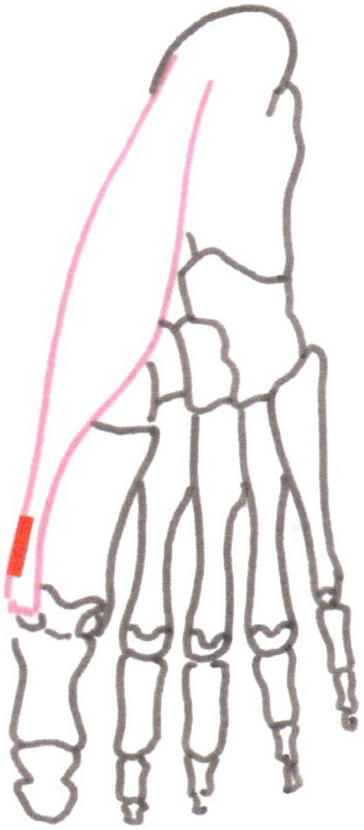

(entre les bords int. et inf. du col de M1)

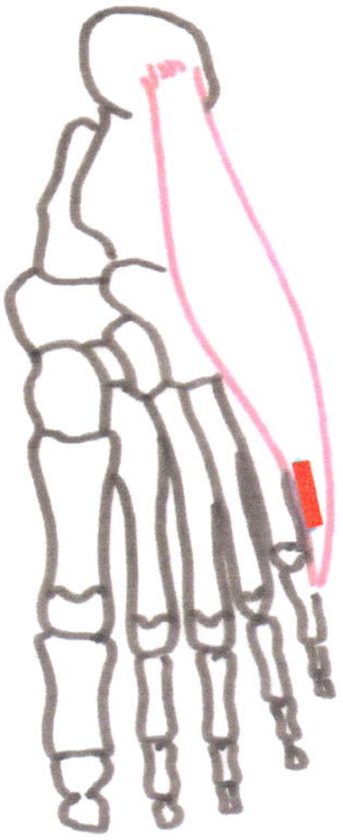

(bord latéral du col de M5)

(Face plantaire)

Muscle long adducteur du gros orteil (abducteur de l'hallux)

Muscle long abducteur du 5ᵉ orteil

" GI méridien "

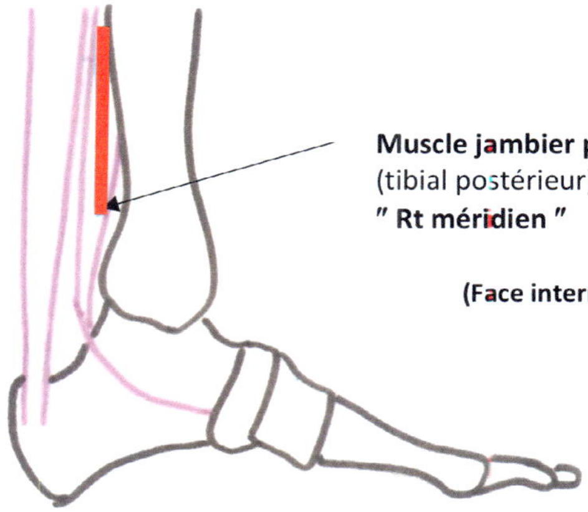

(entre le bord int. du tibia et le tendon d'Achille à hauteur du 6Rt)

Muscle jambier postérieur
(tibial postérieur)
" Rt méridien "

(Face interne du pied)

PLANCHE 5 : MUSCLES « MÉRIDIENS » GI ET RT

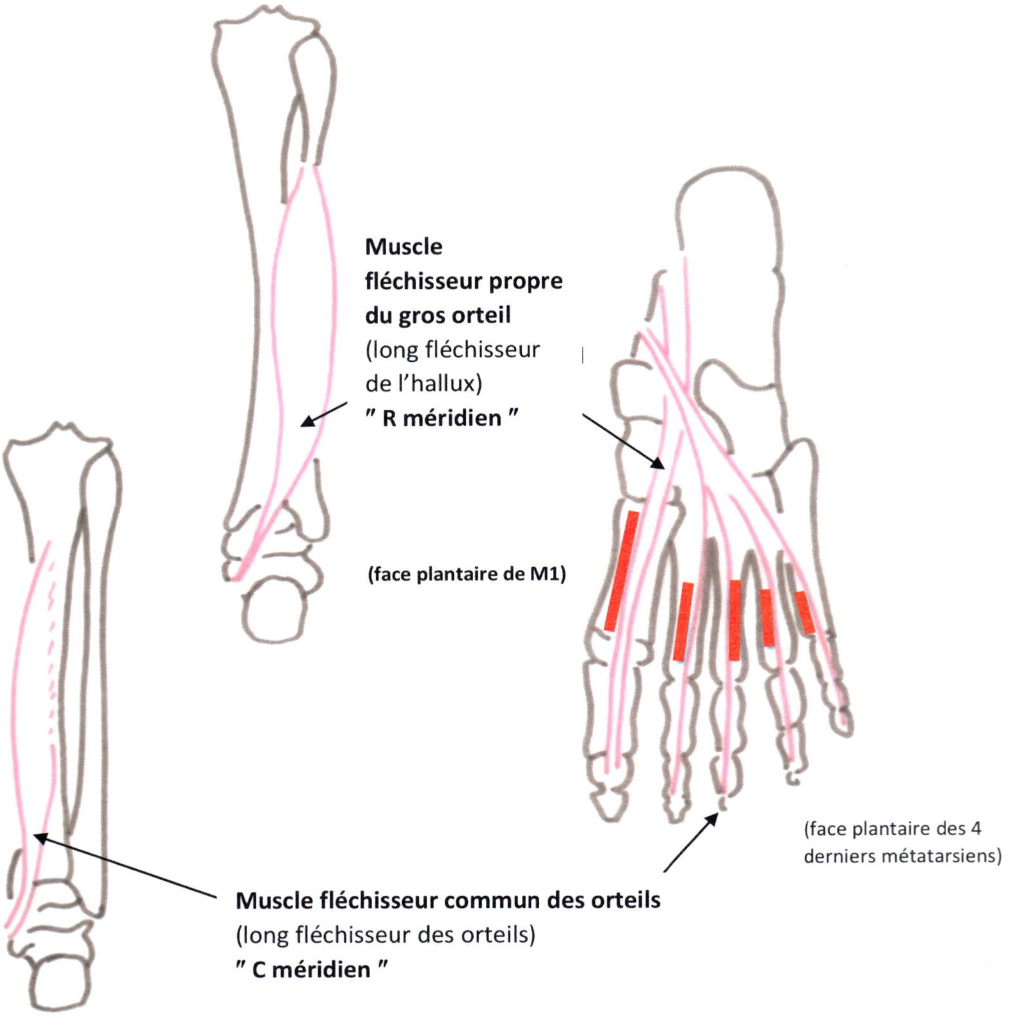

PLANCHE 6 : MUSCLES « MÉRIDIEN » R ET C

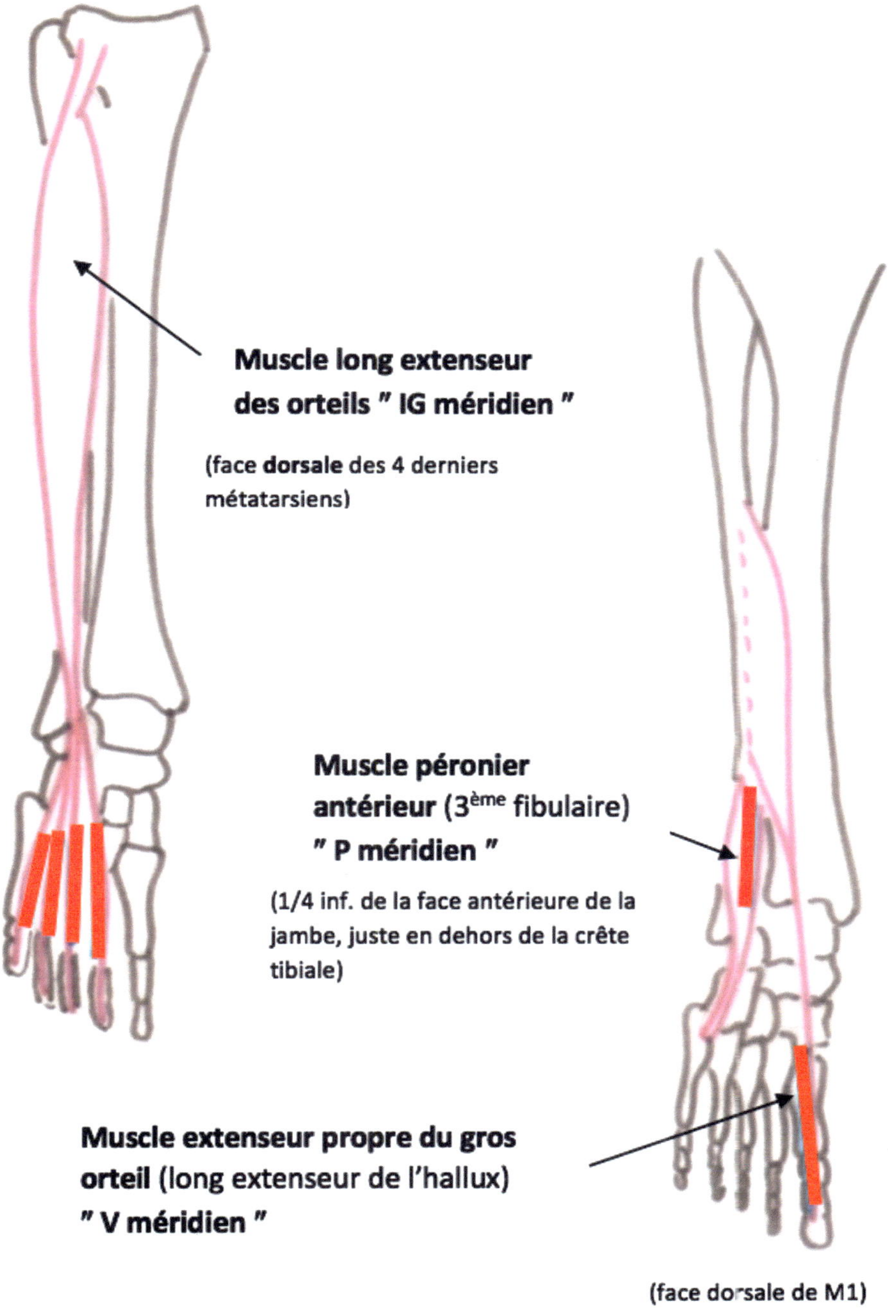

PLANCHE 7 : MUSCLES « MÉRIDIEN » IG, P ET V

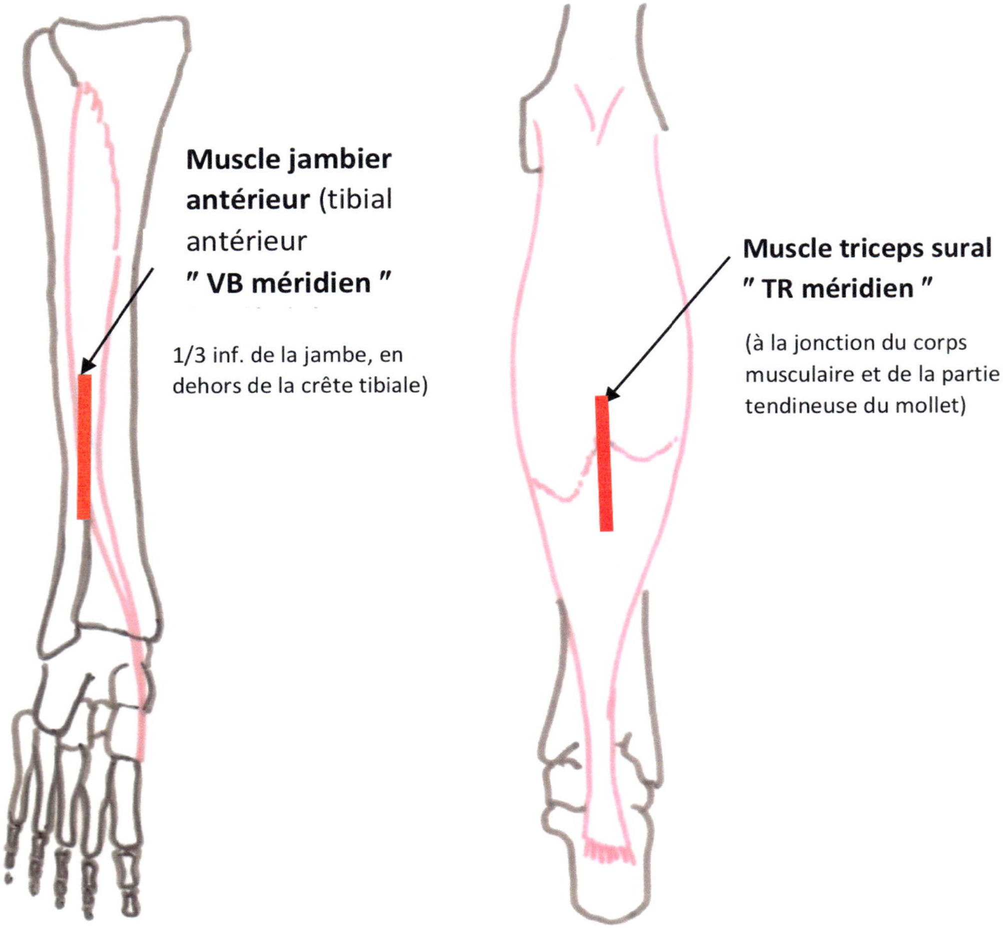

PLANCHE 8 : MUSCLES « MÉRIDIEN » VB ET TR

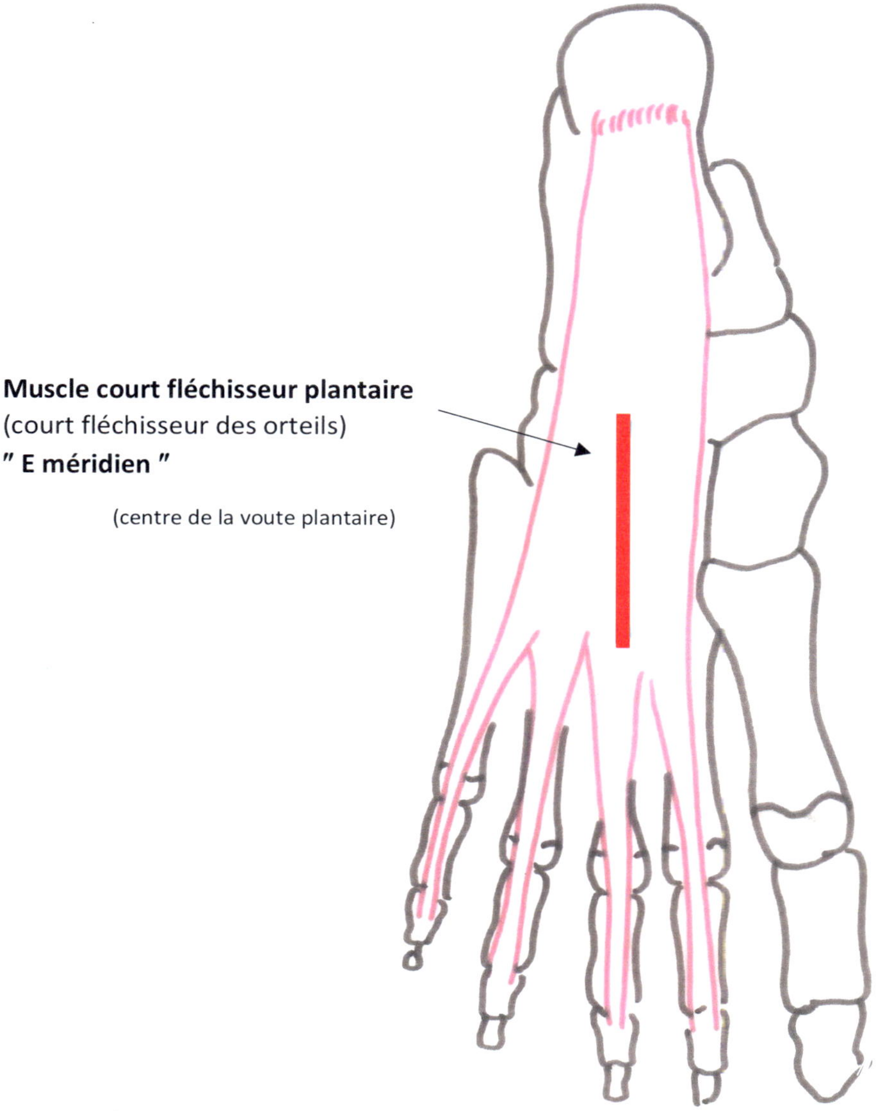

PLANCHE 9 : MUSCLE « MÉRIDIEN » E

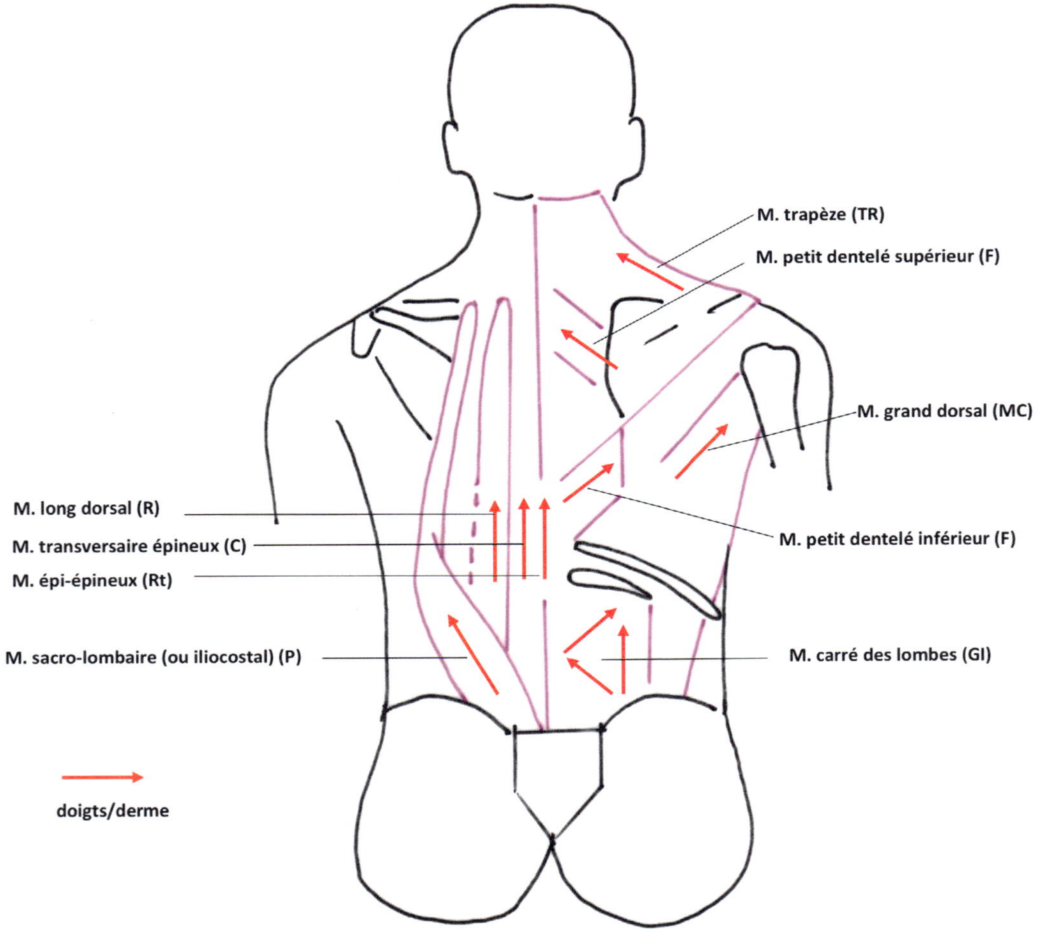

PLANCHE 10 : MUSCLES « ÉLÉMENT » (I)

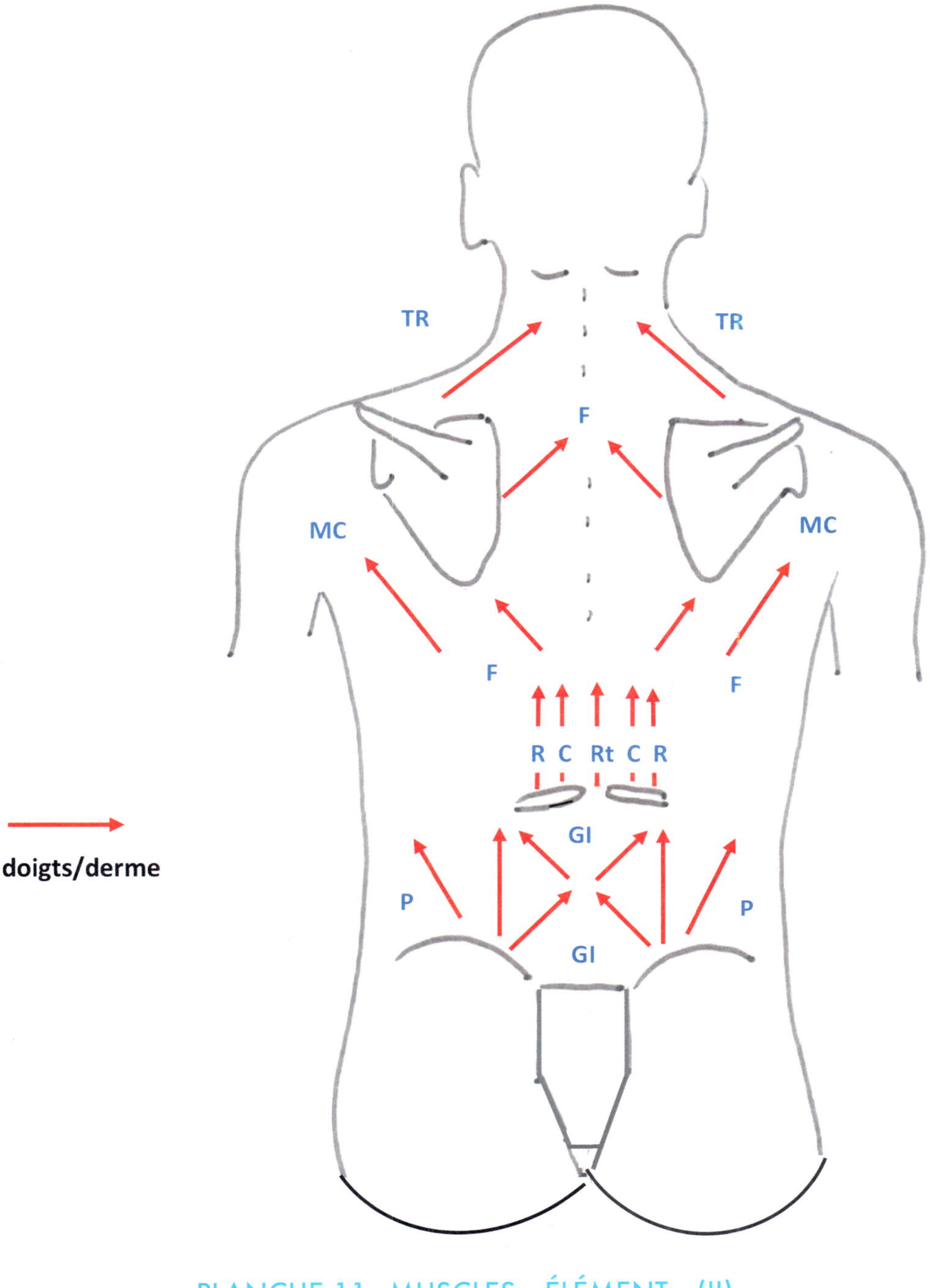

PLANCHE 11 : MUSCLES « ÉLÉMENT » (II)

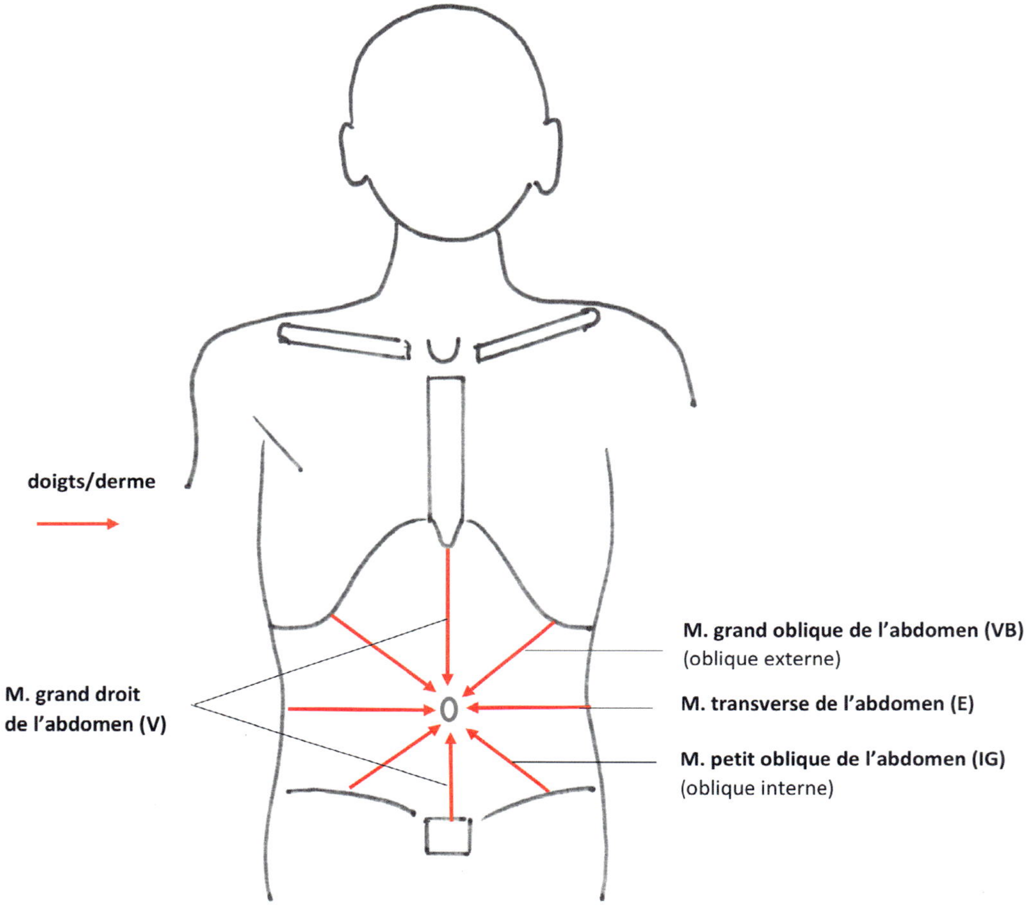

PLANCHE 12 : MUSCLES « ÉLÉMENT » (III)

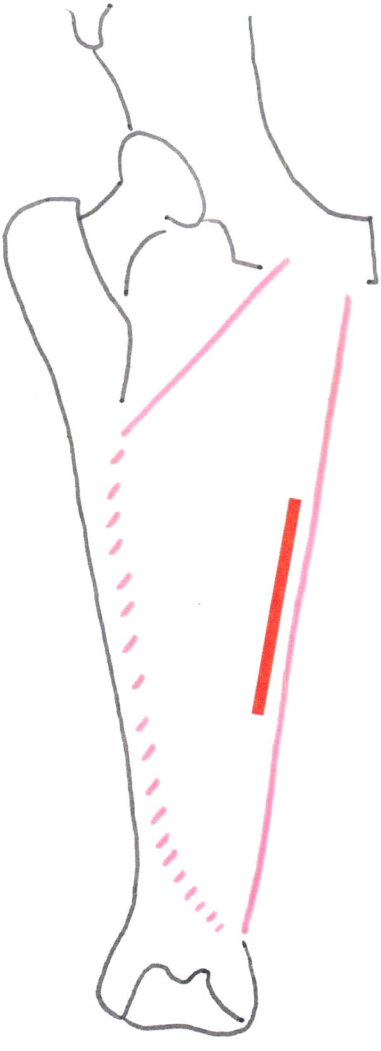

M. adducteurs de la cuisse

(1/3 moyen de la face interne de cuisse)

PLANCHE 13 : MUSCLES « MERVEILLEUX VAISSEAUX »

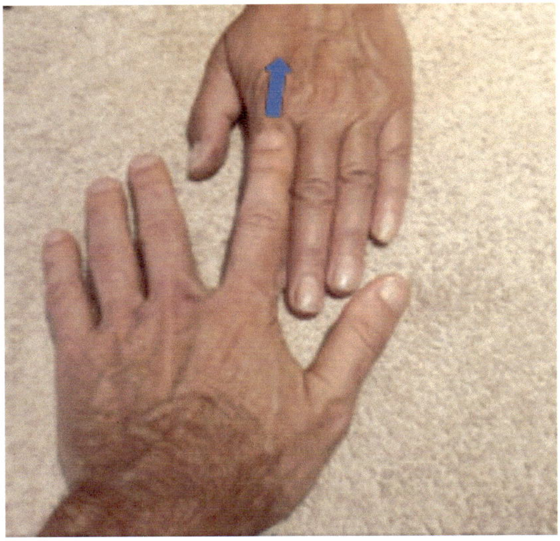

Photo 2.1 : interrogation horizontale de P1 de l'index dans l'axe longitudinal en résonance avec le méridien du Rein

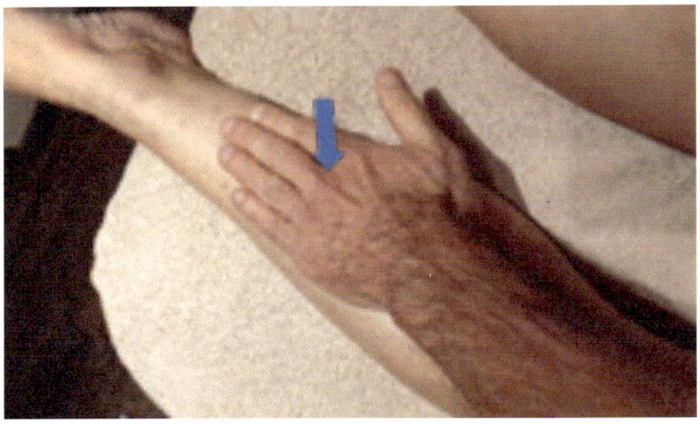

Photo 2.2 : palpation du méridien du Foie

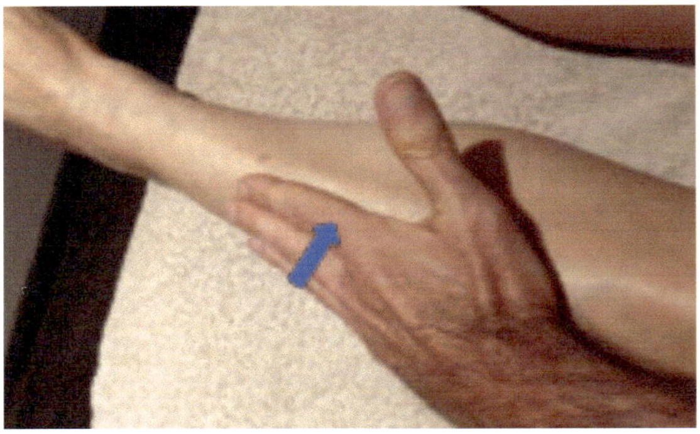

Photo 2.3 : palpation du méridien de l'Estomac

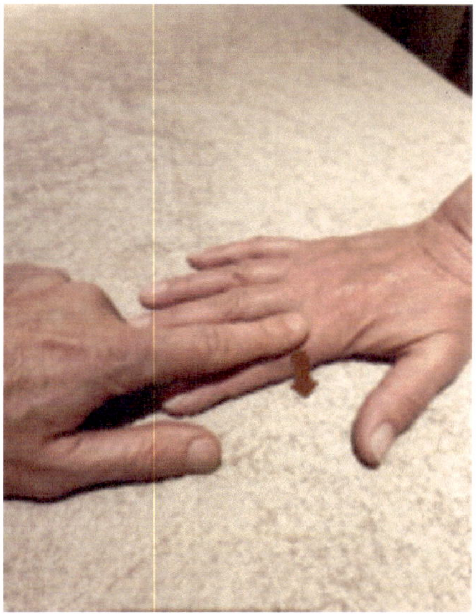

Photo 2.4 : interrogation verticale de P1 de l'index en résonance avec l'os Temporal

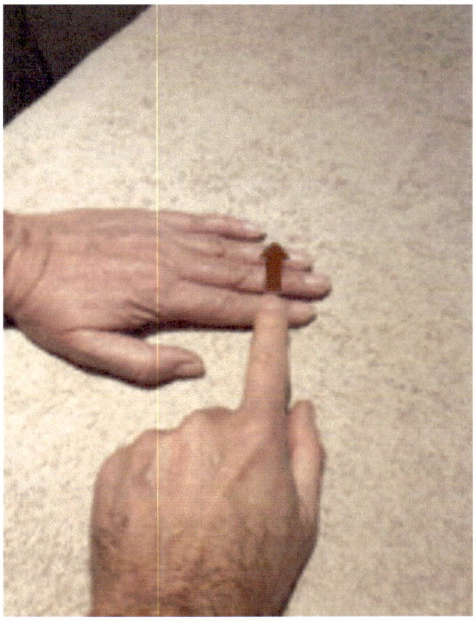

Photo 2.5 : interrogation transversale de l'articulation IPD de l'index en résonance avec le point-maître du Chong Mai, 4Rt

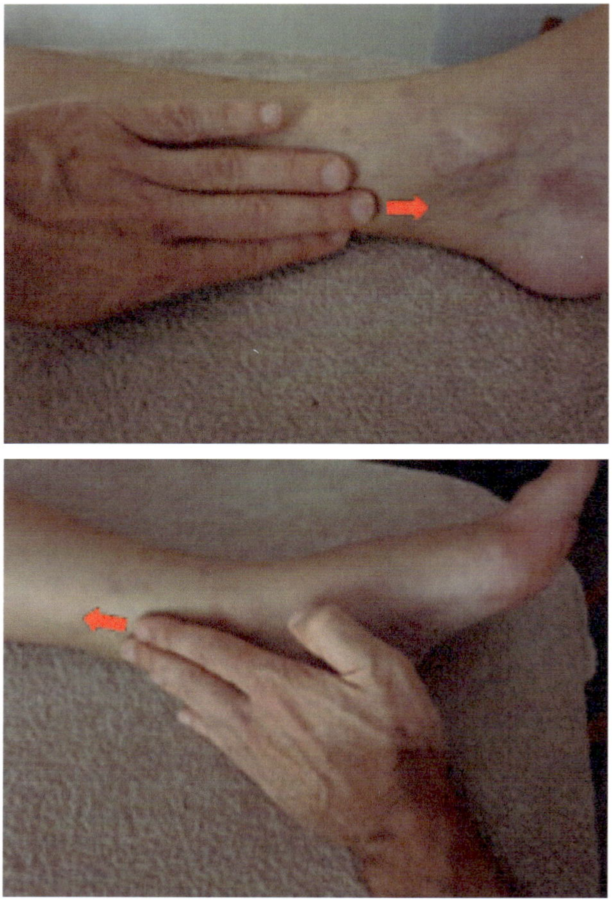

Photos 2.6 et 2.7 : interrogation du muscle Tibial Postérieur en résonance avec le méridien de Rate avec une impulsion en direction caudale et céphalique

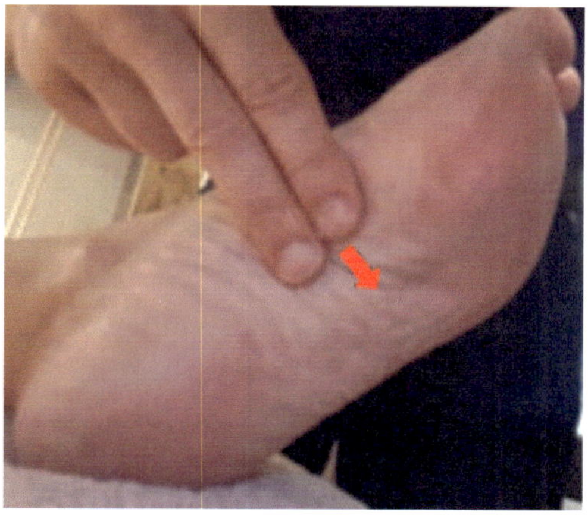

Photo 2.8 : interrogation du muscle Long Péronier Latéral en résonance avec le méridien du Maître du Cœur

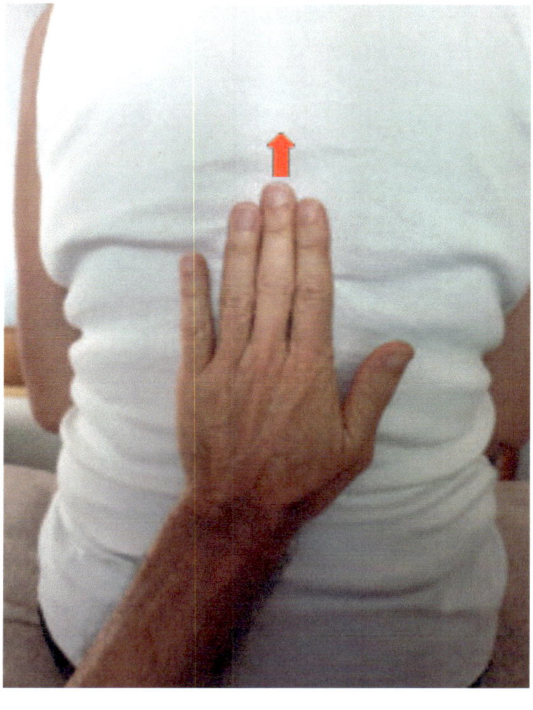

Photo 2.9 : interrogation du muscle épi-épineux en résonance avec la Rate « Elément »

CHAPITRE 3 – LE MOUVEMENT D'ÉNERGIE DES VISCÈRES

Tous les tissus du corps sont animés par des mouvements rythmiques dont la fréquence varie selon leur origine embryologique (endoderme, ectoderme, mésoderme). Les énergies du Ciel Antérieur sont le moteur de ce rythme vital. L'écoute passive permet de percevoir ce mouvement d'énergie qui prend la forme, sous la main, d'un va-et-vient continu, appelé Mouvement Respiratoire Primaire en ostéopathie. La fréquence est de 10 cycles / minute pour les os et les muscles, issus du mésoderme. Quand l'Énergie ne circule pas, il y a disparition de ce balancement rythmique, le thérapeute a la sensation que sa main reste figée ou attirée toujours dans la même direction.

Pour « écouter » un muscle, le thérapeute place ses mains à ses extrémités, les doigts placés transversalement par rapport à l'axe longitudinal. Si l'énergie circule dans le muscle, il a la sensation que ses mains sont entraînées pendant 3 secondes dans un sens puis 3 secondes dans l'autre (voir dessin ci-dessous).

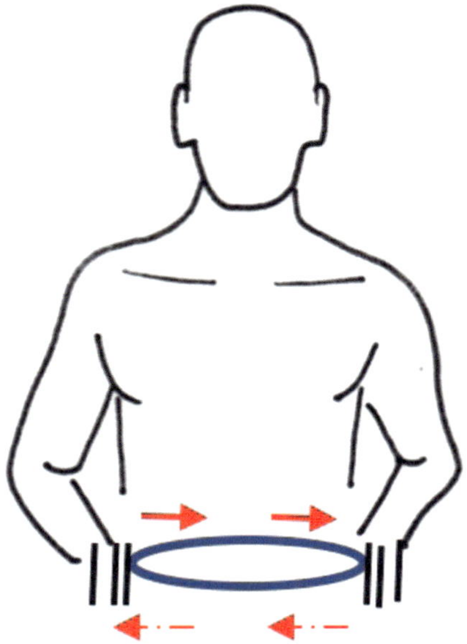

Pour étudier ce mouvement d'Énergie dans les viscères, plutôt que l'écoute, le praticien interroge la couche derme en regard du viscère dans la direction indiquée sur les planches 14-15 qui est donnée par celle de leurs mouvements pendant la période fœtale (le viscère garde la mémoire du mouvement lors de sa mise en place pendant cette période : par exemple, l'estomac subit une rotation de 90° dans le sens horaire selon un axe cranio-caudal passant par ses extrémités et une rotation dans le sens horaire selon un axe antéro-postérieur ; le colon fait une rotation anti-horaire ; les reins migrent vers e haut, depuis la région sacrée jusqu'au niveau de la 12e vertèbre thoracique et font une rotation interne ; l'utérus fait un mouvement de rotation antérieure, la vessie effectue un mouvement de rotation postérieure). C'est une méthode plus rapide et plus efficace que l'écoute. L'Énergie circule mal dans le viscère si le thérapeute ne peut traverser le derme. Ces tests donnent une indication supplémentaire – l'Énergie circule ou pas dans tel viscère – mais pas l'origine du désordre (comme pour les décodages de la main et des muscles).

Précisions concernant la palpation :

➔ Pour les organes, protégés par la cage thoracique, la palpation se fait avec la paume de la main.

➔ Pour les viscères (intestins, vessie), elle est faite avec les doigts posés à plat.

➔ Pour la vésicule biliaire et le duodénum, la palpation se fait à 2 mains avec l'extrémité des doigts.
   ➔ Pour la vésicule biliaire, 1 main à 2 travers de doigt au-dessus et à droite l'ombilic, l'autre sur le rebord costal inférieur.
   ➔ Pour le duodénum, 1 main à 2 travers de doigt à droite de l'ombilic, l'autre main à la verticale de la première sous le rebord costal.
   La sensation de corde entre les deux mains indique un blocage au niveau du viscère.

➔ Le thérapeute doit pouvoir mobiliser le derme sur les tissus sous-jacents avant de l'interroger. Les blocages éventuels doivent apparaître uniquement dans la direction indiquée sur les planches.

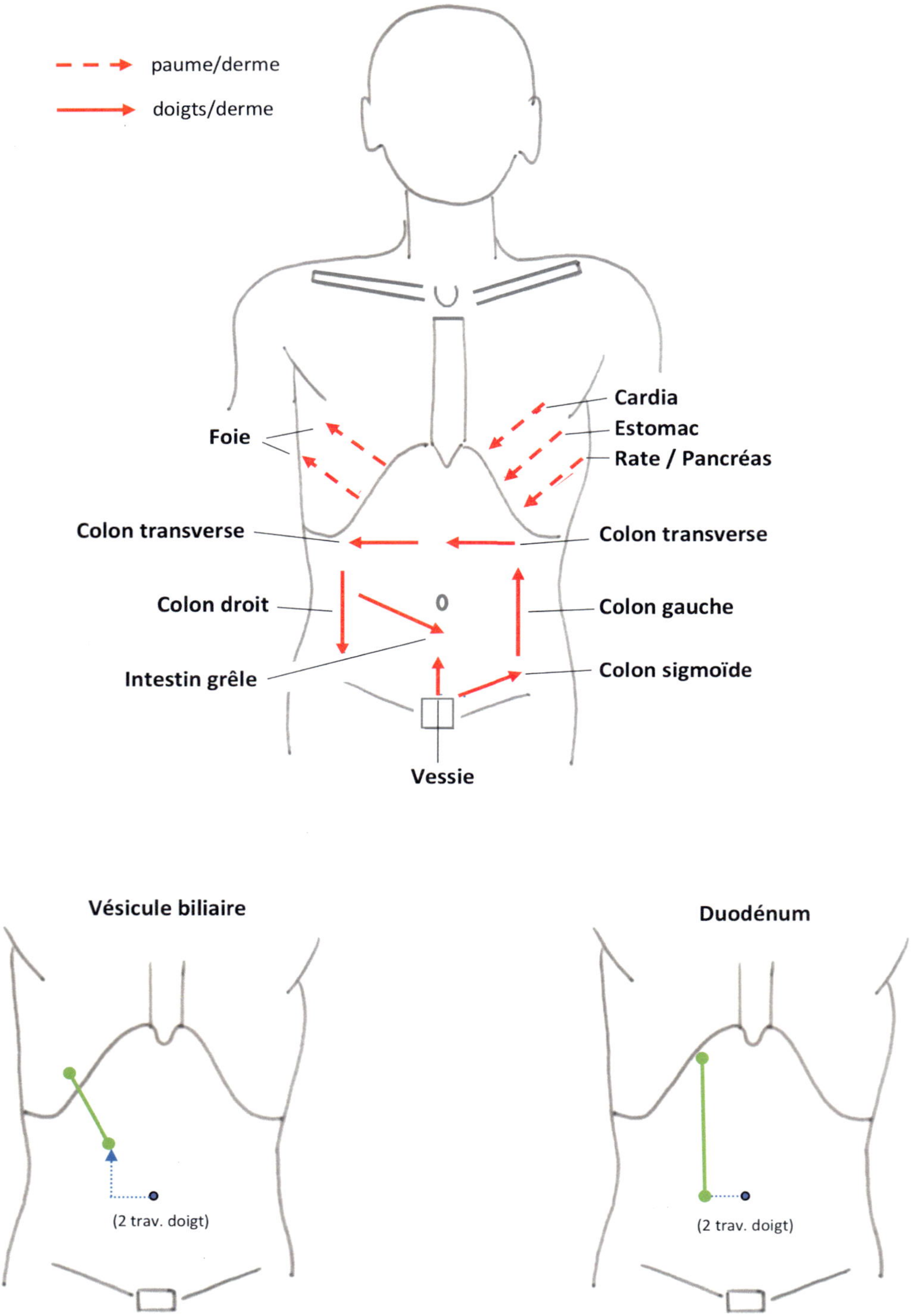

PLANCHE 14 : MOUVEMENT D'ÉNERGIE DES VISCÈRES (I)

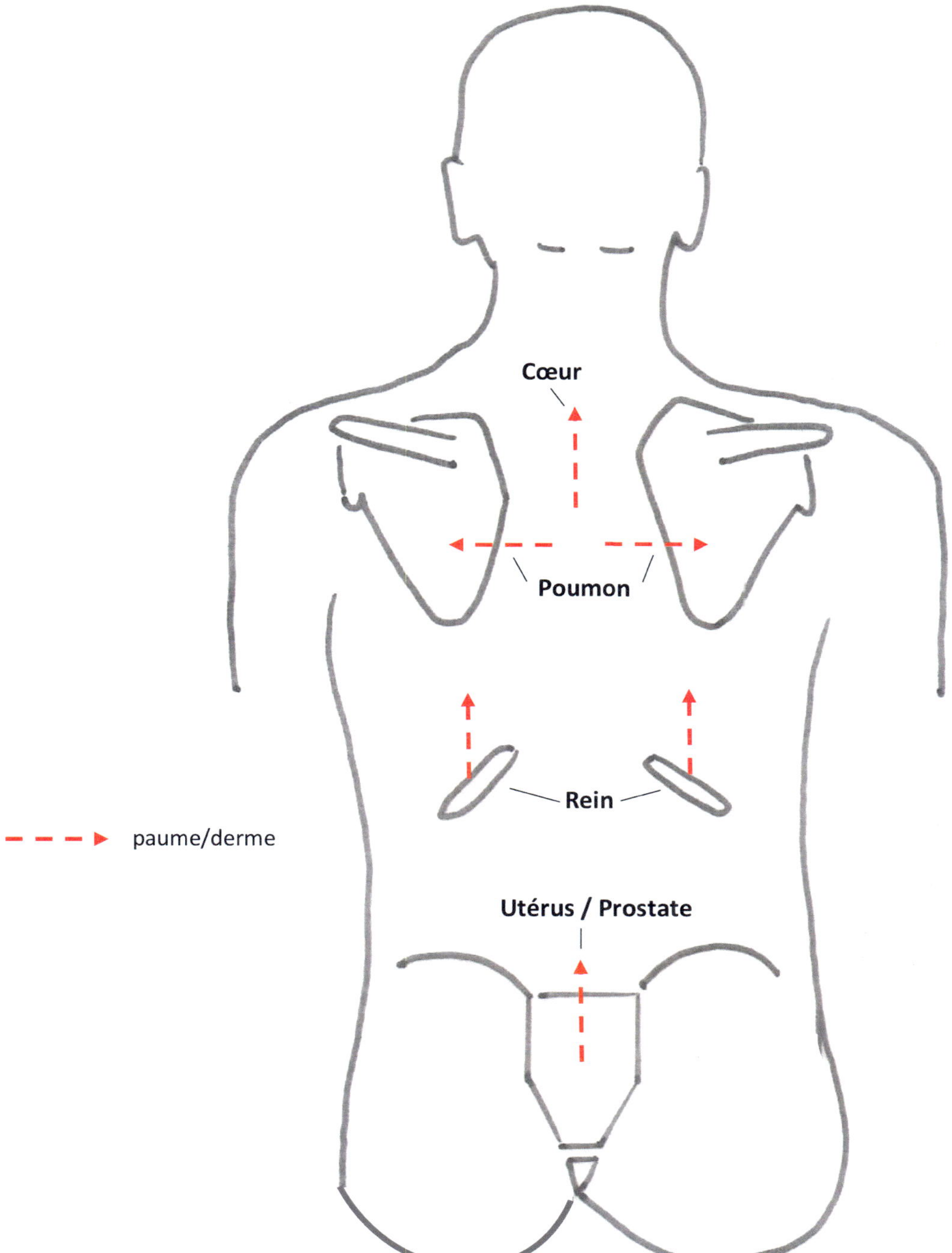

PLANCHE 15 : MOUVEMENT D'ÉNERGIE DES VISCÈRES (II)

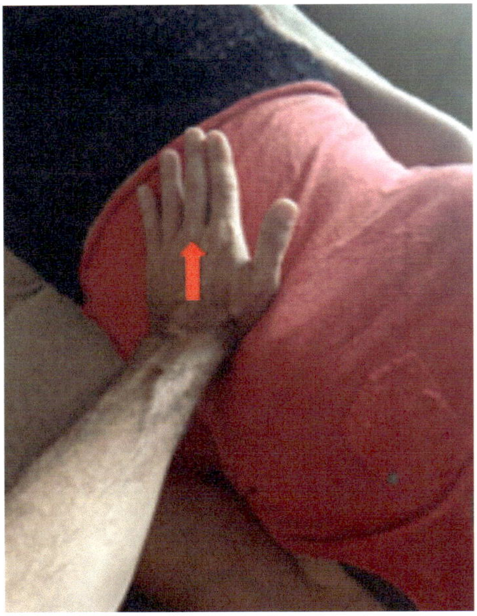

Photo 3.1 :contrôle du mouvement d'énergie de l'estomac

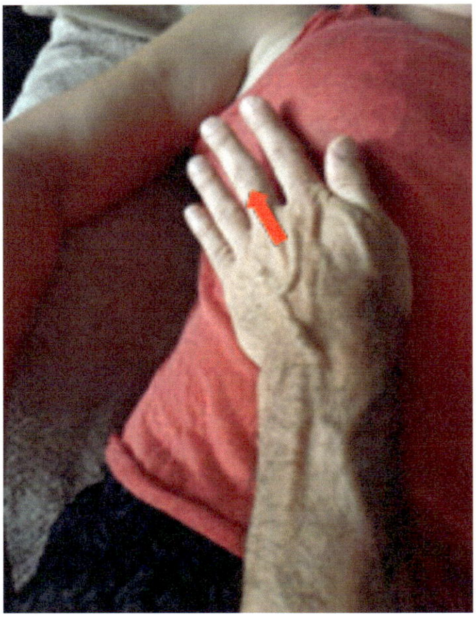

Photo 3.2 :contrôle du mouvement d'énergie du foie

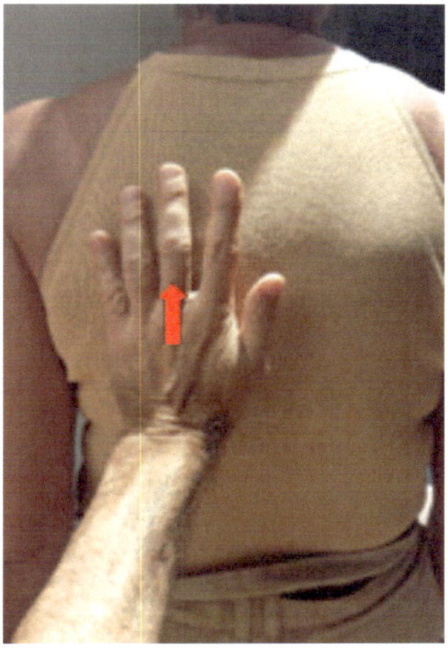

Photo 3.3 : contrôle du mouvement d'énergie du rein gauche

CHAPITRE 4 – LES PHASES DE LA MALADIE[1]

L'évolution morbide de la maladie se fait en 6 phases successives, de la superficie vers la profondeur. La gravité dans une pathologie est liée à la pénétration du feu qui risque de brûler à l'intérieur le Yin profond. Son origine est souvent psychologique d'où l'importance des chaînes émotionnelles dans le traitement.

Les 6 phases de la maladie sont en relation avec 6 couches de défense, les 6 grands méridiens.

PHASE I : ÉLIMINATION

En relation avec la couche Tai Yang (V – IG)

L'Eau correspond à la capacité d'adaptation et d'élimination. Dans cette phase, le corps a la capacité d'éliminer d'abord par l'eau de la Vessie (point « Eau » et point Shu de la 1re chaîne de Vessie de chaque organe et viscère) ou sinon, par le feu séparateur d'Intestin Grêle.

PHASE II : INFLAMMATION (RÉACTION)

En relation avec la couche Yang Ming (E – GI)

Le corps qui ne peut éliminer par le Tai Yang va le faire par le feu du Yang Ming. Le Gros Intestin est en relation avec le Wei Qi, l'énergie de défense, Yang (le GI participe à son élaboration) et la notion de résistance. La résistance « carrée », qui manque de rondeur, crée l'inflammation. Le corps peut recouvrir de terre par la fonction Estomac le feu qui commence à monter. Si le processus se poursuit, la couche suivante est perturbée.

PHASE III : DÉPOSITION DES TOXINES

En relation avec la couche Shao Yang (VB – TR)

Les toxines que le corps n'a pu éliminer vont se déposer dans les tissus. C'est une phase d'enkystement où vont apparaître les tumeurs bénignes (nodules, verrues,

1. Jacques Pialoux, *Le Diamant Chauve* – Fondation Cornélus Celsus, éditeur.

mastoses, fibromes…), calculs rénaux ou vésiculaires. Notons que l'enkystement est un moyen de protection et que la phase III est souvent plus « confortable » pour le patient que la phase II, phase d'inflammation.

Avec le Triple Réchauffeur, le feu de la Terre monte encore, provoquant de fréquents problèmes thyroïdiens (relation du TR avec le Yang Wei Mai et la thyroïde). La Vésicule Biliaire interviendra pour retenir ce feu. Le stress chronique au travail ou les colères réprimées, par exemple, créent alors une stagnation d'énergie dans la Vésicule Biliaire qui peut se manifester par des maux de tête, des conjonctivites ou des contractures et spasmes musculaires causant douleurs vertébrales et tendinites. Les « migraines du week-end » sont souvent dues au relâchement des tensions accumulées pendant la semaine (passage momentané d'une phase III à une phase II, phase d'inflammation).

Dans les phases Yang (les 3 premières), les pathologies sont fonctionnelles, encore réversibles. À partir de la phase IV, entrée dans les phases Yin et le stade lésionnel, le feu pénètre en profondeur. Si les atteintes des couches Yang sont de type plénitude, celles Yin sont de type déficience (déficience de Yin en profondeur).

PHASE IV : IMPRÉGNATION TOXINIQUE

En relation avec la couche Tai Yin (Rt – P)

À ce stade, l'accumulation des toxines dans les organes et les tissus provoque des pathologies chroniques comme les rhumatismes, ou lorsqu'il y a déficience de la Terre, des maladies chroniques inflammatoires (recto-colite hémorragique, maladie de Crohn, rhumatismes inflammatoires…).

PHASES V : DÉGÉNÉRATION TISSULAIRE

En relation avec la couche Shao Yin (C – R)

La déficience du Yin du Cœur peut causer des maladies cardio-vasculaires comme la dureté des artères et l'hypertension artérielle (HTA), l'infarctus du myocarde, les AVC, l'artérite…

Le Cœur est la demeure du Shen. La Chaleur-Vide, créée par la déficience du Sang et du Yin, peut perturber le Shen et provoquer des maladies mentales comme les troubles obsessionnels, les syndromes maniaques ou les burn-out dans les cas sévères. Les Reins nourrissent les moelles, ils sont le Pilier des énergies du Ciel Antérieur. Dans cette phase, les Reins sont déficients et les moelles peuvent être atteintes par le

Wei Qi, énergie défensive Yang, qui rentre trop en profondeur, provoquant des pathologies neurologiques de type maladie de Parkinson, sclérose en plaques…

PHASE VI : NÉO FORMATION

En relation avec la couche Jue Yin (F–MC)

Le feu touche le noyau des cellules qui se tournent vers le Ciel Antérieur et deviennent alors immortelles. Apparition des tumeurs malignes.

Des bascules peuvent s'effectuer directement de la phase II à la phase IV, ou encore de la phase III à la phase VI après un grand choc physique (radioactivité) ou émotionnel.

Le traitement a pour but de tendre à ramener le corps vers la phase d'élimination quand cela est possible, ou de l'équilibrer au mieux dans sa phase de maladie (remonter le Yin profond et diminuer le feu dans les dernières phases). Mais, comme cela a été souligné dans le premier chapitre, dans les corrections à apporter, le thérapeute ne décide rien, il écoute les tissus qui lui montrent les circuits énergétiques perturbés. (Voir dans le chapitre 11 le centre en relation avec la chaîne de Rate et les phases de la maladie).

GRILLE DE LECTURE

- LES CENTRES
- LES CONTRÔLES COMPLÉMENTAIRES

CHAPITRE 5 – PRÉSENTATION DE LA GRILLE DE LECTURE

La grille de lecture a été élaborée à la suite de longues observations palpatoires, des hypothèses furent émises, confirmées par la répétition des constatations sur de nombreux sujets. Elle indique au thérapeute **où le corps est en demande au moment de l'examen, quels sont les « points du moment »** ; elle permet de déterminer les niveaux thérapeutiques et les fonctions énergétiques perturbées qui requièrent une correction. À l'instar d'une check-list, elle contrôle, un par un, les différentes catégories de points et méridiens. Chaque blocage montre un dérèglement à un niveau donné et est donc corrigé spécifiquement.

Le mode opératoire a été évoqué dans le 1 et sera développé dans les suivants. Dans un premier temps, les différents contrôles déterminent le point d'acupuncture à traiter en relation avec la (les) fonction énergétique perturbée. Dans un deuxième temps, le thérapeute met en relation ce point avec une zone de correction précise. Ses 2 mains sont alors comme reliées par une corde, la sensation est entre les 2 mains (le thérapeute n'a pas une main réceptrice et l'autre émettrice comme dans certaines techniques énergétiques). Il maintient cette corde et attend simplement son relâchement dans les secondes suivantes, signe de l'autocorrection ; le point s'ouvre dans le même temps. Il n'y a pas d'action mécanique sur le point, pas de tonification ou de dispersion en tant que telles. Seules importent la réponse, la communication du point – « le manque de communication crée la pathologie ». En fait, le thérapeute informe précisément le corps du désordre énergétique pour déclencher le mécanisme d'autocorrection ; il montre et laisse faire. Le relâchement de la corde traduit le fait que le corps a intégré l'information.

Il existe une différence fondamentale dans le fait d'interroger un tissu en ayant conscience de l'information qu'il porte (à quelle fonction énergétique il est rattaché) et de le faire sans ; la réponse du tissu sous la main paraît plus forte, plus nette. Un thérapeute bien « centré » peut le « pré-sentir » dans son ventre avant même de poser sa main. De même pour le lieu de correction à partir du point bloqué.

Lors de l'interrogation horizontale d'un tissu, **un blocage pour être interprétable doit apparaître dans une seule direction, bien précise**. Le fait de le trouver dans toutes les directions signifie que le tissu n'est pas « libre » et donc que le blocage n'est pas interprétable selon la grille de lecture ; il ne peut pas être mis en relation avec le niveau énergétique inscrit dans les tissus de cette région du corps (voir chapitre 35, *Réflexions sur la grille*).

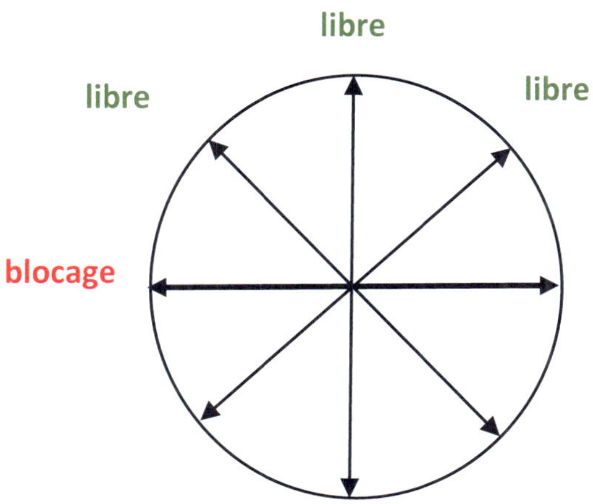

Blocage interprétable

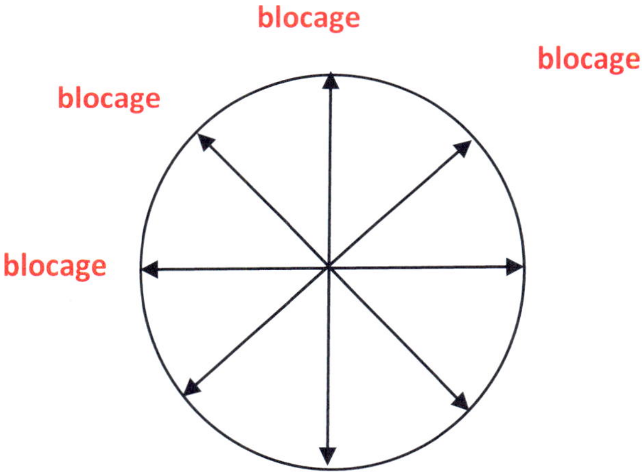

Blocage non-interprétable

Nous illustrons notre propos par le contrôle en derme des points Shu classiques étudiés plus loin, au chapitre 7, à la face interne du genou, perpendiculairement à l'axe longitudinal du membre inférieur (photo 5.1) : pour être mis en relation avec une perturbation dans les points Shu, le blocage éventuel doit disparaître sous les mains du thérapeute s'il modifie la direction de l'impulsion, comme, par exemple, sur les photos 5.2 et 5.3.

Les contrôles s'opèrent le plus souvent par une interrogation horizontale, **transversale** - perpendiculairement à l'axe longitudinal du corps - des tissus (épiderme, derme, tendon, os), les doigts du thérapeute **posés à plat**. Elle peut s'effectuer indifféremment dans les deux sens. Dans la description des tests, seuls les autres modes palpatoires sont mentionnés (interrogation verticale, dans l'axe longitudinal, en paume de main...).

Ainsi nous écrirons :

➔ Rotule (derme) pour interrogation transversale du derme devant la rotule avec les doigts à plat.

➔ T12/L1 (paume/surface, longitudinal) pour interrogation avec la paume de la main de la surface (= épiderme) de la zone vertébrale T12/L1 dans l'axe longitudinal du corps.

Dans les schémas, nous utilisons le code couleur suivant :

Surface ou paume surface
Derme
Os
Tendon

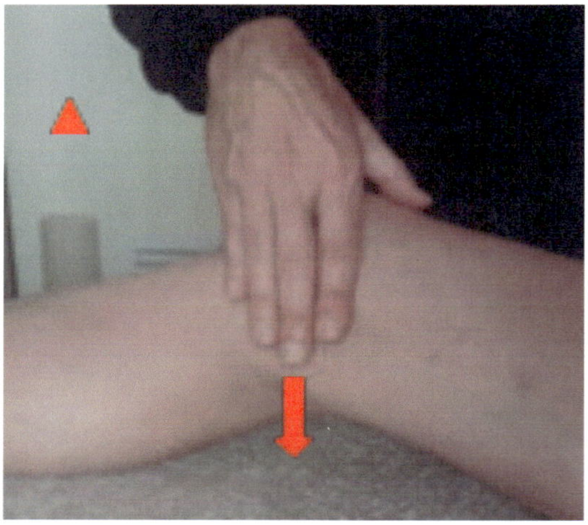

Photo 5.1 : blocage ▲ dans le contrôle des points Shu classiques en derme

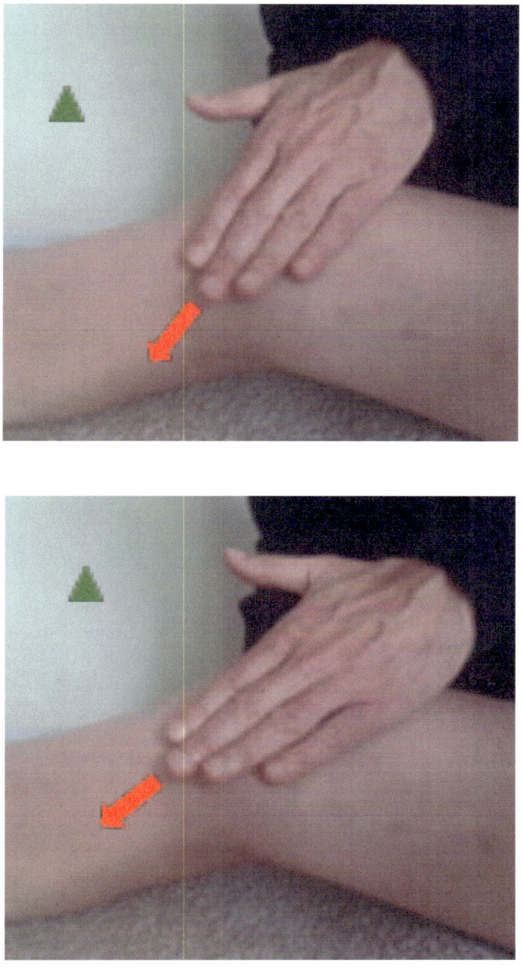

Photos 5.2 et 5.3 : disparition du blocage sur la photo 5.1
en modifiant la direction de l'impulsion

LES CENTRES

CHAPITRE 6 – PRÉSENTATION DES CENTRES

Les recherches palpatoires ont mis en évidence l'existence de centres énergétiques en relation avec les chaînes et les Merveilleux Vaisseaux. **Ces centres sont à la fois des portes d'entrée et des zones de correction**. Les chaînes correspondent à la partie tronc ou tête des méridiens du bas sur laquelle sont représentées les 12 fonctions énergétiques, tout comme le sont les 5 éléments sur chaque méridien en périphérie par les 5 points Shu. Elles se situent sur des plans différents : la 1re chaîne de Vessie avec les points Shu sur le plan corporel, les chaînes d'Estomac ou de Vésicule Biliaire sur le plan émotionnel ou la 2e chaîne de Vessie sur le plan spirituel…

On trouve un ou plusieurs Merveilleux Vaisseaux et chaînes par centre.

I – LA PALPATION DES CENTRES

L'interrogation est horizontale, en surface, avec les quatre doigts à plat (pas le pouce) disposés transversalement par rapport à l'axe longitudinal. Un blocage indique au moins un Merveilleux Vaisseau ou une chaîne perturbée dans le centre (voir Planche 16, *Les centres*, et photo 6.1).

II – LA RECHERCHE DU (DES) MERVEILLEUX VAISSEAU OU CHAÎNE

Elle se fait par la palpation de zones dermiques ou épidermiques spécifiques réparties sur le corps. Plusieurs tests sont toujours possibles pour chaque Merveilleux Vaisseau ou chaîne. Cela permet d'une part de confirmer la perturbation trouvée et d'autre part, la palpation d'une zone n'étant pas toujours possible (tissus non mobilisables, pansements, amputation…), d'en interroger une autre qui donnera la même information.

III – LA RECHERCHE DE LA FONCTION ÉNERGÉTIQUE PERTURBÉE SUR LA CHAÎNE OU LE MERVEILLEUX VAISSEAU

Elle se fait au niveau du poignet (et de l'extrémité inférieure de l'avant-bras). Les fonctions énergétiques sont disposées selon la localisation traditionnelle des pouls radiaux, mais sur deux étages – proximal et distal – de même longueur (voir Planche 17). L'interrogation s'effectue au niveau des tissus (épiderme, derme, tendon, os), sur toute la face antérieure du poignet, avec une palpation horizontale, transversale par rapport à l'axe de l'avant-bras (photo 6.2). Comme le souligne Régis Blin, on trouve déjà dans le Nan Jing, le Classique des Difficultés, la notion de « pouls des tissus ». L'impulsion peut être dirigée dans les 2 sens (de gauche à droite ou de droite à gauche), la réponse du tissu est identique. Le tissu est spécifique pour chaque Merveilleux Vaisseau ou chaîne. Chaque point ayant une orientation énergétique propre, il est aisé de trouver celui en relation avec la fonction perturbée. À la palpation, ce point sera par ailleurs fermé. Les décodages point / organe sont détaillés dans l'ouvrage de Jacques Pialoux[1].

IV – CORRECTION

Elle consiste à mettre en relation le point bloqué avec le centre. Le thérapeute pose une main sur le point, l'autre parcourt la zone du centre jusqu'à sentir comme une corde tendue entre ses deux mains (il ne tient pas compte de la sensation sous chaque main) et attend son relâchement. Le point est alors de nouveau ouvert et les zones de contrôle sont libres. Si le praticien n'est pas sur le point adéquat, il ne trouve pas de corde entre ce point et le centre.

Remarques :

- ➔ Chaque centre sur l'axe médian peut être divisé en deux hémicentres, ce qui permet de déterminer la latéralité du blocage.
- ➔ La recherche sur le poignet indique l'élément perturbé, mais pas l'organe ou le viscère concerné.
    - ➔ Pour le savoir, le thérapeute peut palper les points correspondants sur la chaîne ou le Merveilleux Vaisseau.
    - ➔ Il peut aussi interroger mentalement. « L'Énergie suit la pensée » est un principe fondamental dans notre pratique, déjà évoqué dans le précédent. Quand nous « interrogeons » un tissu, nous le faisons avec les mains et la tête.

        Exemple : Le thérapeute trouve à la palpation un tissu de la loge Bois bloqué. Il demande mentalement si c'est le Foie qui est concerné et refait en même temps l'interrogation de ce tissu. Si effectivement, c'est le Foie qui est perturbé, la sensation de blocage sera égale, voire plus forte, alors que s'il pense Vésicule Biliaire, elle sera moindre, voire nulle.
- ➔ Certains centres sont rattachés à une fonction énergétique précise (centre spécifique de la Vésicule Biliaire, de la Rate, du Cœur…). Les blocages d'origine traumatique (chute, choc, …) sont traités à partir du centre situé au niveau de la cheville.
- ➔ Les recherches palpatoires et les corrections peuvent se faire aisément à travers un vêtement fin

1. Jacques Pialoux, op. cit.

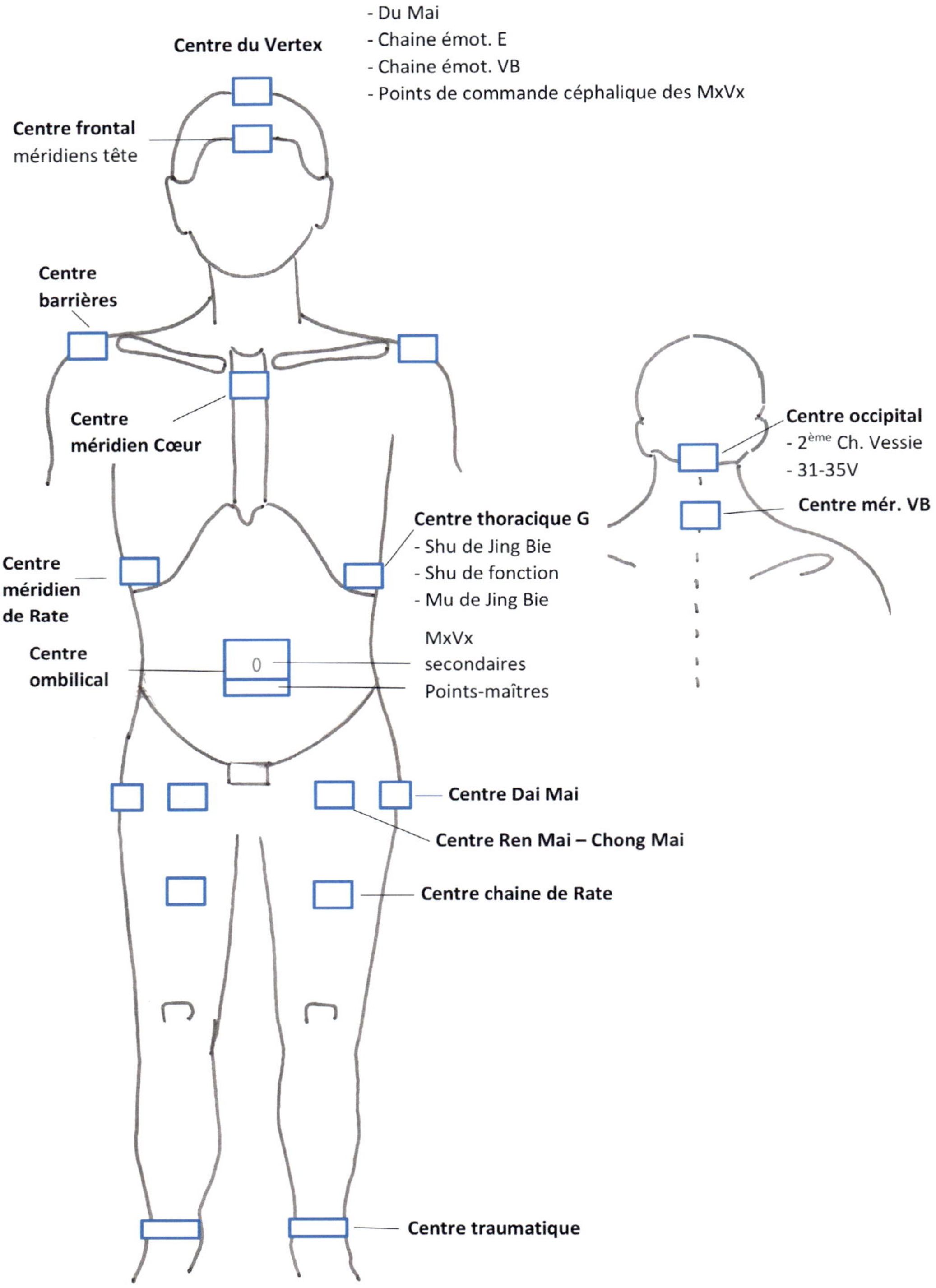

PLANCHE 16 : LES CENTRES

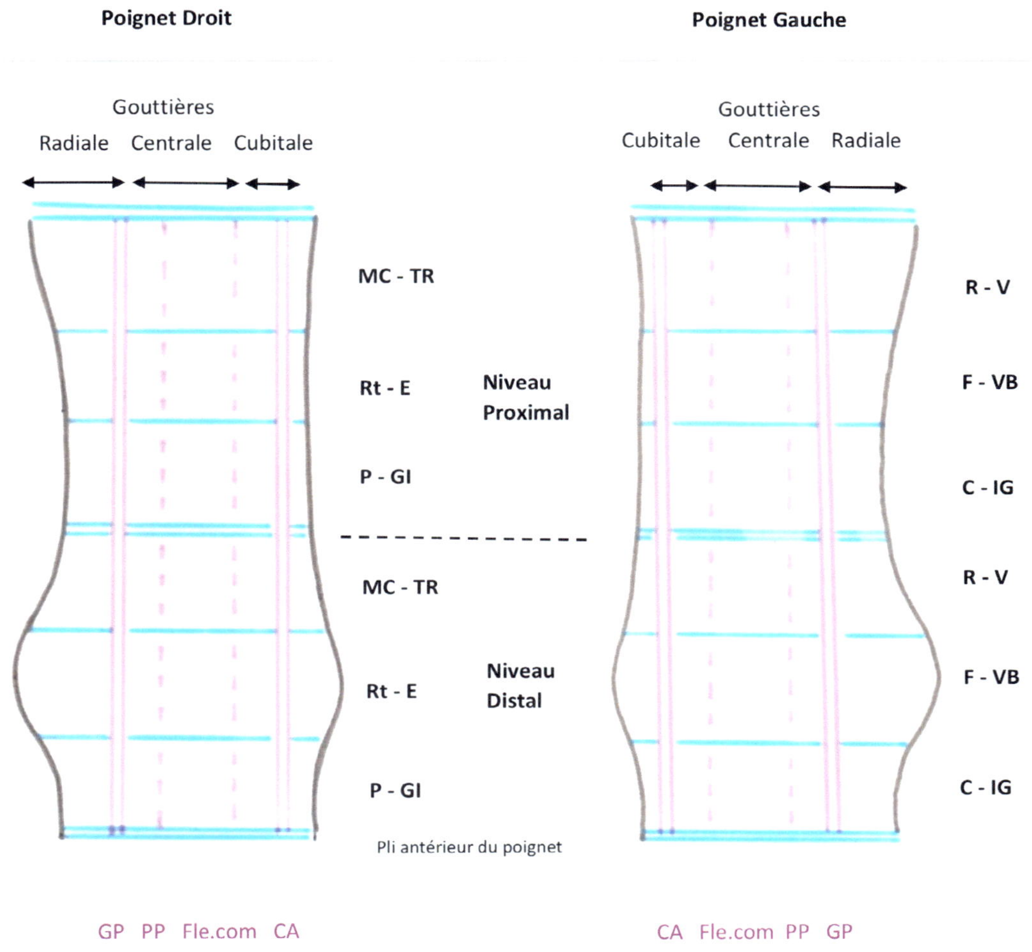

GP = tendon du grand palmaire (muscle fléchisseur radial du carpe)
PP = tendon du petit palmaire (muscle court Palmaire)
Fle.com = tendon du fléchisseur commun superficiel des doigts
CA = tendon du cubital antérieur (muscle fléchisseur ulnaire du carpe)

PLANCHE 17 : LOGES DES FONCTIONS ÉNERGÉTIQUES AU NIVEAU DU POIGNET

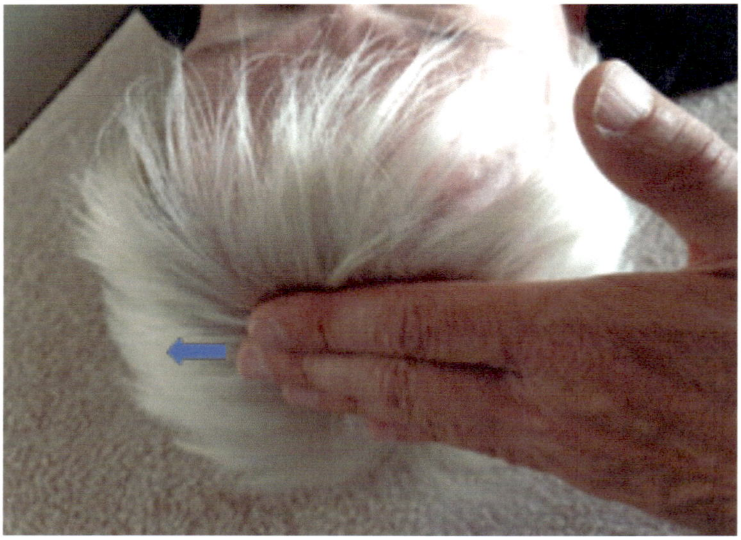

Photo 6.1 : interrogation du centre du vertex

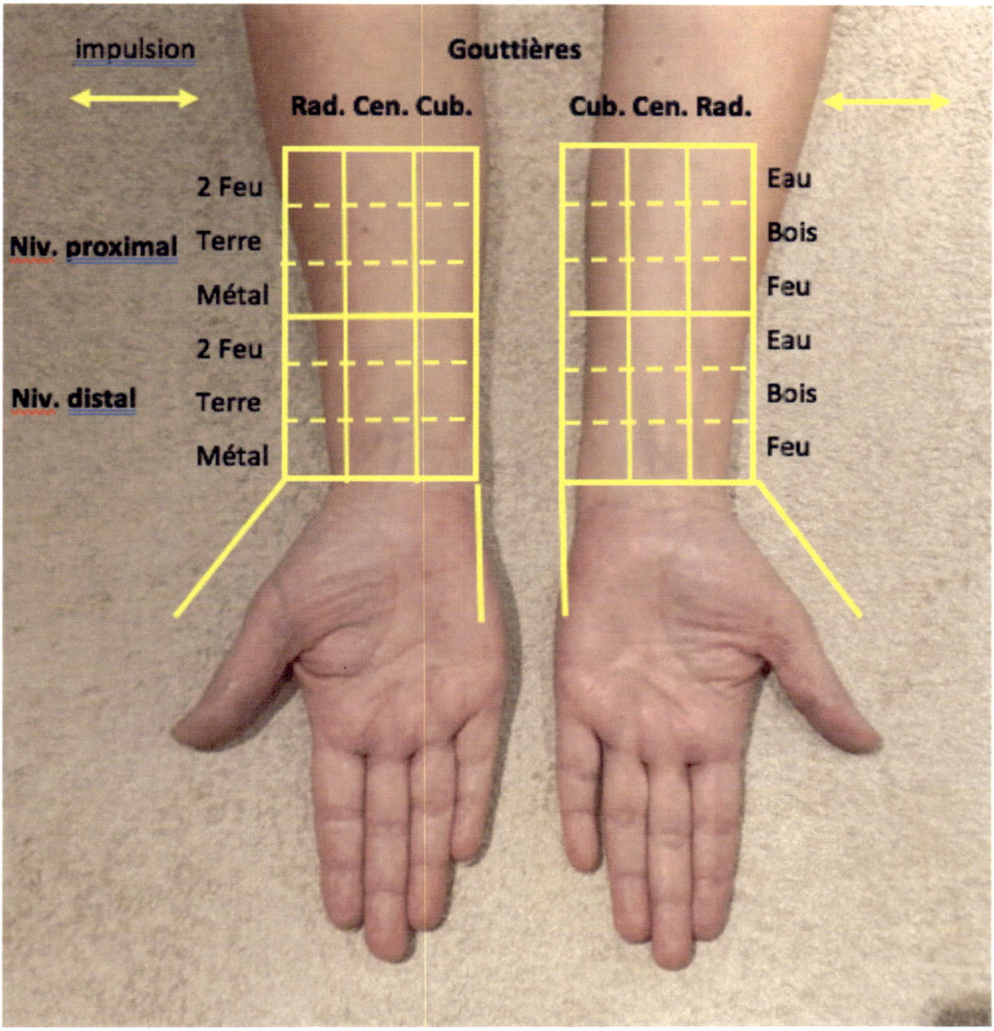

Photo 6.2 : les loges énergétiques à la face antérieure du poignet et de l'avant-bras

CHAPITRE 7 – POINTS SHU ET POINTS MU

Sur la 1re Chaine de Vessie, Jacques Pialoux[1] distingue les points Shu classiques (assentiment d'organes et de viscères) appelés Shu de Jing Bie et les points Shu de fonction (assentiment des os, des voies respiratoires, diaphragme…).

Les points Shu de Jing Bie, en relation avec le Yang des organes et viscères, permettent l'élimination des énergies perturbatrices Xie, d'origine externe (agressions climatiques, toxines, produits toxiques, agents infectieux…) qui restent bloquées en superficie des organes et viscères. Ces agressions sont plutôt récentes (de quelques jours à quelques semaines).

(C7)	➡	MC
13V (T3)	➡	P
15V (T5)	➡	C
18V (T9)	➡	F
19V (T10)	➡	VB
20V (T11)	➡	Rt
21V (T12)	➡	E
22V (L1)	➡	TR
23V (L2)	➡	R
25V (L4)	➡	GI
27V (S1)	➡	IG
28V (S2)	➡	V

Les points Shu de fonction permettent de remonter le Yin des organes et viscères à partir de la profondeur (ils permettent le passage des énergies du Chong Mai vers les organes et viscères). La déficience des organes en profondeur est plus fréquente que celle des viscères.

11V (T1)	➡	R
12V (T2)	➡	P
14V (T4)	➡	F–MC
16V (T6)	➡	C
17V (T7)	➡	Rt
(T8)	➡	E

1. Jacques Pialoux, op. cit.

24V (L3)	➡	GI
26V (L5)	➡	IG
29V (S3)	➡	V
30V (S4)	➡	VB
(Coccyx)	➡	TR

Les points Mu (hérauts) classiques (ou Mu de Jing Bie) sur le Ren Mai et la face antérieure du tronc sont plutôt en relation avec la fonction foyer (=fabrication des énergies) des organes et viscères. Un point Mu fermé signifie que l'organe (ou viscère) lui-même, en tant que foyer, ne fonctionne pas bien.

Les points Mu sont des points de réserve de Jing Qi acquis (beaucoup de points Mu appartiennent au Ren Mai qui est le réservoir central des énergies Yin) et servent à tonifier le Sang (Yin) des organes et viscères.

3RM	➡	V
4RM	➡	IG
5RM	➡	TR
12RM	➡	E
14RM	➡	C
13F	➡	Rt
14F	➡	F
24VB	➡	VB
25VB	➡	R
25E	➡	GI
1P	➡	P

I – CONTRÔLE GLOBAL DES 3 NIVEAUX

- ➔ Mu de Jing Bie
- ➔ Shu de Jing Bie
- ➔ Shu de fonction

Il s'effectue par le centre situé sur la face latérale du rebord costal **gauche**, que la perturbation soit à gauche ou à droite. Comme pour tous les centres, l'interrogation est horizontale, en surface, les doigts posés à plat transversalement par rapport à l'axe du corps (photo 7.1). Une restriction de liberté du tissu signe une perturbation dans au moins un des 3 niveaux.

II – DÉTERMINATION DU (DES) NIVEAU(X) PERTURBÉ(S)

Plusieurs tests possibles donnent le même résultat pour chaque niveau. Cela peut être utile pour confirmer un test ou si l'un d'eux est impossible à réaliser (tissu non mobilisable…).

- ➔ Points Mu de Jing Bie
  - ➔ Base du 3e métatarsien (M3 du pied) sur la face dorsale avec une interrogation horizontale, en surface, transversale (photo 7.2).
  - ➔ Haut de cuisse antérieur (interrogation horizontale, en derme, transversale ; photo 7.3).
  - ➔ Appendice xiphoïde du sternum (extrémité inférieure du sternum) dans une interrogation avec la paume de la main, en surface, dans le sens longitudinal du corps, dirigée vers le bas.

- ➔ Point Shu de Jing Bie
  - ➔ Face latérale de la base du 5e métatarsien (surface ; photo 7.4).
  - ➔ Face interne du genou (derme ; photo 7.5).
  - ➔ Épine de l'omoplate (paume / surface ; photo 7.6) – ce test est commun avec les points Shu de fonction.

- ➔ Point Shu de fonction
  - ➔ Milieu du pli antérieur du poignet (surface ; photo 7.7).
  - ➔ Extrémité de la malléole interne et face interne de l'astragale, un doigt sur chaque (derme ; photo 7.8).
  - ➔ Épine de l'omoplate (paume / surface) – test commun avec les points Shu de Jing Bie.

III – RECHERCHE DE LA FONCTION ÉNERGÉTIQUE PERTURBÉE

Elle s'effectue au niveau des poignets par la palpation des différentes loges (ce test n'indique pas si c'est l'organe ou le viscère dans l'Élément qui est perturbé).

- ➔ Pour les points Mu de Jing Bie, l'interrogation est au niveau osseux, dans la gouttière radiale de l'étage proximal du poignet (photo 7.9). Ce test est commun avec les points Mu de fonction (Chong Mai, voir chapitre 9, *Les Merveilleux Vaisseaux*).
- ➔ Pour les points Shu de Jing Bie et de fonction, le test est commun, au niveau

du derme, dans la gouttière radiale de l'étage proximal du poignet (photo 7.10). Le test est confirmé par la palpation des points Shu / Mu correspondants.

Avec les points Shu de Jing Bie, le point He correspondant est également fermé (c'est-à-dire qu'il ne répond pas à une impulsion verticale en surface avec la pulpe du doigt).

Avec les points Shu de fonction, le point Yuan-source correspondant est fermé.

Rappel:

➔ Liste des points He: 5P – 11GI – 36E – 9Rt – 3C – 8IG – 40V – 10R – 3MC – 1 0TR – 34VB – 8F

➔ Liste des points Yuan-source: 9P – 4GI – 42E – 3Rt – 7C – 4IG – 64V – 3R – 7 MC – 4TR – 40VB – 3F

Exemple:

Supposons un problème d'élimination du Foie avec le point Shu de Jing Bie du Foie (18V) bloqué à droite. Nous trouvons dans ce cas:

➔ Un blocage du centre au niveau rebord costal latéral gauche.

➔ Un blocage sur la face latérale de la base du M5 du pied, sur la face interne du genou, sur l'épine de l'omoplate avec les palpations décrites précédemment, du côté droit.

➔ Un blocage dans la couche derme de la gouttière radiale dans la loge Bois de l'étage proximal du poignet gauche.

➔ La palpation des points He et Shu permettent de différencier l'atteinte F ou VB. Dans ce cas, le 8F à droite sera bloqué (et non le 34VB), le 18V (et non le 19V).

IV - CORRECTION

➔ Points Mu de Jing Bie:

Le thérapeute pose délicatement une main sur le point Mu concerné et parcourt avec l'autre main la zone du centre (la face latérale et inférieure de l'hémithorax gauche) jusqu'à sentir comme une corde tendue entre ses deux mains, ce qui est essentiel pour déclencher l'autocorrection (photo 7.11).

➔ Points Shu de Jing Bie:

Deux temps

➔ 1er temps: une main sur le point He concerné, l'autre cherche la corde sur les points Jing (Shu1) Yung (Shu2) – Shu (Shu3) – Jing (Shu4) du même méridien, ce qui commence à ouvrir le point He (Shu5).

- ➔ 2e temps : le thérapeute garde une main sur le point He et parcourt avec l'autre l'organe ou le viscère correspondant (et les régions anatomiques associées : gorge et nez pour P, pancréas pour Rt, duodénum pour E et VB…) pour trouver la corde dont le relâchement ouvre complètement le point He. Cette zone correspond au lieu d'inscription de l'agression sur l'organe ou le viscère.

Dans l'exemple ci-dessus, une main sur le 8F, l'autre sur l'organe foie (photo 7.12).

➔ Points Shu de fonction :

Deux temps

- ➔ 1er temps : une main sur le point Yuan-source concerné, l'autre palpe les points Shu du même méridien à la recherche de la corde, ce qui commence à ouvrir le point Yuan-source.
- ➔ 2e temps : le praticien garde une main sur le point Yuan-source et parcourt l'organe ou le viscère correspondant pour trouver la corde (photo 7.13).

Après correction, les points répondent à nouveau et les différents tests sont libres.

Remarques :

- ➔ Plusieurs blocages des points Shu / Mu sont possibles, la démarche palpatoire reste la même.
- ➔ La correction des points Shu est plus précise et complète sur l'organe ou viscère que sur le centre.
- ➔ En l'absence d'un organe après chirurgie (rate, vésicule biliaire, rein…) le thérapeute trouvera la corde tout de même dans sa localisation d'origine, le corps gardant la mémoire de l'organe.
- ➔ Si le thérapeute n'a pas ressenti entre ses mains la corde ou n'a pas attendu son relâchement, l'information n'est pas intégrée, les zones de contrôle restent bloquées et les points fermés.

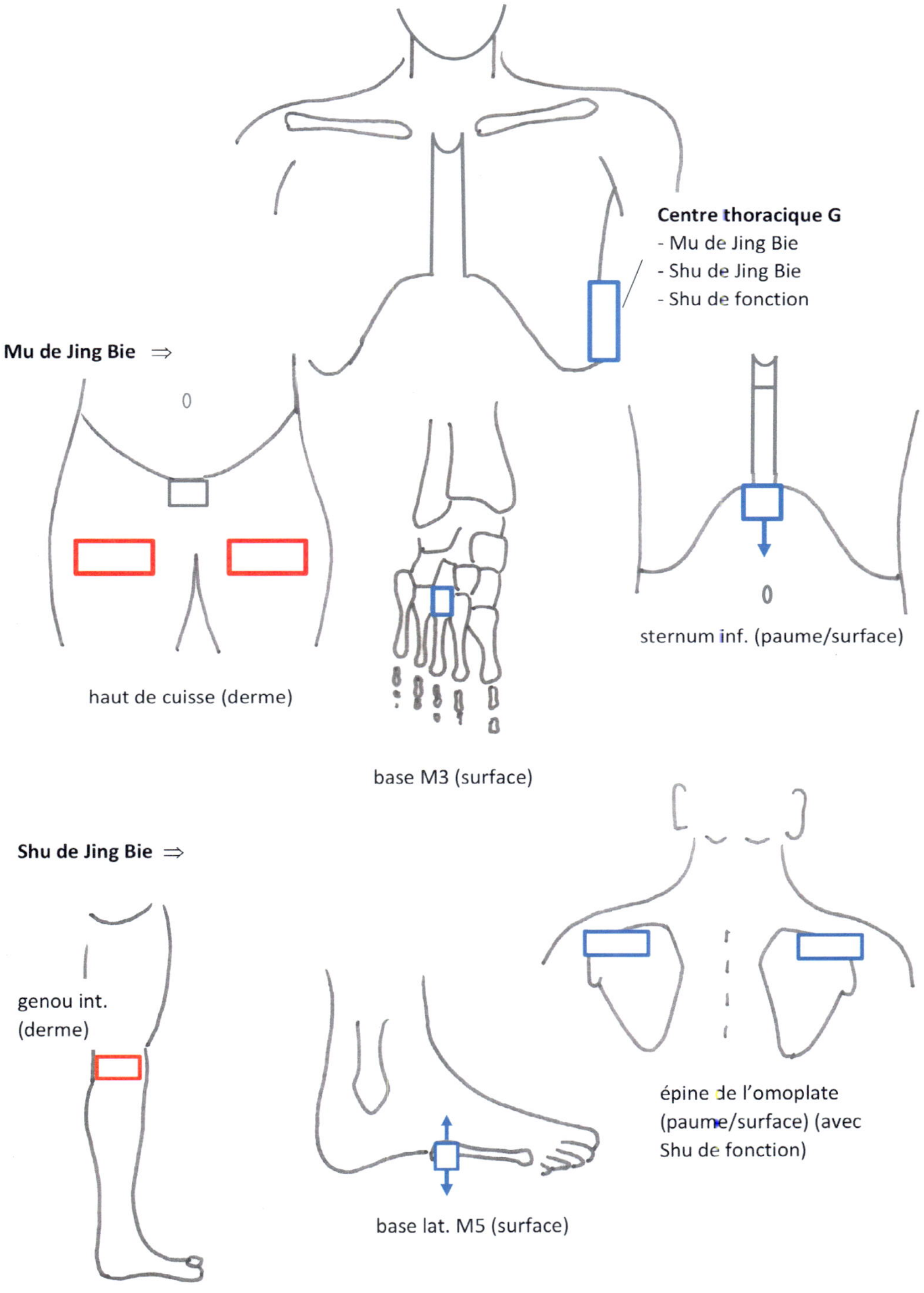

PLANCHE 18 : POINTS SHU / MU DE JING BIE

Shu de fonction =>

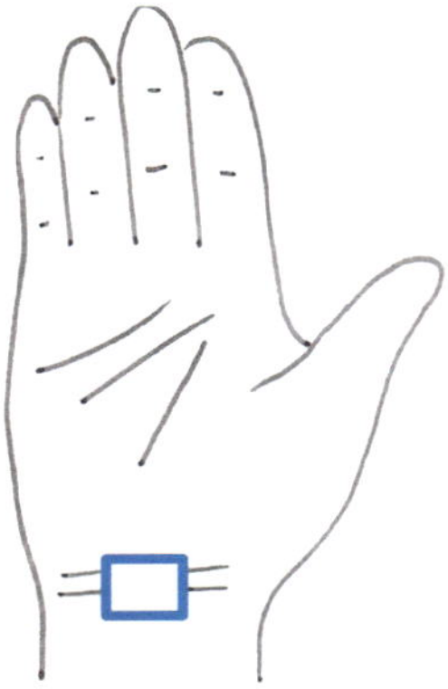

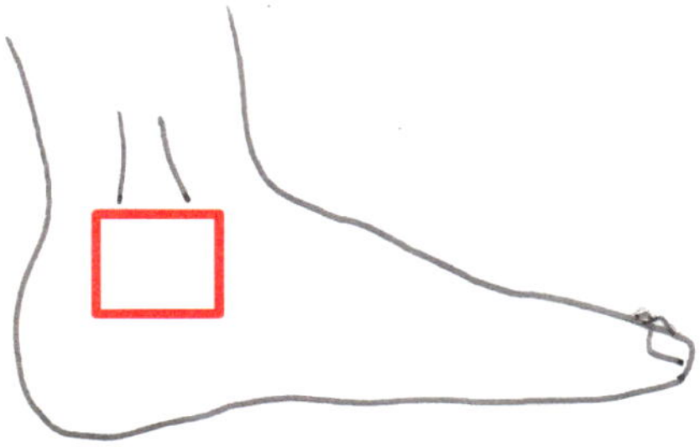

milieu poignet antérieur
(surface)

cheville interne
(derme)

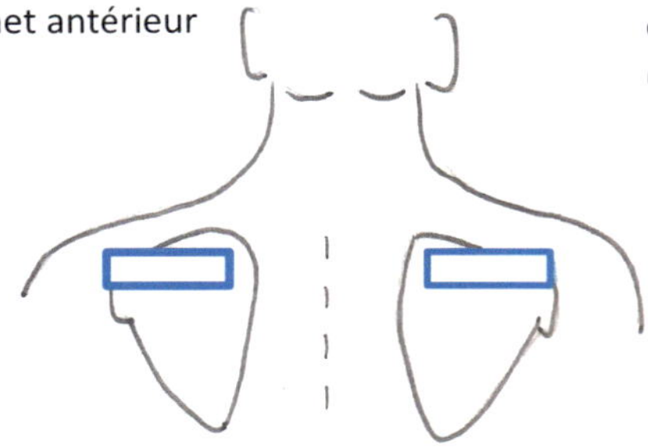

épine omoplate (paume/surface) (avec Shu de Jing Bie)

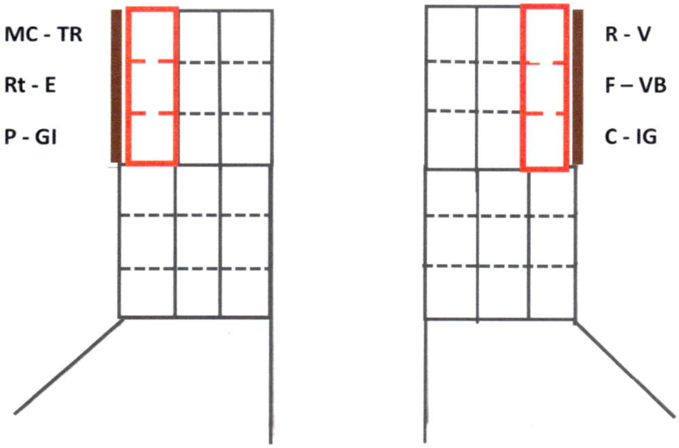

Points Mu de Jing Bie ⇒ gouttière radiale niveau proximal (os) (avec points Mu de fonction)

Points Shu (Jing Bie + fonction) ⇒ gouttière radiale niveau proximal (derme)

PLANCHE 19 : POINTS SHU DE FONCTION ET DE JING BIE

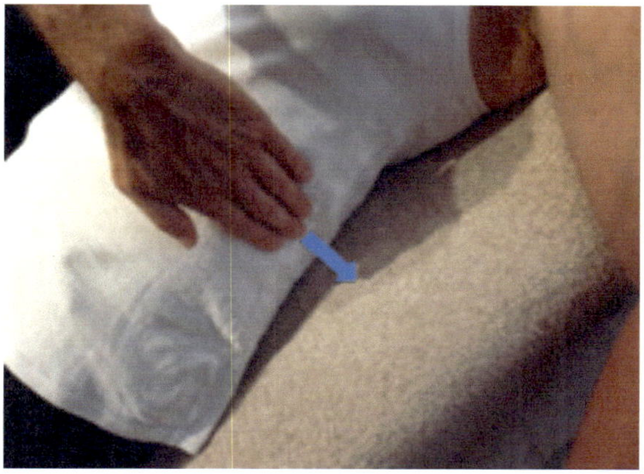

Photo 7.1 : contrôle du centre thoracique gauche

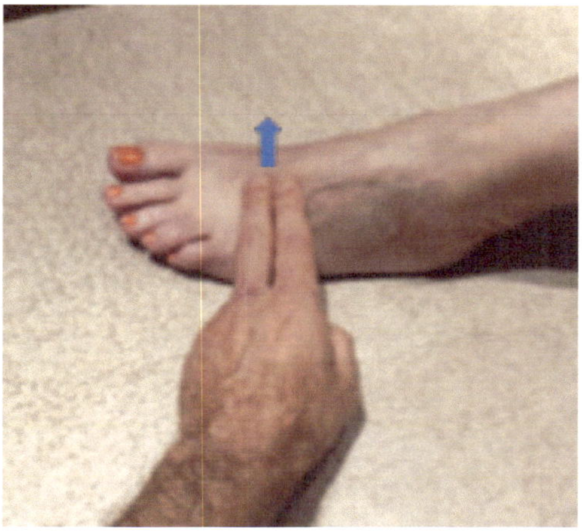

Photo 7.2 : contrôle des points Mu de Jing Bie en surface

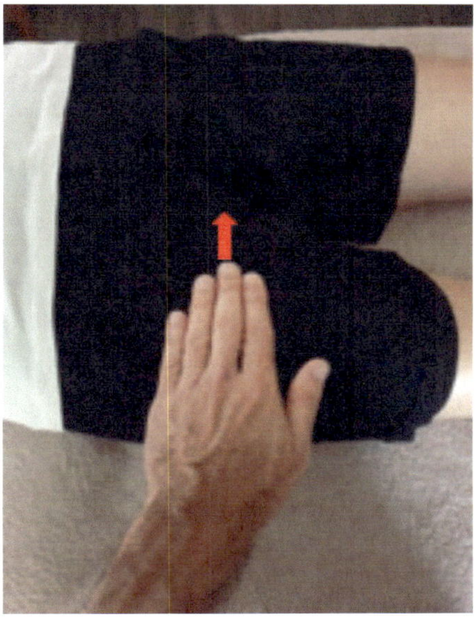

Photo 7.3 : contrôle des points Mu de Jing Bie en derme

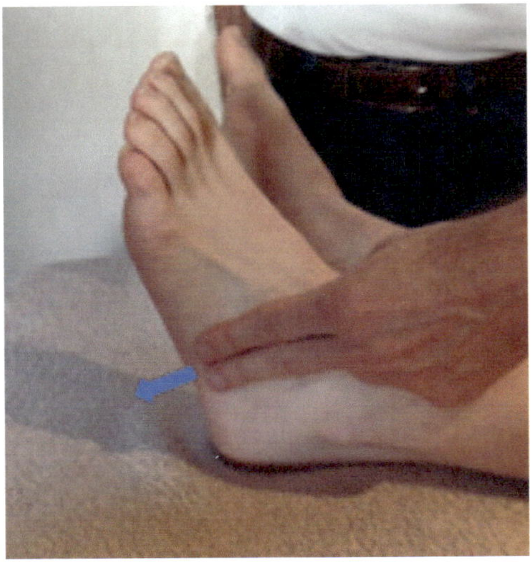

Photo 7.4 : contrôle des points Shu de Jing Bie en surface

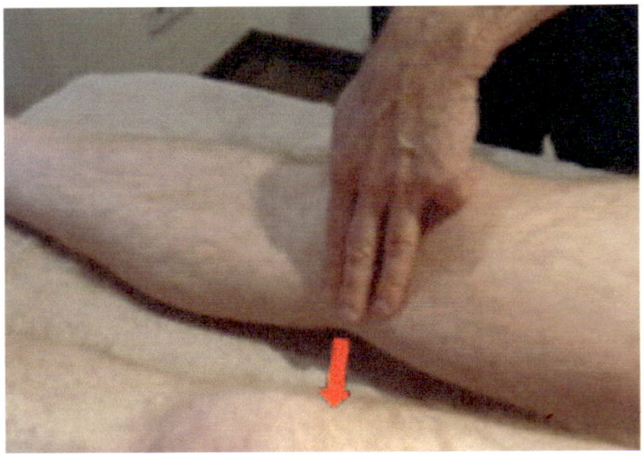

Photo 7.5 : contrôle des points Shu de Jing Bie en derme

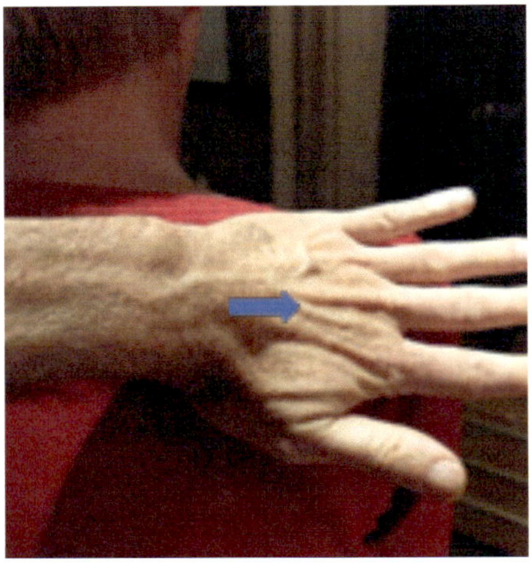

Photo 7.6 : contrôle des points Shu de Jing Bie et de fonction en paume/surface

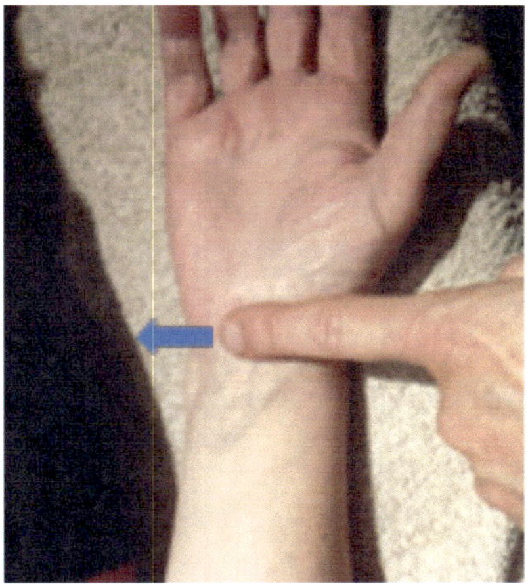

Photo 7.7 : contrôle des points Shu de fonction en surface

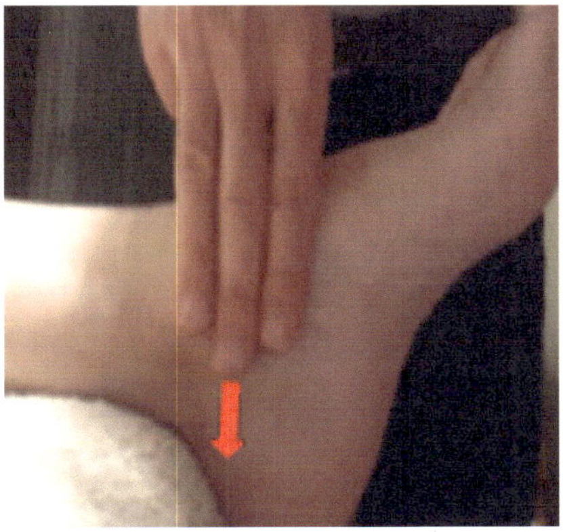

Photo 7.8 : contrôle des points Shu de fonction en derme

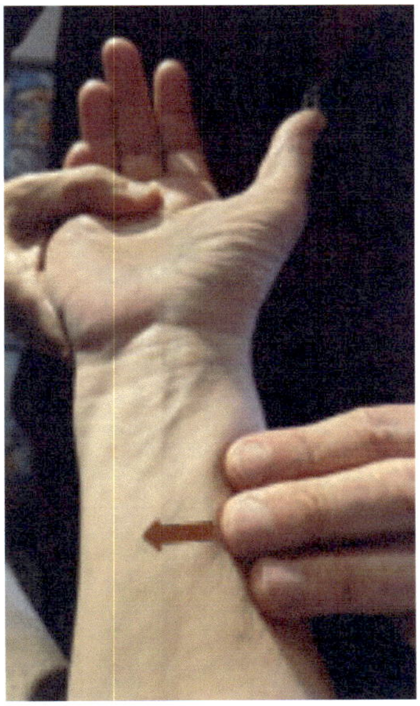

Photo 7.9 : interrogation des loges Métal-Terre-2e Feu
pour les points Mu de Jing Bie (et de fonction)

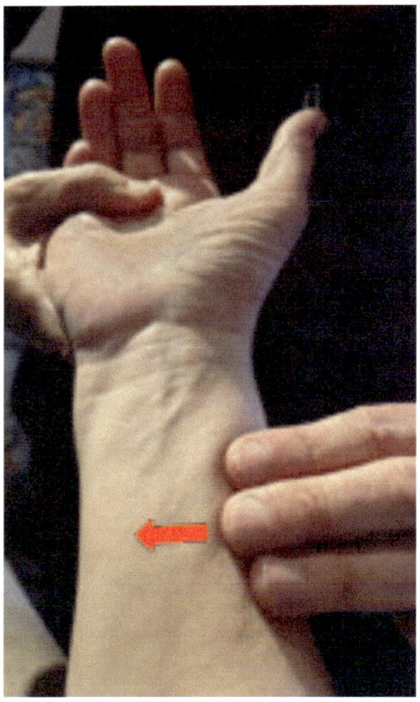

Photo 7.10 : interrogation des loges Métal-Terre-2e Feu pour les points Shu de Jing Bie et de fonction

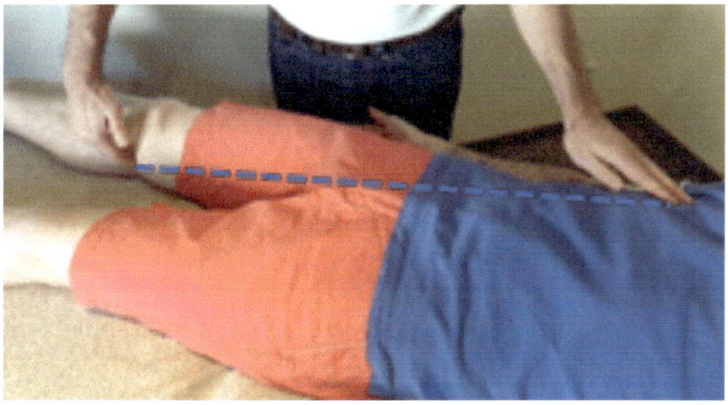

Photo 7.12 : correction du point 8F droit (point He du méridien du Foie)

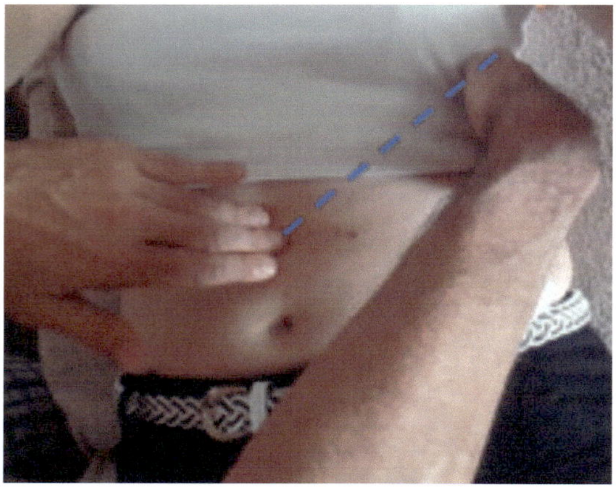

Photo 7.11 : correction du point 12RM (point Mu de Jing Bie de l'Estomac)

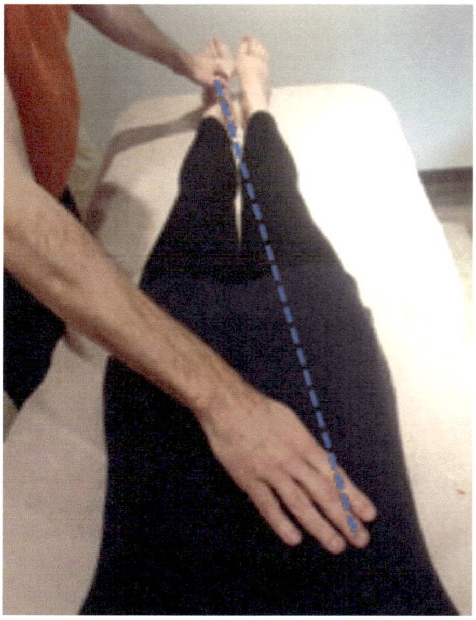

Photo 7.13 : correction du point Yuan-source du méridien du Foie à gauche (3F)

CHAPITRE 8 – LES CHAÎNES ÉMOTIONNELLES DU DU MAI, DE L'ESTOMAC ET DE LA VÉSICULE BILIAIRE

Ces chaînes, ainsi que les points de commande céphalique des Merveilleux Vaisseaux sont contrôlés ensemble par le centre du vertex (sommet de la tête).

À – LA CHAÎNE ÉMOTIONNELLE DU *DU MAI*

Dans la grande circulation horaire, à la sortie du méridien du Foie, l'Énergie monte au cerveau par une branche interne du méridien du Foie, jusqu'au 20DM, descend dans le Du Mai puis remonte dans le Ren Mai avant d'entrer dans le méridien du Poumon, au 1P. Le passage par Du Mai et Ren Mai permet de repolariser l'Énergie. Le Foie est le grand draineur des Énergies dans le corps. En cas de surcharge alimentaire et surtout émotionnelle, les énergies insuffisamment purifiées par le Foie peuvent provoquer des stagnations au niveau du Du Mai.

Deux types de blocage sont possibles:

➔ **Par résonance**

En fonction de la nature (Eau-Bois-Feu…) des émotions qui se transforment en feu, certains points du Du Mai se ferment, soit dans sa partie vertébrale, soit dans sa partie crânienne.

Les principales émotions perturbatrices en relation avec les 5 Éléments :

- ➔ Les contrariétés, les insatisfactions, les frustrations, le sentiment d'injustice, le ressentiment causent une stagnation de l'énergie du Foie qui peut provoquer de la colère, exprimée ou rentrée. La déficience de l'énergie du Bois se manifeste par un manque ou une perte d'envie, de désir, de la dépression (Bois).
- ➔ La rumination mentale (pensées répétitives) pouvant prendre un caractère obsessionnel, l'excès de travail mental lèsent la Rate (Terre).
- ➔ Les peurs, les appréhensions lèsent les Reins (Eau).
- ➔ Chocs affectifs (perte, séparation) et chagrin, manque d'affection lèsent le Cœur (Feu) – La déficience de Yin ou la chaleur du Maître du Cœur causent des angoisses (2e Feu).
- ➔ Tristesse, chagrin, mélancolie lèsent le Poumon (Métal).

Décodage du Tou Mo

		Partie vertébrale	Partie crânienne
2e Feu	➡	14DM (C7)	27DM
Eau	➡	13DM (T1)	26DM
Métal	➡	12DM (T3)	25DM
Feu	➡	11DM (T5)	24DM
Feu	➡	10DM (T6)	23DM
Terre	➡	9DM (T7)	22DM
Bois	➡	8DM (T9)	21DM
Bois	➡	7DM (T10)	
Terre	➡	6DM (T11)	20DM
2e Feu	➡	5DM (L1)	19DM
Eau	➡	4DM (L2)	18DM
Métal	➡	3DM (L4)	17DM
Bois	➡	2DM (S4)	16DM

Exemple :

➔ Un feu en relation avec le Métal (tristesse…), qui a été insuffisamment drainé par le Foie, peut provoquer une stagnation d'énergie au niveau des points 3DM ou 12DM (points Métal) dans la partie vertébrale du Du Mai, ou au niveau 17DM ou 25DM (points Métal) dans sa partie crânienne.

➔ **Dans la circulation de l'énergie** : une obstruction sur le trajet du méridien.

I – CONTRÔLE GLOBAL DU *DU MAI*

Plusieurs tests sont possibles :

➔ 2e phalange (P2) du pouce en interrogation transversale au niveau osseux.

➔ Sacrum en interrogation transversale (derme).

II – DÉTERMINATION DE LA PARTIE VERTÉBRALE OU CRÂNIENNE PERTURBÉE

➔ Articulation interphalangienne du pouce (surface) ➡ partie crânienne (blocage par résonance ; photo 8.1).

➔ P2 du pouce, sous l'ongle (surface) ➡ partie vertébrale (blocage par résonance et dans la circulation)

➔ Sacrum (paume / surface) ➡ partie crânienne (blocage par résonance).

➔ Zone dorso – lombaire T12-L1 : (paume / surface) ➡ partie vertébrale
Soit transversalement ➡ ↕ blocage par résonance
Soit longitudinalement ➡ ↔ blocage dans la circulation

En résumé :

↗ Du Mai crânien = IP pouce (surface ; résonance)
P2 pouce (os)
↘ Du Mai vertébral = P2 pouce (surface ; résonance et circulation)

Du Mai crânien = sacrum (paume / surface ; résonance)
↗
Sacrum (derme) tranversal ↔ = blocage par résonance
↘ ↑
Du Mai vertébral = T12-L1 (paume / surface)
↓
longitudinal ↕ = blocage en circulation

III – DÉTERMINATION DE LA FONCTION ÉNERGÉTIQUE PERTURBÉE (DANS LES BLOCAGES PAR RÉSONANCE)

Elle s'effectue au niveau distal du poignet, en fonction des loges Eau, Bois, Feu…

Pour le Du Mai céphalique, le praticien interroge les loges dans la gouttière radiale en surface au niveau distal du poignet.

Pour le Du Mai vertébral, le praticien interroge le tendon du grand palmaire avec une impulsion transversale au niveau distal du poignet (le thérapeute peut rentrer dans le tendon ou au contraire bute contre une corde trop tendue ; photo 8.2).

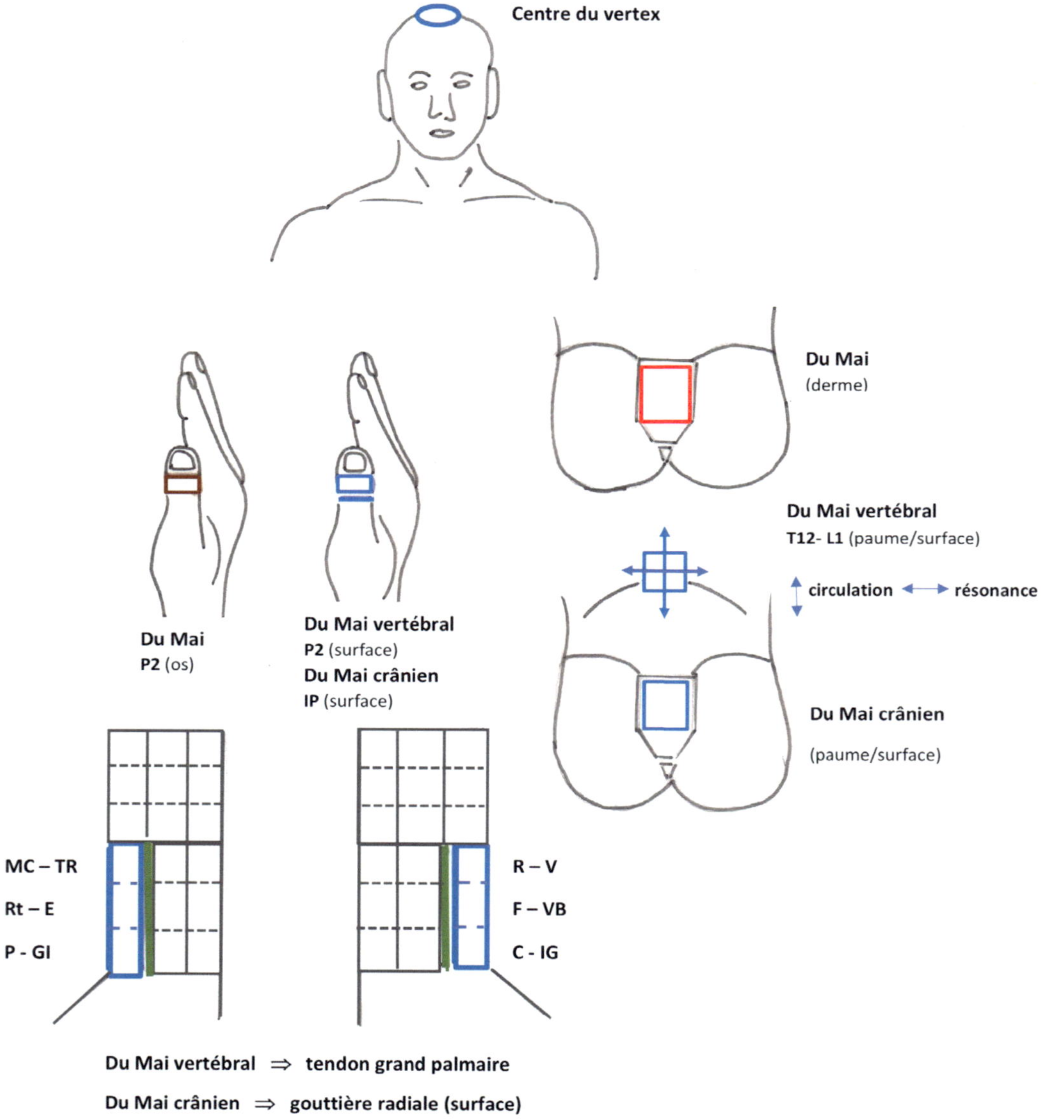

PLANCHE 20 : CHAÎNE ÉMOTIONNELLE DU *DU MAI*

Confirmation:

- ➔ Par la palpation des points correspondants sur le Du Mai.
- ➔ Par la palpation des points Eau, Bois, Feu… du méridien du Foie.
  Exemple: Loge Eau bloquée au niveau du tendon ou en surface, le 8F (point Eau du F) est alors fermé du côté du pouce et de l'hémi-sacrum bloqué dans le contrôle global.

IV - CORRECTION

- ➔ Pour les blocages par résonance: une main sur le point du Du Mai, l'autre parcourt la région du vertex (sommet de la tête) jusqu'à ce que le thérapeute trouve la corde entre ses deux mains.
- ➔ Pour les blocages dans la circulation au niveau vertébral, le praticien caresse du bout des doigts la colonne jusqu'à sentir une butée qui empêche le glissement de sa main Ici encore, la perception se fait au niveau du ventre. Le thérapeute fait glisser sa main deux ou trois fois sur cette zone jusqu'à ce que la sensation d'accrochage disparaisse.

B – LA CHAÎNE ÉMOTIONNELLE DE L'ESTOMAC

Quand le Foie ne peut plus drainer les émotions qui se sont transformées en feu, le Maître du Cœur intervient pour protéger le Cœur. En fonction de la nature Eau, Bois, Feu… des émotions, ce feu échauffe le Maître du Cœur qui se décharge sur la chaîne de l'Estomac, du 11E au 30E, l'Estomac étant l'émonctoire du Maître du Cœur. La plupart des chocs émotionnels sont inscrits sur cette chaîne (le 14 E est un grand point fréquemment bloqué dans tous les types d'émotion).

Le décodage suit celui de la 1re chaîne de Vessie:

Les points qui ont la même numérotation que les points Shu de Jing Bie sont en relation avec la superficie de l'organe ou du viscère, les points qui ont la même numérotation que les points Shu de fonction sont en relation avec la profondeur de l'organe ou du viscère.

11E	➡	Eau -	R
12E	➡	Métal -	P
13E	➡	Métal -	P
14E	➡	Bois-2e Feu	F–MC
15E	➡	Feu -	C
16E	➡	Feu -	C
17E	➡	Terre -	Rt

18E	➡	Bois	-	F
19E	➡	Bois	-	VB
20E	➡	Terre	-	Rt
21E	➡	Terre	-	E
22E	➡	2e Feu	-	TR
23E	➡	Eau	-	R
24E	➡	Métal	-	GI
25E	➡	Métal	-	GI
26E	➡	Feu	-	IG
27E	➡	Feu	-	IG
28E	➡	Eau	-	V
29E	➡	Eau	-	V
30E	➡	Bois	-	VB

Exemple

➔ Une grande peur peut fermer les 11E ou 23E (points en relation avec R) et donc perturber l'énergie des Reins.

I – CONTRÔLE GLOBAL DE LA CHAÎNE ÉMOTIONNELLE DE L'ESTOMAC

Plusieurs tests sont possibles :

➔ Pisiforme (surface ; photo 8.3)
➔ Rotule (derme ; photo 8.4)
➔ Région pectorale (paume / surface) : l'impulsion est dirigée vers le bas (vers les pieds)

II – DÉTERMINATION DE LA FONCTION ÉNERGÉTIQUE PERTURBÉE

Elle se fait au niveau de la gouttière radiale, en surface, dans la partie proximale du poignet (photo 8.5).

Confirmation :

➔ Par la palpation des points correspondants sur la chaîne de l'Estomac.
Exemple : Loge Feu est bloquée, le thérapeute palpe du côté bloqué dans le contrôle global, les points 15E–16 E (points Cœur), 26E–27E (points IG) et garde celui qui ne répond pas.

➔ Par la palpation des points Eau, Bois, feu… sur le méridien du MC du côté du blocage dans le contrôle global.
Exemple : dans l'exemple ci-dessus, le 8MC (point Feu du MC) est fermé du côté du blocage dans le contrôle global.

III – CORRECTION

Une main sur le point de la chaîne de l'Estomac, l'autre parcourt la région du vertex pour trouver la corde (photo 8.6).

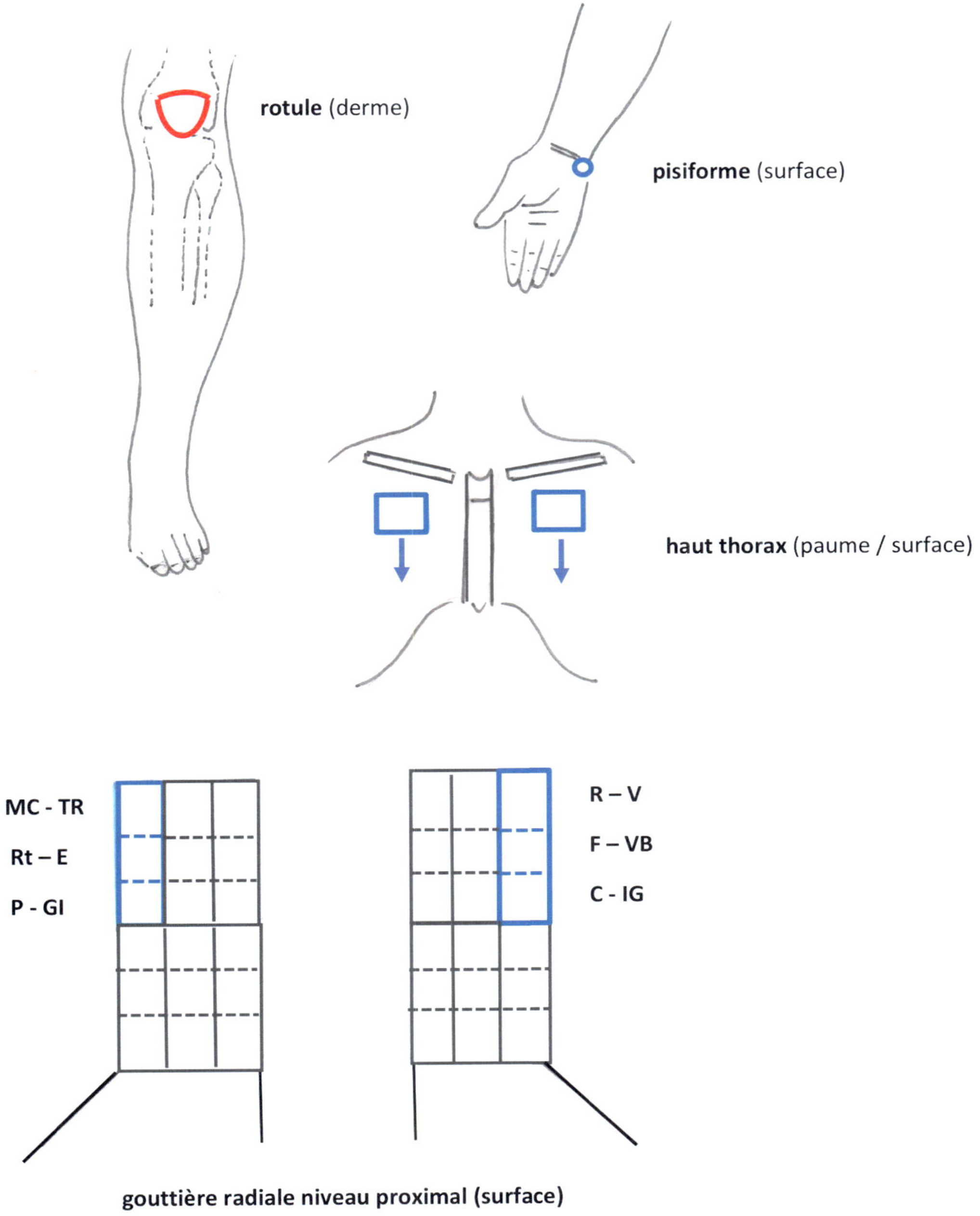

PLANCHE 21 : CHAÎNE ÉMOTIONNELLE DE L'ESTOMAC

C – LA CHAÎNE ÉMOTIONNELLE DE VÉSICULE BILIAIRE

Si le Yang du Foie nourri par le feu des émotions monte, la Vésicule Biliaire intervient en retenant l'énergie du Foie pour éviter son passage au Cœur (alors que, physiologiquement, la Vésicule Biliaire canalise le mouvement du Foie et lui donne sa direction vers le Cœur). Cela se traduit par une stagnation d'énergie ou un excès de feu dans la Vésicule Biliaire. Sur la chaîne de VB sont inscrites les émotions non exprimées.

Décodage de la Chaîne du Tronc

22VB	➡	Métal	-	P
23VB	➡	Feu	-	C
14F	➡	Bois	-	F
24VB	➡	Bois	-	VB
13F	➡	Terre	-	Rt
25VB	➡	Eau	-	R
26VB	➡	2e Feu	-	TR
27VB	➡	Terre	-	E
28VB	➡	Métal	-	GI
29VB	➡	Feu	-	IG
30VB	➡	Eau	-	V

Décodage de la Chaîne Crânienne

9VB (Tianchong–ancien 13VB)	➡	Terre	-	E
10VB	➡	2e Feu	-	TR
11VB	➡	Métal	-	GI
12VB	➡	Eau	-	R
14VB	➡	Métal	-	P
15VB	➡	Feu	-	C
16VB	➡	Bois	-	F
17VB	➡	Bois	-	VB
18VB	➡	Terre	-	Rt
19VB	➡	Feu	-	IG
20 VB	➡	Eau	-	V

Les points 1 à 8VB et 13VB (Ben Shen - ancien 9VB) seront étudiés avec les points de commande céphalique des Merveilleux Vaisseaux et le méridien du Cœur (axe VB / C).

I – CONTRÔLE GLOBAL

- ➔ Chaîne du tronc
  - ➔ Tendon rotulien (derme).
  - ➔ Thorax latéral (paume / surface) dans le sens longitudinal (haut / bas).
- ➔ Chaîne crânienne
  - ➔ Tendon rotulien (surface ; photo 8.7).
  - ➔ Épaule antérieure (paume / surface). L'impulsion est donnée vers le bas (vers les pieds).

II – DÉTERMINATION DE LA FONCTION ÉNERGÉTIQUE PERTURBÉE

Elle suit le même protocole que celui décrit précédemment pour les autres chaînes :

- ➔ Poignet au niveau distal
  - ➔ Chaîne du tronc : tendon du cubital antérieur
  - ➔ Chaîne crânienne : gouttière cubitale (surface)

Confirmation :

- ➔ Par la palpation des points correspondants sur la chaîne de VB
- ➔ Par la palpation des points Eau, Bois, Feu… sur le méridien VB

III – CORRECTION

Point de la Chaîne de VB (tronc ou crâne) par rapport au centre du vertex.

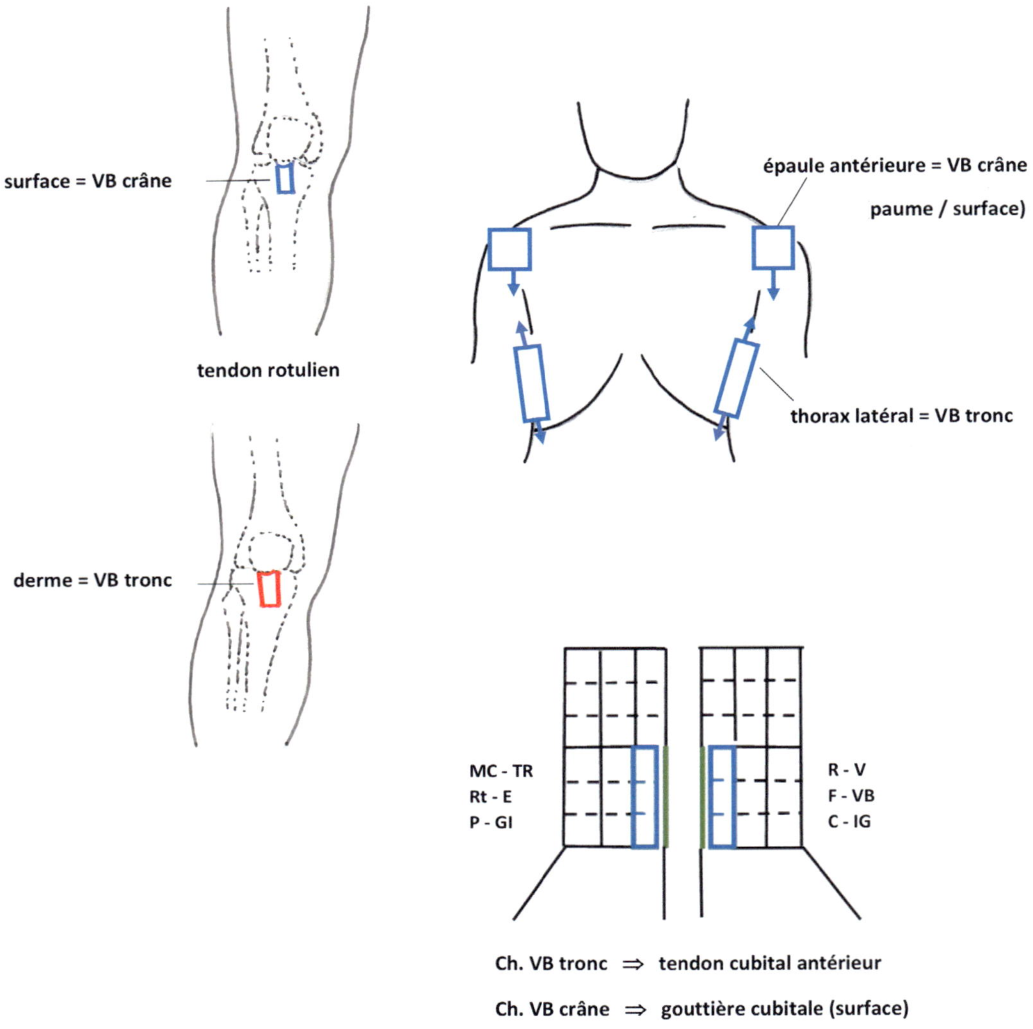

PLANCHE 22 : CHAÎNE ÉMOTIONNELLE DE LA VÉSICULE BILIAIRE

D – CONTRÔLE GLOBAL DES CHAÎNES ÉMOTIONNELLES DU MAI – E – VB AU NIVEAU DES MÉTATARSIENS

Il s'effectue avec une palpation horizontale sur la face dorsale des métatarsiens, dans le sens longitudinal, en surface.

Le décodage est identique à celui de la main.

M1 pied	➡	Terre
M2	➡	Métal
M3	➡	Eau
M4	➡	Bois
M5	➡	Feu

Exemple :

➔ Un blocage de M3 pied à droite signe une perturbation dans au moins une des trois chaînes à droite des points Eau (R ou V).

E – CONTRÔLE GLOBAL DU CENTRE DU VERTEX

Nous rappelons que les trois chaînes émotionnelles peuvent être contrôlées globalement au niveau du centre du vertex qui inclut également les points de commande céphalique des Merveilleux Vaisseaux.

Un blocage du vertex à droite signe une perturbation d'une fonction énergétique dans au moins une des trois chaînes ou dans les points de commande céphalique des Merveilleux Vaisseaux à droite.

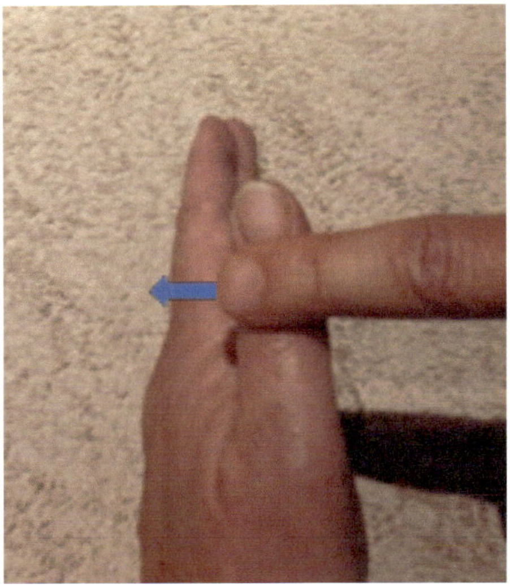

Photo 8.1 : contrôle de la partie céphalique du Du Mai sur l'articulation interphalangienne du pouce, en surface

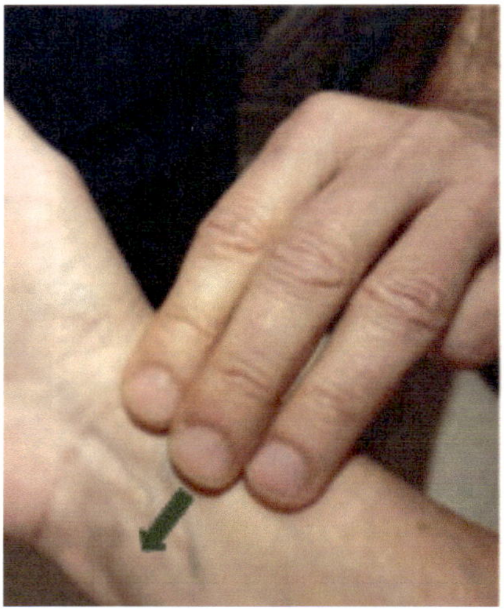

Photo 8.2 : interrogation des loges Métal-Terre-2e Feu (de gauche à droite) pour le Du Mai vertébral au niveau du tendon du Grand Palmaire, niveau distal

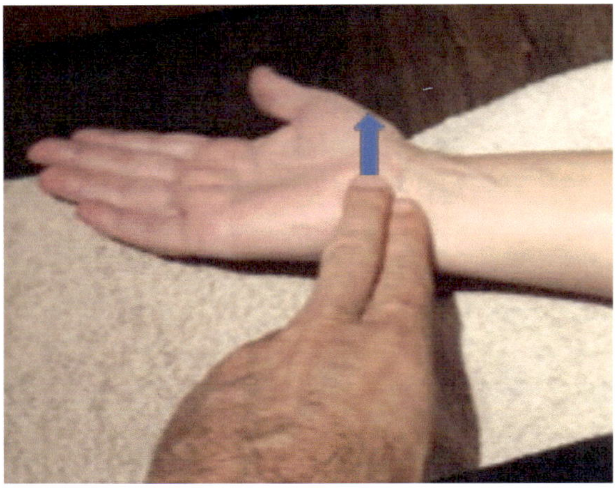

Photo 8.3 : contrôle de la chaîne d'Estomac au niveau du pisiforme en surface

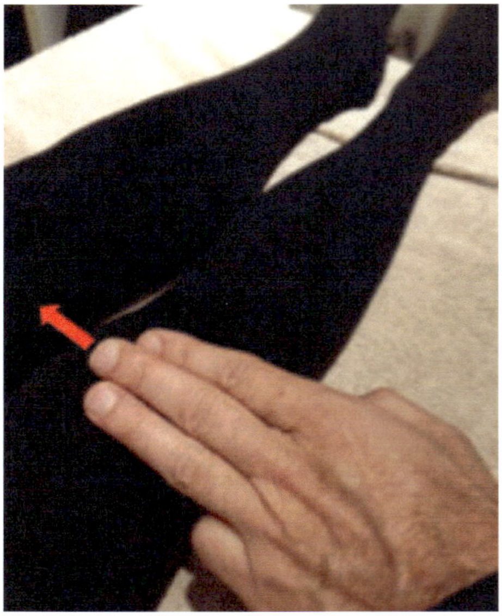

Photo 8.4 : contrôle de la chaîne d'Estomac sur la rotule en derme

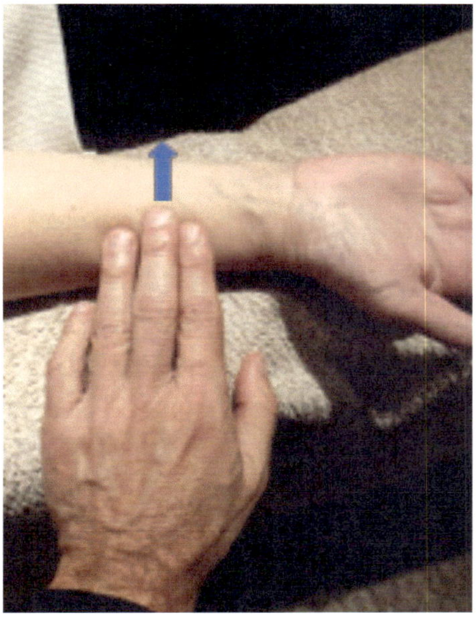

Photo 8.5 : interrogation des loges 2e Feu-Terre-Métal pour la chaîne de l'Estomac dans la gouttière radiale, niveau proximal, en surface

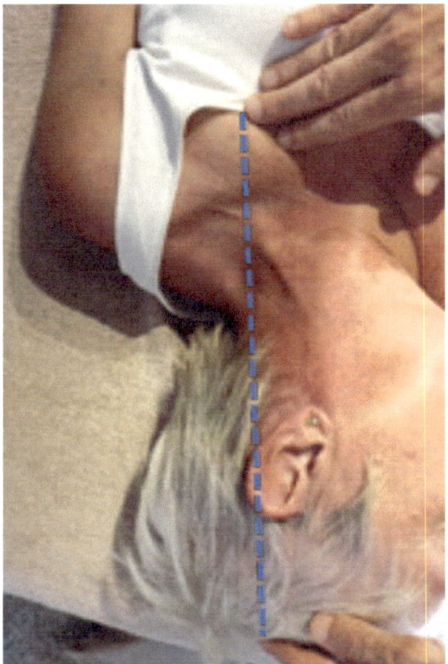

Photo 8.6 : correction du point 14E de la chaîne émotionnelle de l'Estomac avec le centre du vertex

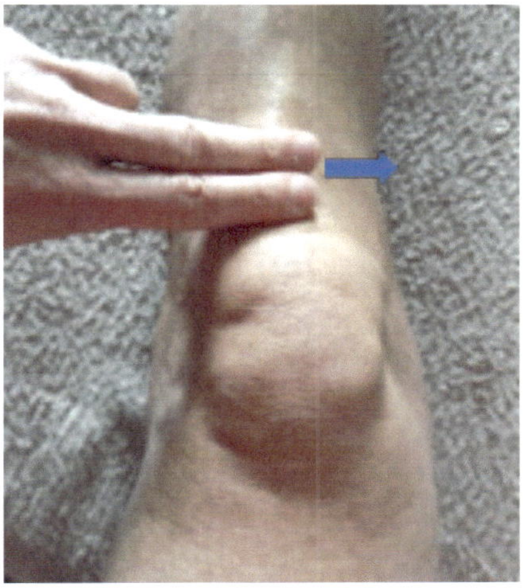

Photo 8.7 : contrôle de la chaîne émotionnelle de Vésicule Biliaire au niveau crânien sur le tendon rotulien, en surface

CHAPITRE 9 – LES MERVEILLEUX VAISSEAUX

➔ Les 8 Merveilleux Vaisseaux[1] distribuent les énergies fabriquées par les foyers aux 11 organes / viscères et aux 12 méridiens qui vont les utiliser (voir Planche 23, *Les 3 étages du système énergétique*). Les points du Chong Mai et les points maîtres permettent d'agir sur cette distribution.

➔ Les Merveilleux Vaisseaux, sont comparables à un grand réservoir avec 8 compartiments, qui assure la répartition de l'Énergie dans les méridiens et dans tout le corps :

➔ De la profondeur par rapport à la surface (axe Chong Mai / Dai Mai)

➔ De l'avant par rapport à l'arrière (axe Ren Mai / Du Mai)

➔ De la droite par rapport à la gauche (axe Yin Qiao Mai / Yang Qiao Mai)

➔ Du bas par rapport au haut (axe Yin Wei Mai / Yang Wei Mai)

C'est ainsi que, par exemple, l'énergie est en superficie quand le Chong Mai est vide.

Les points constitutifs des Merveilleux Vaisseaux permettent d'éliminer les énergies perverses dans les méridiens localement.

Les 4 Merveilleux Vaisseaux principaux, centraux, sont couplés aux 4 MxVx secondaires et agissent de concert :

➔ Chong Mai couplé avec Yin Wei Mai

➔ Ren Mai couplé avec Yin Qiao Mai

➔ Du Mai couplé avec Yang Qiao Mai

➔ Dai Mai couplé avec Yang Wei Mai

➔ Les Merveilleux Vaisseaux permettent le passage des énergies du Ciel Antérieur (stockées dans les Reins et les Entrailles Curieuses – cerveau, moelle, utérus, vésicule biliaire) vers les organes / viscères du Ciel Postérieur (Rate, Foie, intestins…), d'où leur résonance avec les glandes endocrines. Une perturbation à leur niveau, souvent causée par des surtensions émotionnelles, peut entraîner des désordres hormonaux (problèmes thyroïdiens avec le Yang Wei Mai…).

Chong Mai est en résonance avec l'Hypothalamus.

Yin Wei Mai	➡	Gonades
Yin Qiao Mai	➡	Surrénales
Ren Mai	➡	Thymus
Du Mai	➡	Épiphyse
Yang Qiao Mai	➡	Hypophyse

1 Pour une étude théorique approfondie, se reporter à l'ouvrage de Jacques Pialoux, op. cit.

Yang Wei Mai	➡	Thyroïde – Parathyroïdes
Dai Mai	➡	Pancréas endocrine

A – NIVEAUX THÉRAPEUTIQUES ET CENTRES

Trois niveaux sont à considérer :

- ➔ Les Merveilleux Vaisseaux avec leurs points constitutifs
- ➔ Les points-maîtres
- ➔ Les points de commande céphalique (points du 1VB au 9VB – actuel 13VB)

Ces trois niveaux apparaissent au niveau de la main :

- ➔ La colonne du pouce : les Merveilleux Vaisseaux avec leurs points constitutifs
- ➔ Articulations interphalangiennes des doigts : les 8 points-maîtres
- ➔ Tête et base des métacarpiens des doigts : les points de commande céphalique des Merveilleux Vaisseaux

Les centres en relation avec les Merveilleux Vaisseaux :

- ➔ Chong Mai et Ren Mai sur le haut de la cuisse antérieur.
- ➔ Dai Mai sur le grand trochanter du fémur
- ➔ Du Mai et le générateur céphalique sur le vertex (avec les chaînes émotionnelles E et VB)
- ➔ Les MxVx secondaires et les points-maîtres sur le centre ombilical : 5 bandes horizontales d'une largeur d'un travers de doigts, d'une longueur d'un index de part et d'autre de l'ombilic.

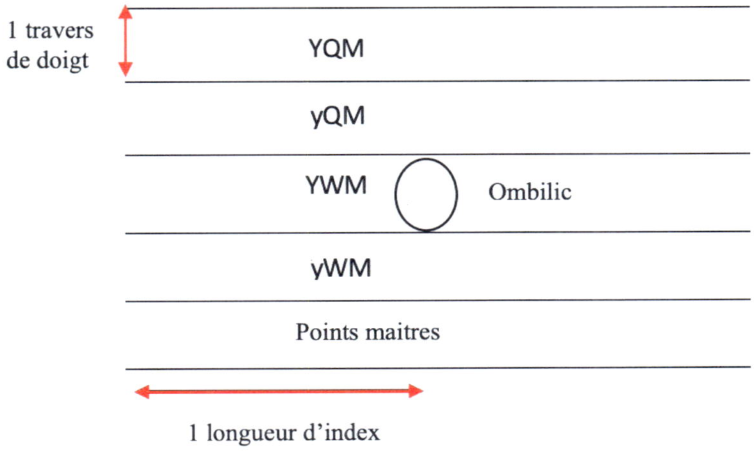

Remarque :

- ➔ Les blocages du Ren Mai et de Du Mai en circulation n'apparaissent pas au niveau des centres.
- ➔ Les Merveilleux Vaisseaux en relation avec les dents sont étudiés au chapitre 30.

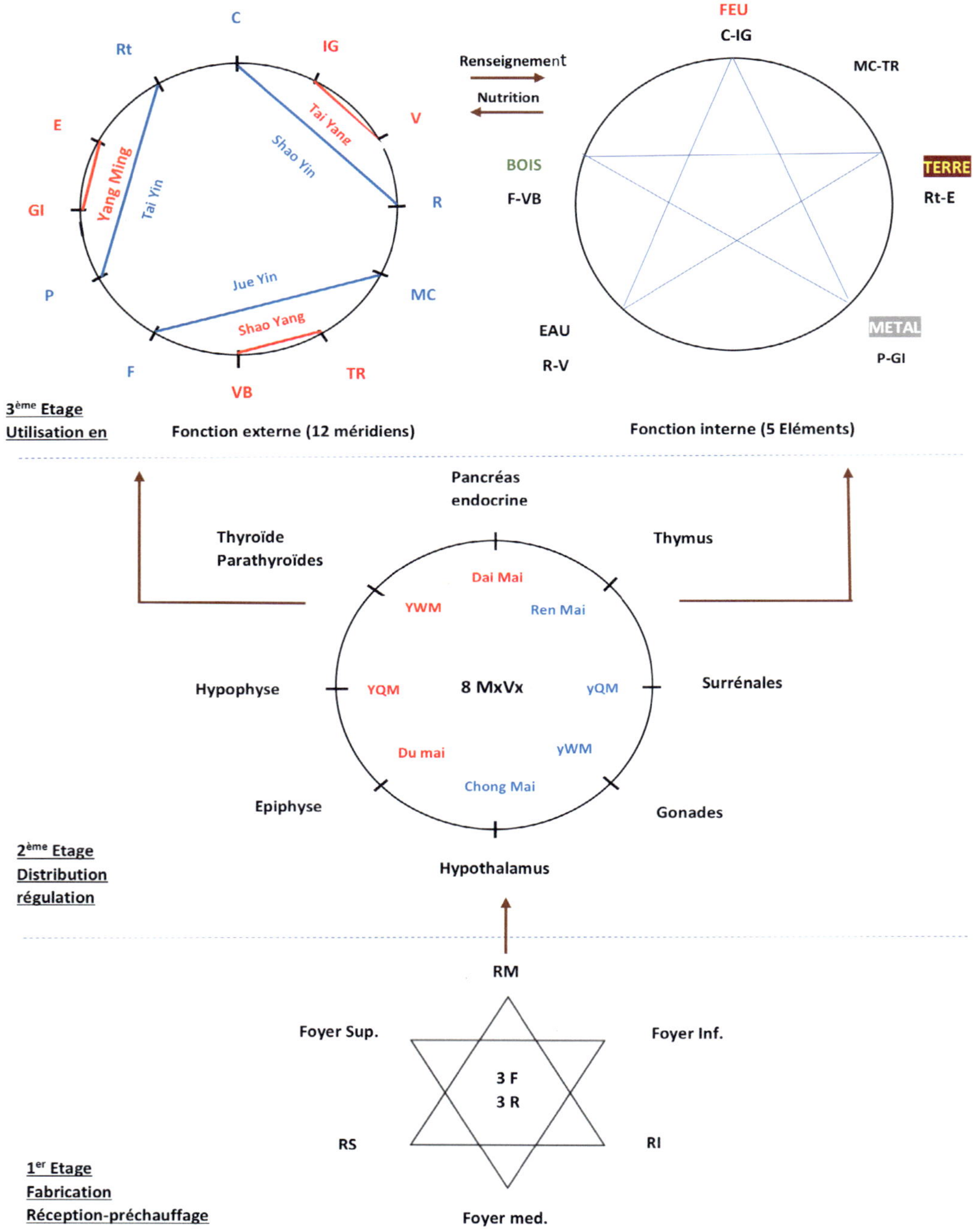

PLANCHE 23 : LES TROIS ÉTAGES DU SYSTÈME ÉNERGÉTIQUE (d'après J. Pialoux)

B – LES MERVEILLEUX VAISSEAUX CENTRAUX

REN MAI (réservoir central des énergies Yin)

Le Jing Qi inné et le Jing Qi acquis qui n'a pas été utilisé sont mis en réserve dans les Reins et le Ren Mai

I – CONTRÔLE GLOBAL

- ➔ P1 du pouce (os) avec la répartition Foyer Supérieur – Foyer Médian – Foyer Inférieur, de la tête à la base de la phalange ; photo 9.1).

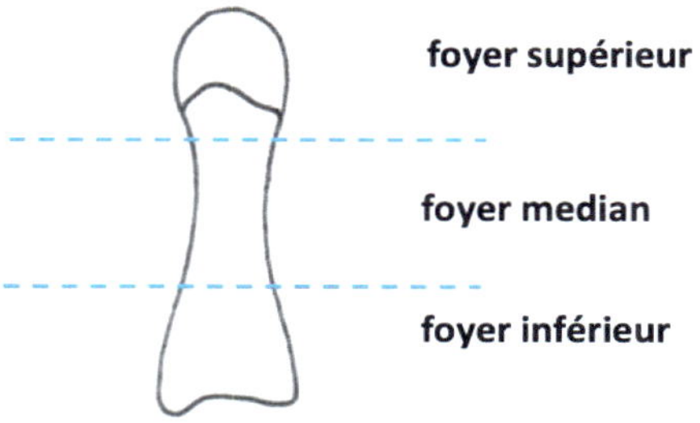

P1 du pouce

- ➔ Pubis (derme).
- ➔ Face inférieure de la symphyse mentonnière (surface).

Pour différencier les blocages en résonance ou en circulation :

- ➔ Pli inguinal (paume / surface) = résonance.
- ➔ Extrémité inférieure du sternum (paume / surface) = circulation.

Remarques :

- ➔ On peut connaître la hauteur du blocage par résonance sur le Ren Mai par une interrogation du tendon du grand palmaire au niveau proximal du poignet.

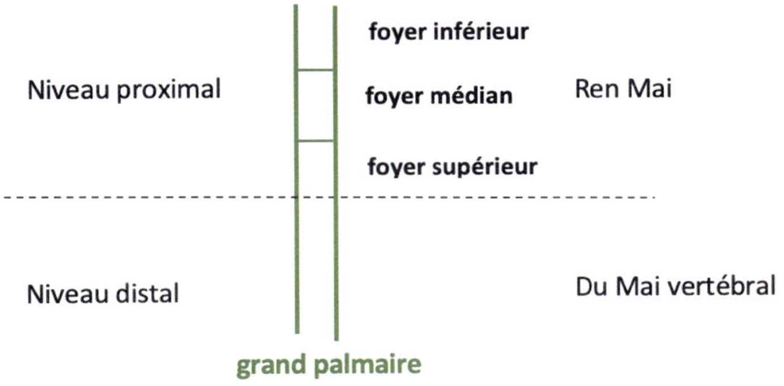

➔ Le centre haut de cuisse antérieure est commun avec le Chong Mai (photo 9.2). Il n'inclut pas les blocages en circulation du Ren Mai.

II – CORRECTION

➔ Pour les blocages en résonance : Une main sur le centre, l'autre parcourt le Ren Mai jusqu'à sentir la corde entre les deux mains. Le thérapeute par la palpation étagée de P1 du pouce et du tendon du grand palmaire connaît approximativement par avance la zone concernée sur le Ren Mai. Les blocages les plus fréquents sont situés au niveau du Foyer Inférieur (le Ren Mai est le grand Merveilleux Vaisseau féminin ; photo 9.3)
➔ Pour les blocages en circulation : Le praticien fait glisser une main le long du Ren Mai en caressant du bout des doigts, jusqu'à sentir une butée qui empêche le glissement de sa main. La sensation d'accrochage disparaît après deux ou trois passages de la main sur cette zone. Le thérapeute par la palpation étagée de P1 du pouce connaît approximativement par avance la zone concernée sur le Ren Mai.

DU MAI (réservoir central des énergies Yang)

Le feu de Ming Men (Yuan Qi, Reins Yang) est à la base de la chaleur pour tout le corps (c'est la racine de l'énergie Yang). Il est concentré au niveau du point 4DM (voir chapitre 29, *Les 3 Tan Tien*).

Voir chapitre 8, *Les chaînes émotionnelles du Du Mai, de l'Estomac et de la Vésicule Biliaire*, et les études du point Luo du Du Mai, 1DM, au chapitre 24 et du point 20DM au chapitre 33.

CHONG MAI « La Mer des 5 organes et 6 viscères »

Appelé aussi « la Mer (ou Mère) des 12 méridiens » et « la Mer du sang ».

Le Chong Mai est en relation avec les Reins et les énergies génétiques Jing et Yuan.

Au 30E, point d'entrée et starter du Chong Mai, les énergies fabriquées par les foyers sont « spiritualisées » par l'énergie du Shen qui descend par la colonne centrale Xu Li. Ce point peut être utilisé si les énergies restent bloquées dans les foyers. Les points du 11R au 21R du Chong Mai, encore appelés par Jacques Pialoux points Mu de fonction, permettent d'agir sur la distribution des énergies aux organes et viscères.

L'ordre de la distribution est le suivant :

30E	➡	(MC)
11R	➡	C
12R	➡	IG
13R	➡	V
14R	➡	P
15R	➡	GI
16R	➡	R
17R	➡	E
18R	➡	Rt
19R	➡	TR
20R	➡	VB
21R	➡	F

I – CONTRÔLE GLOBAL

- ➔ Le centre : Haut de cuisse antérieur (surface) est commun avec le Ren Mai
- ➔ Tête M1 pouce (os ; photo 9.4).
- ➔ Pli inguinal (derme ; photo 9.5).
- ➔ Haut cuisse antérieur (paume / surface ; photo 9.6).
- ➔ Face dorsale de la base M1 pouce (surface).

II – DÉTERMINATION DE LA FONCTION ÉNERGÉTIQUE PERTURBÉE

Elle s'effectue par l'interrogation osseuse du radius à l'étage proximal du poignet (test commun avec les points Mu de Jing Bie ; photo 9.7).

III – CORRECTION

- ➔ Elle s'effectue avec une main sur le centre, l'autre cherche la corde sur le point correspondant de l'organe ou du viscère sur le Chong Mai (photo 9.8).

DAI MAI

I – CONTRÔLE GLOBAL

- ➔ Centre : grand trochanter (surface).
- ➔ Col M1 pouce (os).
- ➔ Extrémité externe du pli inguinal (derme).
- ➔ Sommet crête iliaque latéralement (paume / surface).

II – CORRECTION

- ➔ Une main sur le centre, l'autre cherche la corde sur 26VB – 27VB – 28VB et 13F.

Remarque :

Souvent bloqué dans les problèmes d'enkystement, de congestion du foyer inférieur.

C – LES MERVEILLEUX VAISSEAUX SECONDAIRES

Les 4 Merveilleux Vaisseaux qui commencent au niveau du pied ou de la jambe drainent les surcharges des Merveilleux Vaisseaux centraux couplés. S'ils remplissent leur fonction, la zone autour de leur point d'entrée est ouverte. Pour la tester, le thérapeute palpe avec la dernière phalange de ses trois doigts centraux, posée à plat, la région du 62V (Yang Qiao Mai), 6R (Yin Qiao Mai), 63V (Yang Wei Mai), 9R (Yin Wei Mai) – ne pas prendre uniquement le point, être assez large – et fait une interrogation verticale en surface. Si le Merveilleux Vaisseau n'est pas bloqué, la zone répond.

I – CONTRÔLE GLOBAL

- ➔ Centre ombilical (surface).
- ➔ Moitié proximale M1 pouce (os).
- ➔ Bassin postérieur, en dehors des articulations sacro-iliaques (paume / surface).
- ➔ Grande aile du sphénoïde (tempe ; derme).

II – CORRECTION

L'index d'une main placée horizontalement sur la bande correspondante du centre ombilical, l'autre main cherche la corde d'abord sur le point d'entrée du Merveilleux Vaisseau puis sur le point de sortie. Si le praticien n'a toujours pas trouvé la corde, il parcourt les autres points constitutifs.

Précisions :

- ➔ Pour le Yang Wei Mai, le praticien commence par le 63V puis le 35VB puis la partie postéro-inférieure du crâne (zone occipitale). Plus le point est haut, plus la perturbation est forte dans le Yang Wei Mai.
- ➔ Pour le Yin Wei Mai, le praticien commence par 9R puis 22 RM – 23 RM puis points constitutifs.
- ➔ Pour le Yin Qiao Mai, 6R puis 1V.
- ➔ Pour le Yang Qiao Mai, 62V puis 1V.

Remarques :

- ➔ Fréquence des blocages du Yang Wei Mai en résonance avec **la thyroïde, causant hyper ou hypothyroïdie, nodules, et avec les parathyroïdes, responsables notamment de spasmes musculaires** (torticolis, lumbagos, spasmes viscéraux, laryngés…).
  De nombreux sujets présentant des désordres thyroïdiens ont une mauvaise gestion du temps : ils courent après le temps, « il faut faire vite », ce qui contribue à augmenter le feu du TR et à entretenir la pathologie.
- ➔ Angoisses et précordialgies avec le Yin Wei Mai qui est en relation avec le MC, et insomnies avec le Yang Qiao Mai.

D – LES POINTS-MAÎTRES

Ils permettent le passage de l'énergie du Merveilleux Vaisseau vers le méridien qui le porte (exemple : le 6R permet le passage du Yin Qiao Mai vers le méridien du R), la répartition de l'énergie dans les différents plans de l'espace (par exemple, le 41VB, point-maître du Dai Mai permet de répartir l'énergie bloquée localement en superficie, le point 4Rt permet de répartir l'énergie bloquée en profondeur) et l'équilibration du Yin-Yang local.

Rappel des points-maîtres des Merveilleux Vaisseaux:

Chong Mai	➡	4Rt
Yin Wei Mai (yWM)	➡	6MC
Yin Qiao Mai (yQM)	➡	6R
Ren Mai (RM)	➡	7P
Du Mai (DM)	➡	3IG
Yang Qiao Mai (YQM)	➡	62V
Yang Wei Mai (YWM)	➡	5TR
Dai Mai	➡	41VB

I – CONTRÔLE GLOBAL

➔ Le centre: bande inférieure du centre ombilical (surface).
➔ Articulation acromio-claviculaire (surface).
➔ Face latérale de la tête du 5e métatarsien (derme).
➔ Partie externe de la face postérieure du bassin (paume / surface).

II – DÉTERMINATION DU POINT-MAÎTRE CONCERNÉ

➔ Palpation osseuse des articulations interphalangiennes des doigts (voir Planche 24: décodage des Merveilleux Vaisseaux sur la main; photo 9.9).

III – CORRECTION

➔ L'index d'une main placé horizontalement sur la dernière bande du centre ombilical, l'autre main sur le point maître.

E – LES POINTS DE COMMANDE CÉPHALIQUE DES MERVEILLEUX VAISSEAUX: POINTS 1VB A 9VB

Les points de commande, de régulation des Merveilleux Vaisseaux (appelés « générateur psychosomatique de la tête » par Jacques Pialoux) sont situés sur et autour de la grande aile du sphénoïde, au « centre » de la tête (vue latérale).

Décodage des points 1VB à 9VB (le point 9VB « Ben Shen » est le 13 VB actuel:

1VB	➡	Liaison Ren Mai / Du Mai
2VB	➡	Yin Wei Mai
3VB	➡	Yin Qiao Mai
4VB	➡	Yang Wei Mai

5VB ➡ Chong Mai
6VB ➡ Dai Mai
7VB ➡ Yang Qiao Mai
8VB ➡ Du Mai
9VB ➡ Ren Mai
(13VB actuel)

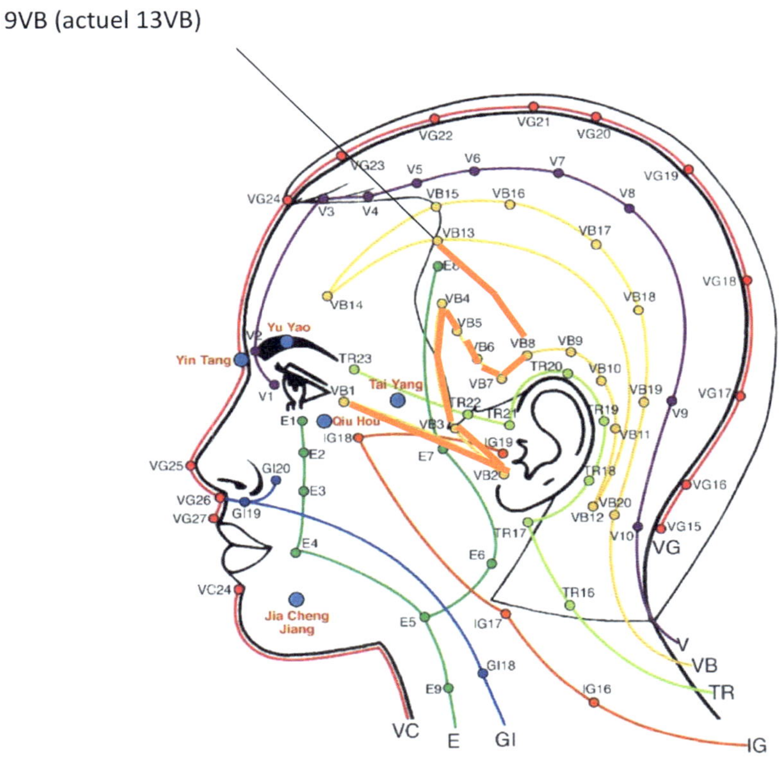

les points de commande céphalique des Merveilleux Vaisseaux

Nous étudierons également la relation de ces points avec le méridien du Cœur (voir chapitre 12, *Centre spécifique du méridien du Cœur*).

I – CONTRÔLE GLOBAL

- ➔ Articulation sterno-claviculaire (surface ; photo 9.10).
- ➔ Face externe du genou (derme).
- ➔ Grand trochanter (paume / surface).
- ➔ Le centre est le vertex (commun avec les chaînes émotionnelles).

II – DÉTERMINATION DU MERVEILLEUX VAISSEAU CONCERNÉ

➔ Palpation verticale au niveau osseux de la tête et de la base des quatre métacarpiens des doigts (voir Planche 24, *Décodage des Merveilleux Vaisseaux sur la main*; photo 9.11).
Si la tête et la base du 5e métacarpien sont bloquées, voir le 1VB (liaison Ren Mai / Du Mai).

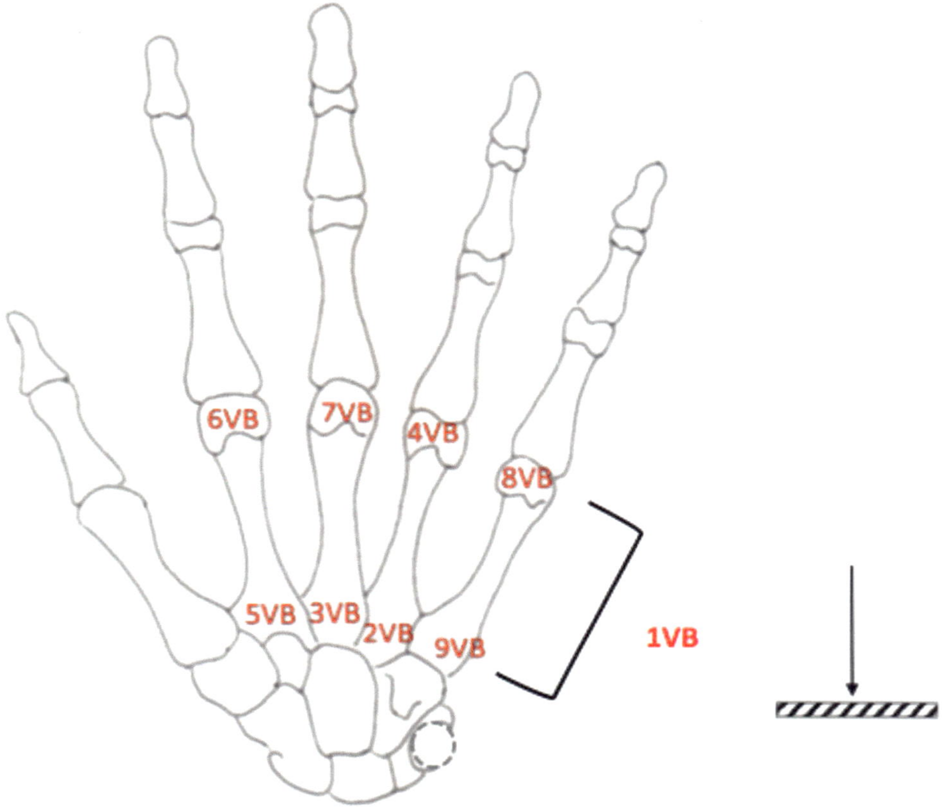

III – CORRECTION

➔ Elle s'effectue avec une main sur le point crânien de Vésicule Biliaire correspondant au Merveilleux Vaisseau, l'autre sur le centre du vertex (sommet de la tête; photo 9.12).

Remarque :

➔ Fréquence des blocages du 1VB, du 4VB (Yang Wei Mai) dans les problèmes thyroïdiens et les spasmes musculaires, du 2VB (Yin Wei Mai) dans les angoisses, les précordialgies et les déséquilibres hormonaux au niveau gynécologique.

F – DÉCODAGE MUSCULAIRE

➔ Les muscles adducteurs de la cuisse sont en résonance avec les Merveilleux Vaisseaux et donnent une indication générale de leur perturbation (en cas de blocage, un ou plusieurs Merveilleux Vaisseaux dans au moins un des 3 niveaux thérapeutiques).

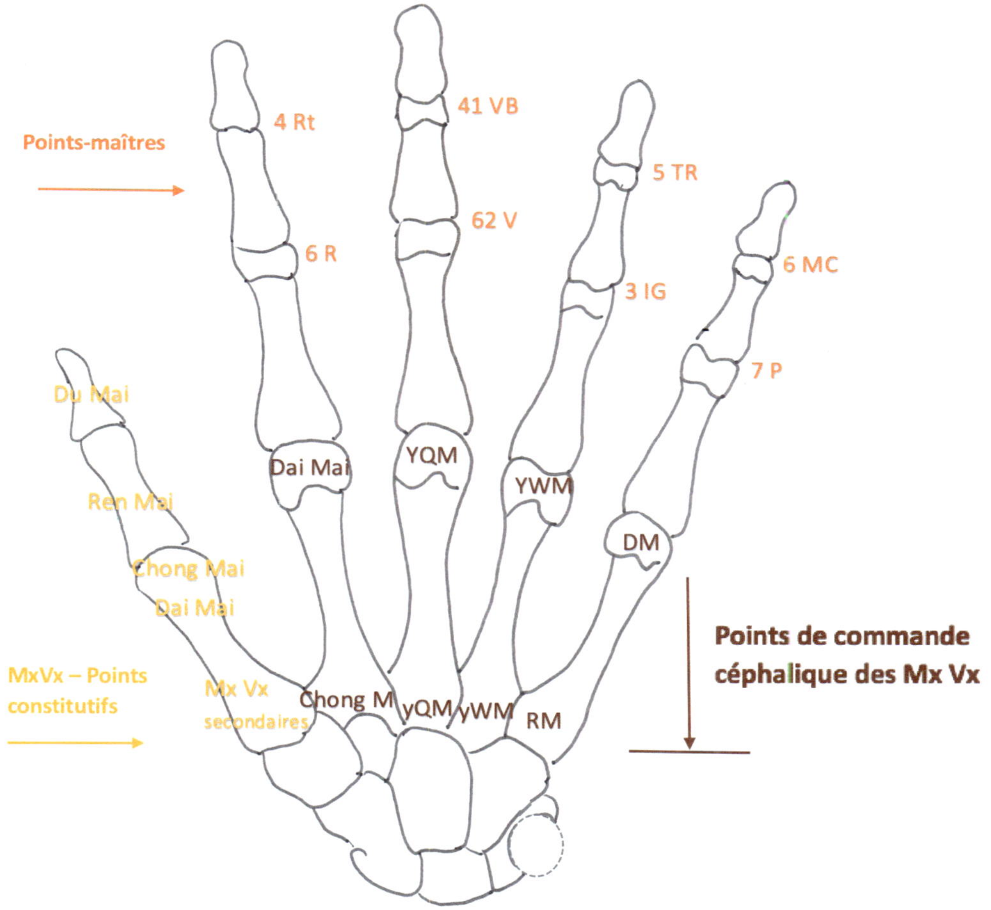

PLANCHE 24 : LES MERVEILLEUX VAISSEAUX SUR LA FACE DORSALE DE LA MAIN (OS)

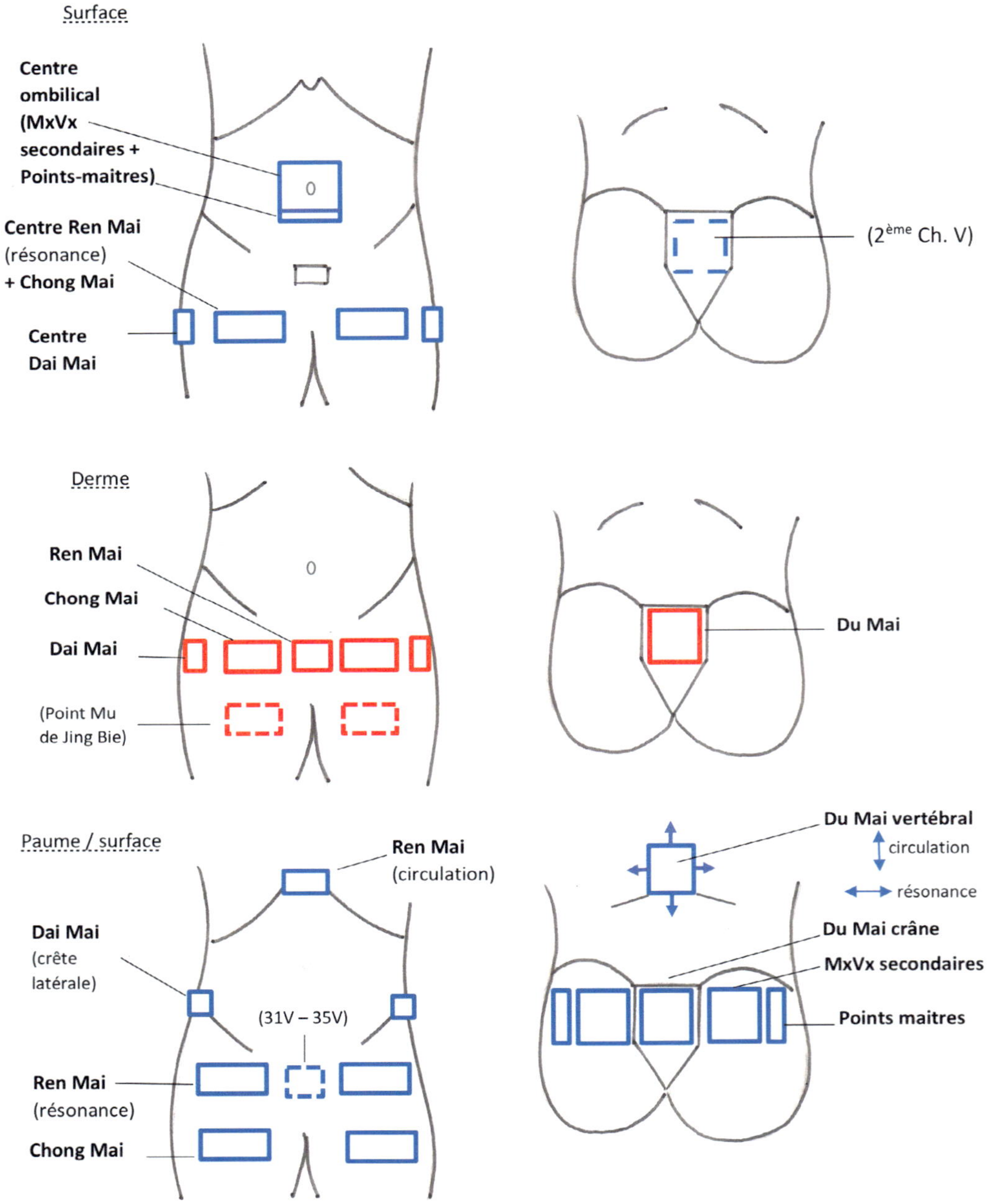

PLANCHE 25 : LES MERVEILLEUX VAISSEAUX AU NIVEAU DU BASSIN

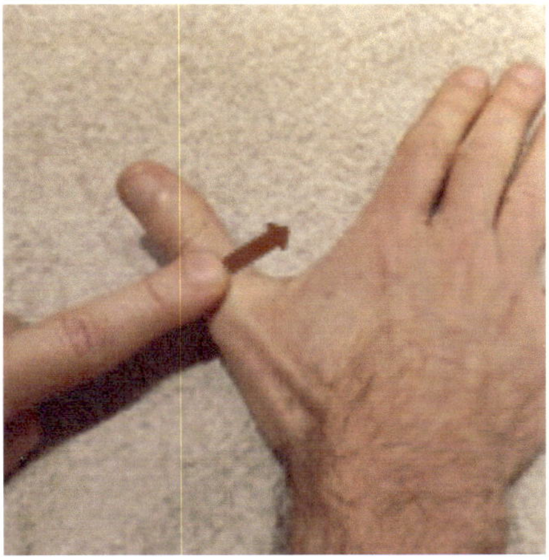

Photo 9.1 : contrôle du Ren Mai sur P1 du pouce en osseux

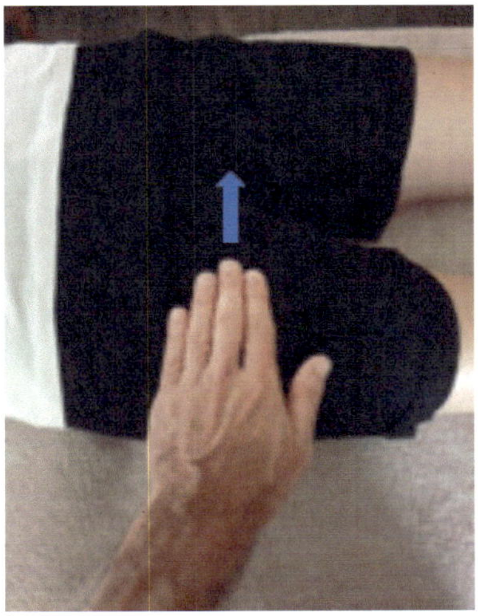

Photo 9.2 : contrôle du centre Ren Mai – Chong Mai sur le haut de la cuisse

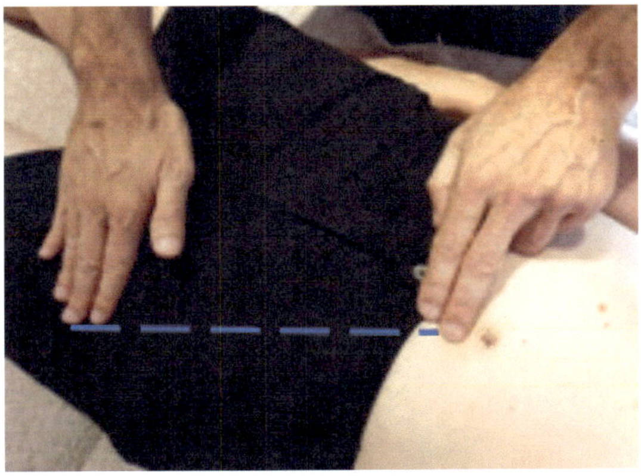

Photo 9.3 : correction du point 6RM

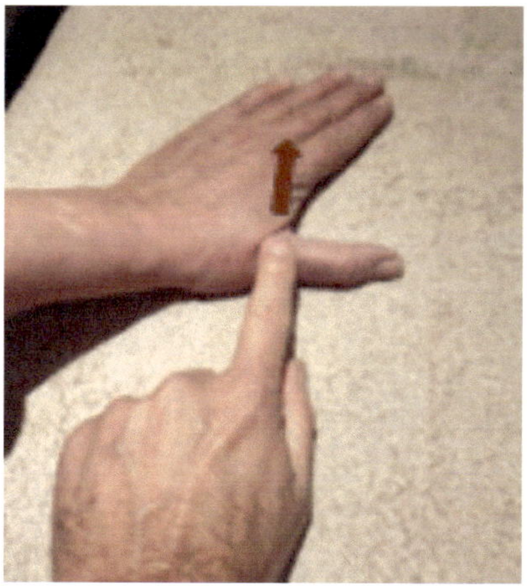

Photo 9.4 : contrôle du Chong Mai sur la MP du pouce (tête de M1), en osseux

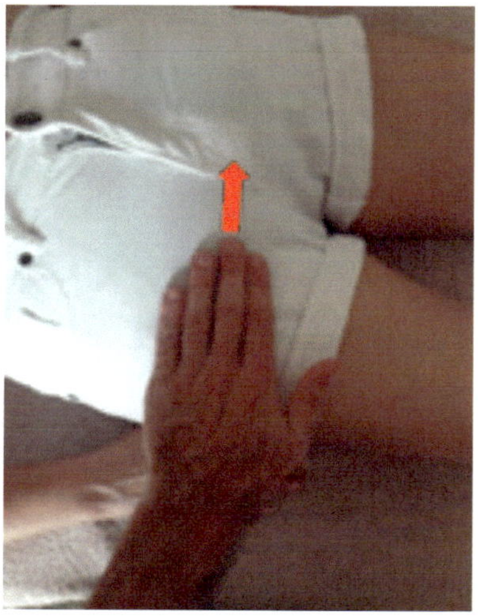

Photo 9.5 : contrôle du Chong Mai en derme (à l'horizontale du pubis)

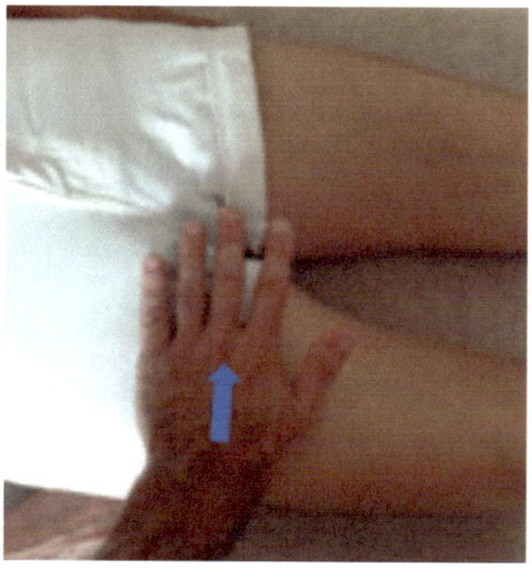

Photo 9.6 : contrôle du Chong Mai en paume/surface (haut de cuisse)

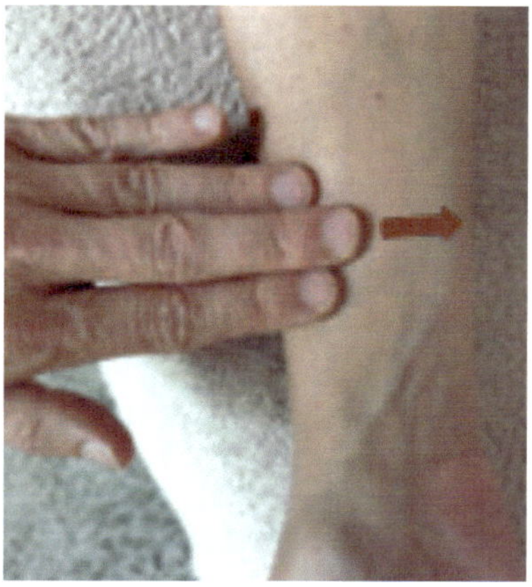

Photo 9.7 : interrogation des loges 2e Feu-Terre-Métal (de haut en bas) pour les points Mu de fonction (et de Jing Bie)

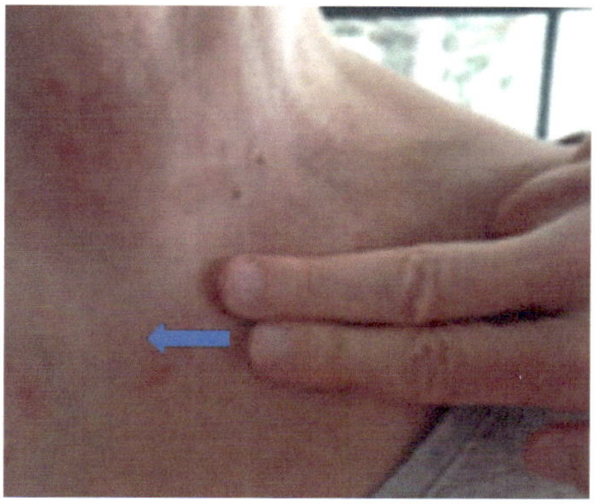

Photo 9.10 : contrôle des points de commande céphalique des Merveilleux Vaisseaux, en surface

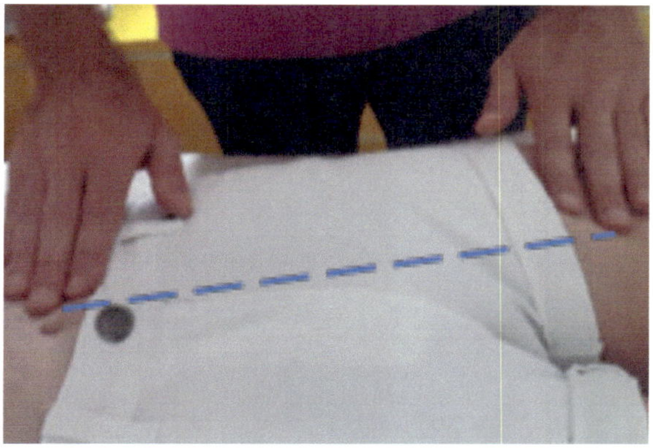

Photo 9.8 : correction du point 16R (point Mu de fonction du Rein)

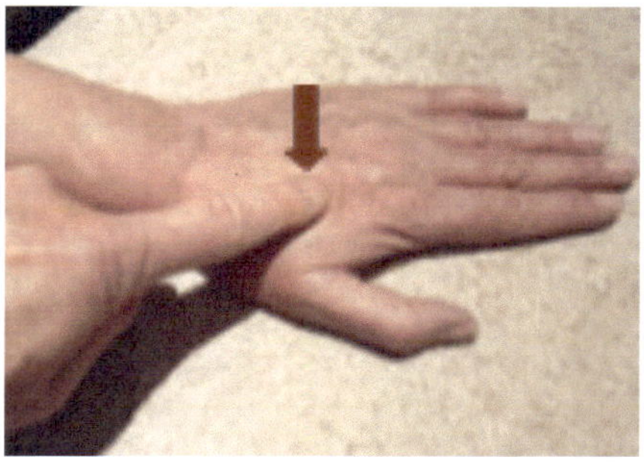

Photo 9.11 : contrôle du point 5VB (point de commande céphalique du Chong Mai)

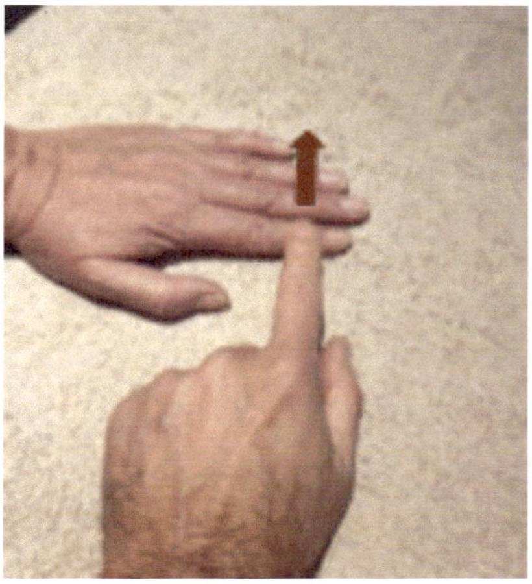

Photo 9.9 : contrôle du point-maître du Chong Mai, 4Rt

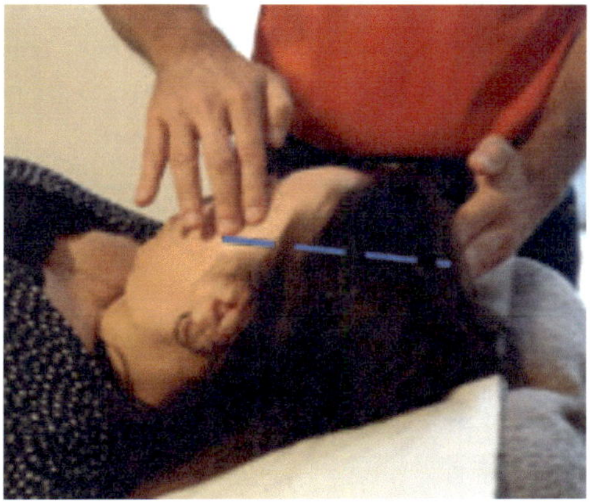

Photo 9.12 : correction du point 1VB (liaison Ren Mai – Du Mai) avec le centre du vertex

CHAPITRE 10 – LE CENTRE SPÉCIFIQUE DU MÉRIDIEN DE LA VÉSICULE BILIAIRE

Il est situé au niveau des vertèbres cervicales inférieures (C6), en relation avec le versant émotionnel de la Vésicule Biliaire. Les stagnations d'énergie au niveau VB causées par les contrariétés, les émotions rentrées, non exprimées et se manifestant par des maux de tête, conjonctivites, douleurs cou et épaule, douleurs abdominales et lombaires… sont associées très souvent à une perturbation du Yang Wei Mai (de nombreux points du Yang Wei Mai appartiennent au méridien de VB).

I – CONTRÔLE GLOBAL

Confirmation du blocage du centre :

- ➔ Articulation interphalangienne du gros orteil que l'on prend sur la face dorsale (os).
- ➔ Glabelle (surface).
- ➔ Face externe de l'épaule (paume / surface) avec impulsion longitudinale dirigée vers le bas (photo 10.1).

II – CORRECTION

Elle s'effectue avec 1 main sur le centre, l'autre recherche la corde sur le méridien de VB au niveau du péroné, le thérapeute la trouvant très souvent dans sa moitié inférieure (zone des 37VB-38VB-39VB ; photo 10.2). Elle permet de faire descendre l'énergie bloquée dans le haut du corps où sont situés la plupart des symptômes, car le feu, souvent causé par les émotions, a tendance à monter.

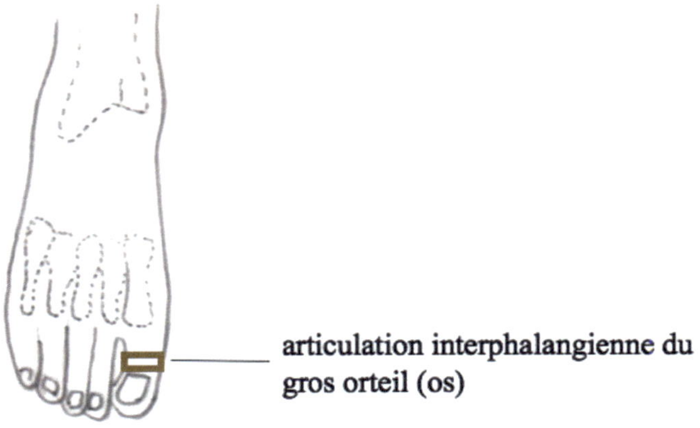

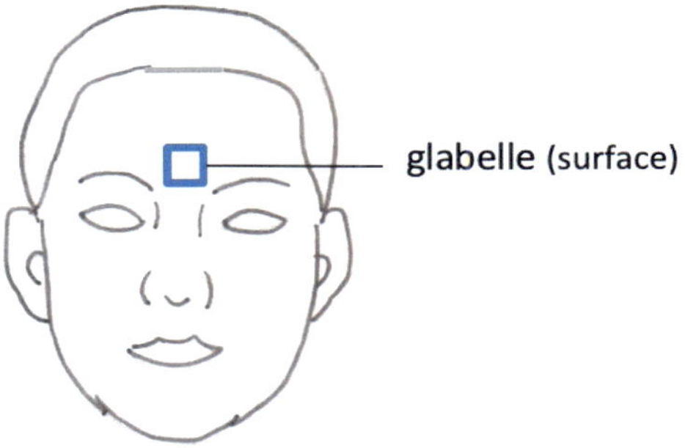

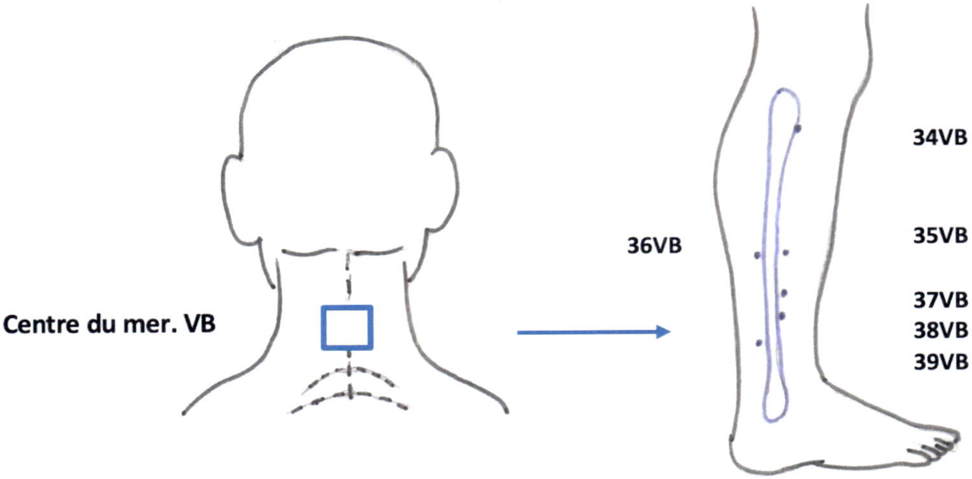

PLANCHE 26 : CENTRE SPÉCIFIQUE DE LA VÉSICULE BILIAIRE

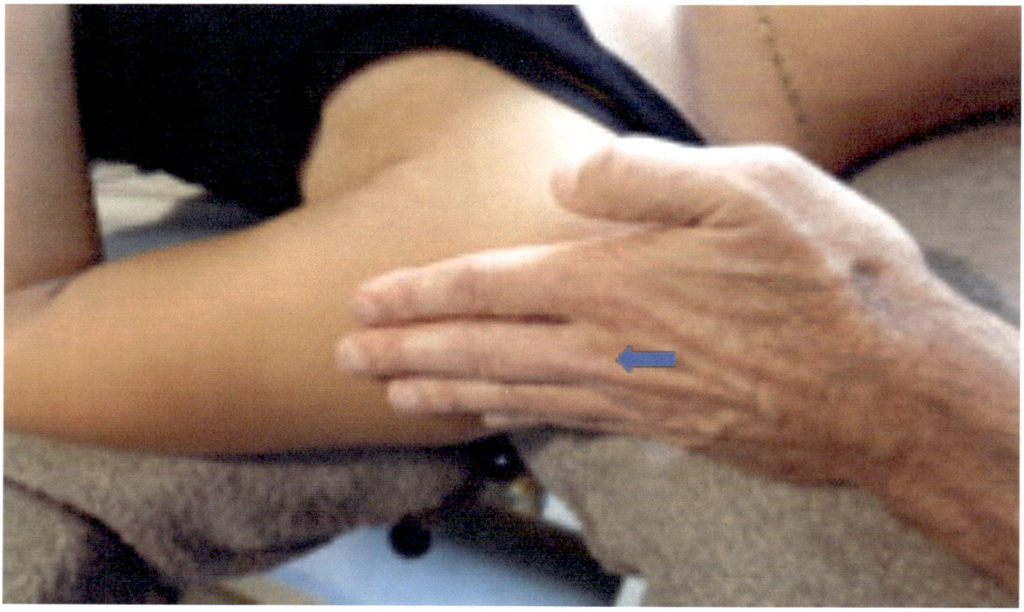

Photo 10.1 : contrôle du centre du
méridien de Vésicule Biliaire

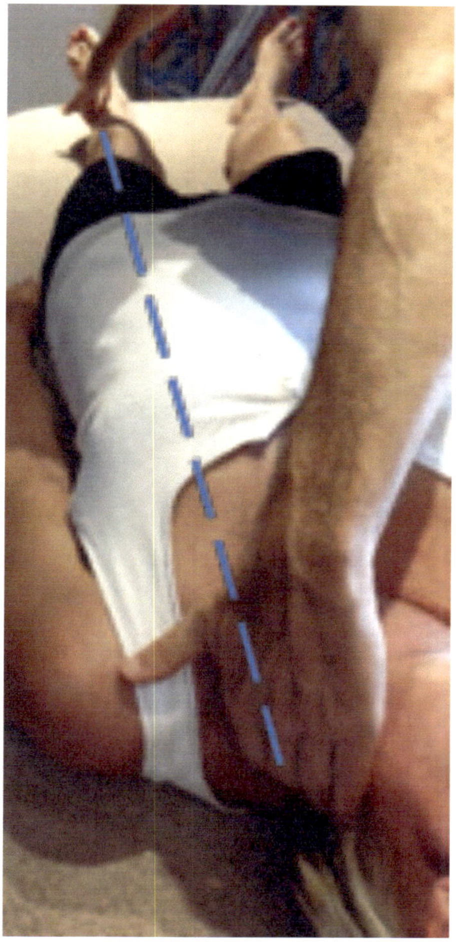

Photo 10.2 : correction du centre du méridien de Vésicule Biliaire

CHAPITRE 11 – LES CENTRES SPÉCIFIQUES DE LA RATE

Comme tous les centres, ils sont à la fois porte d'entrée et zone de correction.

A – CENTRE DU MÉRIDIEN DE LA RATE (1Rt à 11Rt)

➔ Situé au niveau de la face latérale du rebord costal **droit**. Confirmation du blocage du centre par la palpation de la face latérale du rebord costal gauche en paume / surface (au niveau de l'organe rate).

Ce centre est en relation avec 2 fonctions de la rate :

I – FABRICATION DU SANG.

Le contrôle se fait sur la face dorsale de la tête du 1er métatarsien avec une interrogation transversale osseuse (le thérapeute teste les deux côtés, car le centre n'indique pas le côté affecté) ou sur la face interne du genou en surface. La correction s'effectue avec 1 main en surface sur le centre, l'autre recherche la corde en palpant les points du méridien de la Rate du côté du blocage de la tête du 1er métatarsien (ou du genou interne) en commençant par les 6Rt et 10Rt, grands points du sang.

II – DÉFENSE IMMUNITAIRE

➔ Le système Rate-Thymus est impliqué dans les **déficiences immunitaires**, les pathologies de type grippe, mononucléose…

Le contrôle se fait sur la face latérale (interne) de la tête du 1er métatarsien des 2 côtés avec une palpation en derme (photo 11.1) ou sur le manubrium sternal en surface (photo 11.2).

La correction s'effectue avec une main sur le centre, l'autre main cherche la corde sur les points 1 à 11 du méridien de Rate (les 3Rt et 10Rt sont les plus fréquents ; photo 11.3).

B – CENTRE DE LA CHAÎNE DE RATE

Situé au milieu de la face antérieure de la cuisse (photo 11.4). La chaîne de Rate, du 12Rt au 21Rt, est reliée aux phases de la maladie décrites au chapitre 4.

Confirmation du blocage du centre par une palpation au même niveau (mi-cuisse antérieur) en paume / surface dans le sens longitudinal (haut / bas).

Le décodage de la chaîne de Rate suit l'ordre des points Shu de fonction :

21Rt	➡	R
20Rt	➡	P
19Rt	➡	F
18Rt	➡	C
17Rt	➡	Rt
16Rt	➡	E
15Rt	➡	GI
14Rt	➡	IG
13Rt	➡	V
12Rt	➡	VB

I – CONTRÔLES SPÉCIFIQUES

Au niveau du sternum :

- ➔ Manubrium (derme) pour les phases Yang de la maladie (I-II-III).
- ➔ Angle de Louis – jonction manubrium corps du sternum – (derme) pour les phases Yin (IV-V-VI).

Au niveau du pied :

- ➔ Tubercule du scaphoïde (surface) pour les phases Yang.
- ➔ Face interne de la base du 1er métatarsien (surface) pour les phases Yin.

II – RECHERCHE DE LA FONCTION ÉNERGÉTIQUE PERTURBÉE

Elle s'effectue par une interrogation en surface de la gouttière centrale (en dedans du tendon du grand palmaire) niveau proximal (photo11.5).

- ➔ Pour les phases Yang, la loge bloquée indique le viscère, la couche énergétique et donc la phase Yang (I, II ou III) concernée.

Exemple :

Le thérapeute trouve la loge Métal bloquée, le patient présente alors une phase inflammatoire (phase II : GI – E). Le point 15Rt (point GI de la chaîne de Rate) est fermé et sera corrigé par rapport au centre. La loge Terre bloquée indiquerait aussi une phase inflammatoire ; dans ce cas, le point 16Rt (point E) sera corrigé par rapport au centre. Pour déterminer la région corporelle en phase inflammatoire (cela peut concerner n'importe quel organe ou viscère, une articulation, une dent…), le thérapeute pose la pulpe des doigts d'une main le long de la face dorsale du 3e métacarpien (M3 main) et effleure avec l'autre main la surface du corps (photo 11.6). Il en est de même pour les autres phases Yang (la loge Bois bloquée indique une phase de déposition de toxines qui peut être localisée à partir de la main sur le 3e métacarpien).

- ➔ Pour les phases Yin, la loge bloquée sur le poignet indique la fonction énergétique perturbée, l'organe ou le viscère pouvant être affecté (le Gros Intestin, par exemple, peut être sur une phase Yin). Le thérapeute peut le confirmer par une palpation en surface à partir d'une main sur la face dorsale du 3e métatarsien (M3 pied), l'autre main caressant la surface de l'organe ou du viscère.

III – CORRECTION

Elle s'effectue avec une main sur le centre de la cuisse, l'autre sur le point de la chaîne de Rate correspondant à la loge bloquée sur le poignet (photo 11.7). **Pour la loge 2e Feu, prendre les points 15TR-21VB pour le TR et le point 10E pour le MC**, qui apparaît comme le pendant à la face antérieure du corps, de C7, vertèbre MC.

Résumé :

- ➔ Tout organe ou viscère peut se trouver sur une des 6 phases de la maladie. La chaîne de Rate en apporte une correction spécifique.
- ➔ Dans les phases Yang, le thérapeute corrige le centre par rapport au point correspondant du viscère dont la loge sur le poignet est bloquée.
- ➔ Dans les phases Yin, le thérapeute corrige le centre par rapport au point correspondant de l'organe ou du viscère dont la loge sur le poignet est bloquée.

Précisions :

Elles concernent le 2e Feu, le Feu de la Terre dont les points correspondants ne sont pas sur la chaîne de Rate.

TR ➡ 15 TR – 21 VB
MC ➡ 10 E

- Pour le TR, à partir du 3e métacarpien (phases Yang) ou du 3e métatarsien (phases Yin), le thérapeute trouve le plus souvent une zone bloquée sur la face antérieure du cou (thyroïde, parathyroïdes – le TR est en relation avec le Yang Wei Mai dont le point maître est le 5TR). Problèmes thyroïdiens ou spasmes musculaires avec le TR.
- Pour le MC, à partir du 3e métatarsien (phases Yin) le thérapeute trouve :
  - Soit une zone dans la région cardiaque (pathologies cardio-vasculaires : HTA, troubles du rythme, problèmes coronariens, AVC, artérite…en relation avec les phases IV et surtout V).
  - Soit, en relation avec la phase VI de néoformation, une zone corporelle qui lui est directement liée.

    Ce blocage apparaît rarement au début de la maladie. D'autre part, il est inconstant. Sa correction ne prétend pas influer sur le processus tumoral, mais peut lever une stagnation d'énergie dans la région affectée, une zone lourde, dense à la palpation (celle que l'on trouve à partir du 3e métatarsien) et renforcer l'énergie de l'organe affecté.

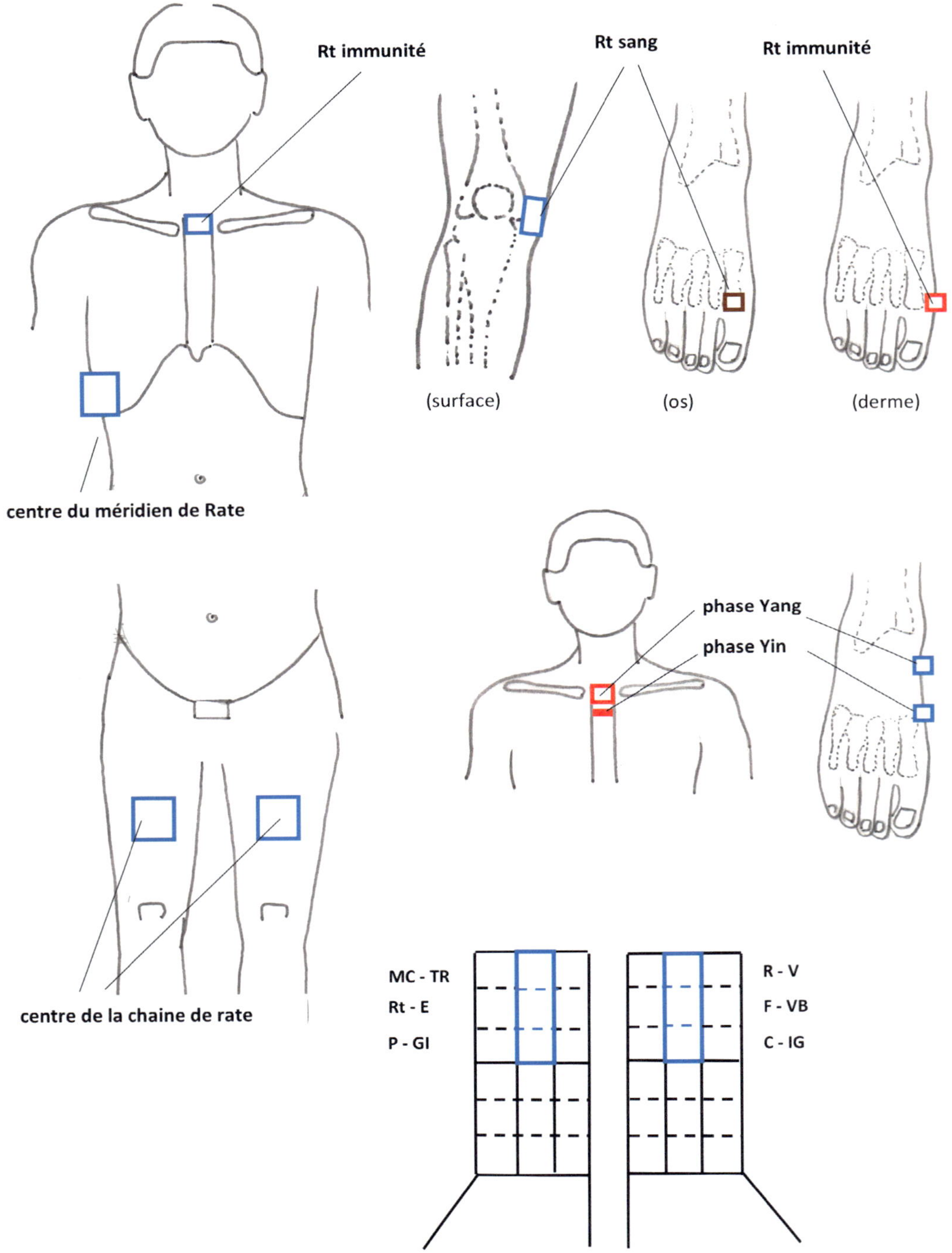

PLANCHE 27 : LES CENTRES SPÉCIFIQUES DE LA RATE

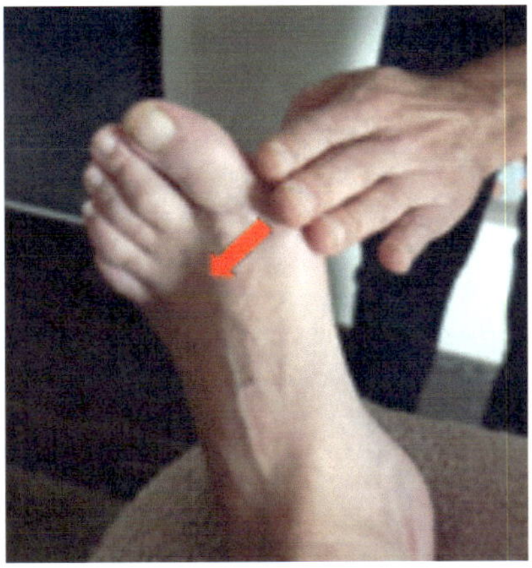

Photo 11.1 : contrôle de la fonction immunitaire de la Rate, en derme

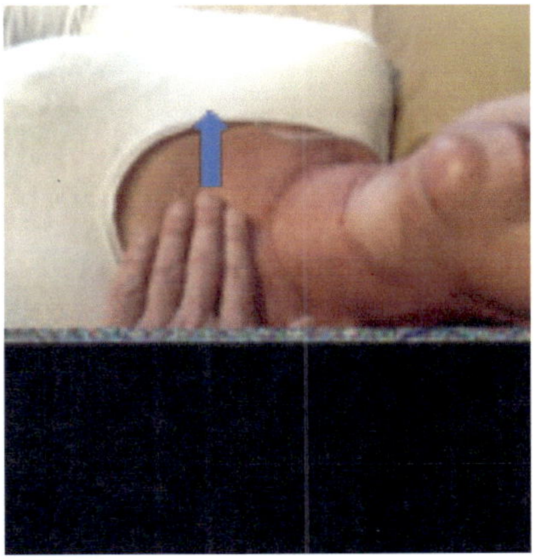

Photo 11.2 : contrôle de la fonction immunitaire de la Rate, en surface

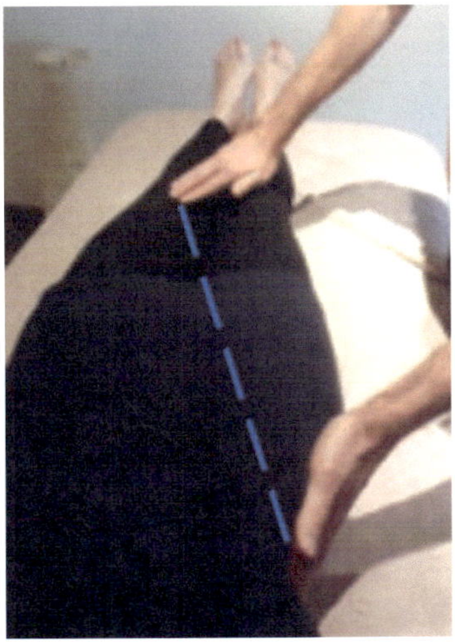

Photo 11.3 : correction du point 10Rt gauche avec le centre du méridien de la Rate

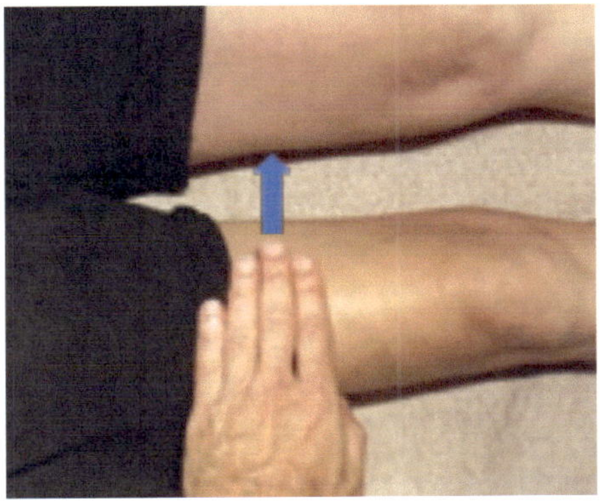

Photo 11.4 : contrôle du centre de la chaîne de Rate

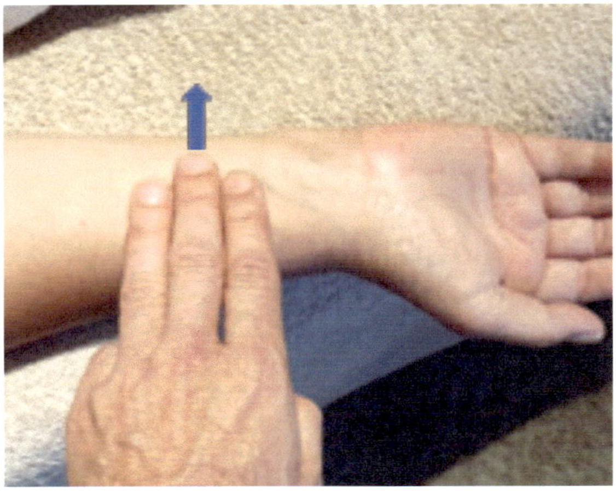

Photo 11.5 : interrogation des loges 2e-Feu-Terre-Métal dans la gouttière centrale, niveau proximal, en surface

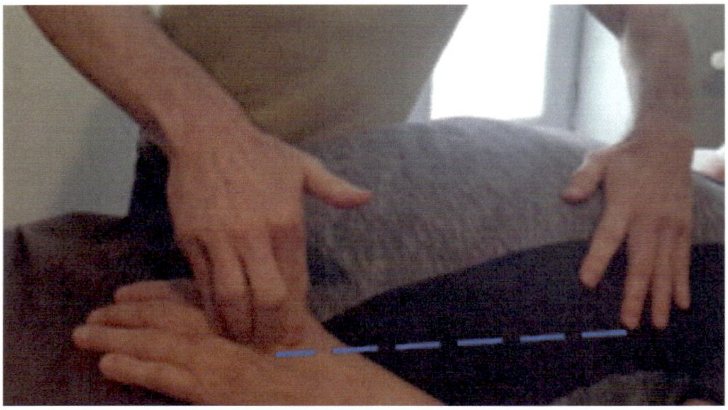

Photo 11.6 : recherche de l'organe ou viscère sur une phase Yang de la maladie à partir du 3e métacarpien

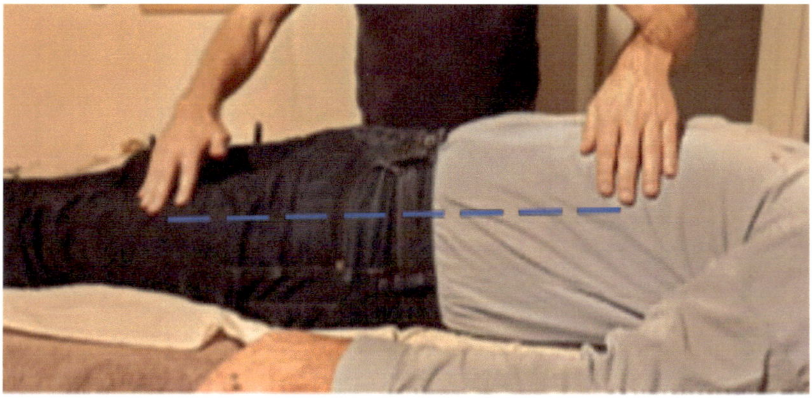

Photo 11.7 : correction du point 17Rt (point « Rate » sur la chaîne de Rate)

CHAPITRE 12 – LE CENTRE SPÉCIFIQUE DU MÉRIDIEN DU CŒUR

Il est situé dans le tiers supérieur du corps du sternum, sous le manubrium.

Le Cœur est la demeure de l'esprit (Shen) et peut être affecté par toutes les émotions intenses.

Ce centre est souvent bloqué dans les états de déprime, de perte de la joie de vivre et dans les chocs affectifs.

I – CONTRÔLE GLOBAL

Confirmation du blocage du centre :

- ➔ Plancher de la langue (derme).
- ➔ Région vertébrale T4–T6 (paume / surface avec impulsion vers le haut ; photo 12.1).

II – DÉTERMINATION DU POINT DU MÉRIDIEN DU CŒUR

Elle se fait par la palpation du derme de la gouttière cubitale au niveau distal du poignet (photo 12.2).

Exemple :

- ➔ Loge « Bois » bloquée, voir le 9C (point « Bois » du C) qui sera fermé du côté de l'hémi centre bloqué.

III – CORRECTION

Elle s'effectue en 2 temps :

- ➔ 1er temps : 1 main sur le point du Cœur, l'autre passe en revue les points du 1VB au 9VB (actuel 13VB) pour trouver la corde. Après son relâchement, le point du Cœur commence à s'ouvrir (= axe VB / C sur le plan spirituel).
- ➔ 2e temps : Le thérapeute garde 1 main sur le point du Cœur et cherche la corde sur le centre du sternum, ce qui permet d'ouvrir complètement le point.

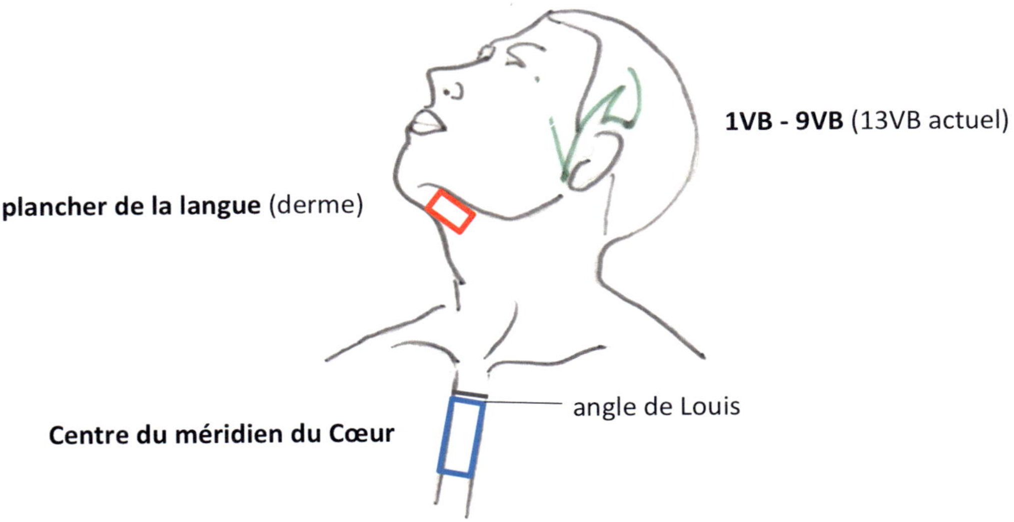

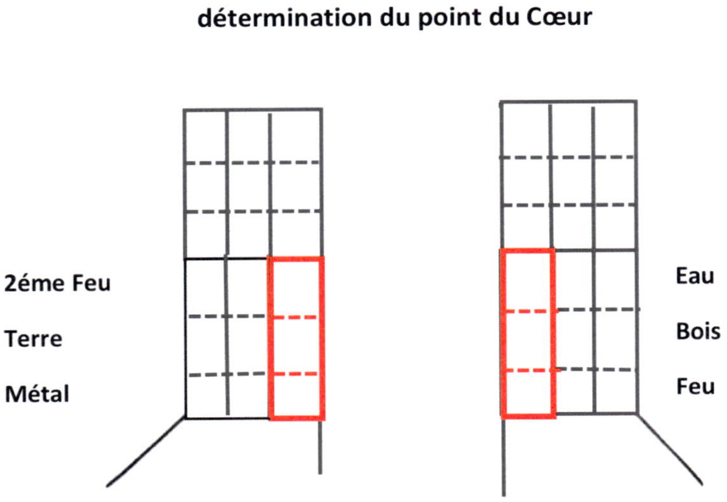

PLANCHE 28 : CENTRE SPÉCIFIQUE DU MÉRIDIEN DU CŒUR

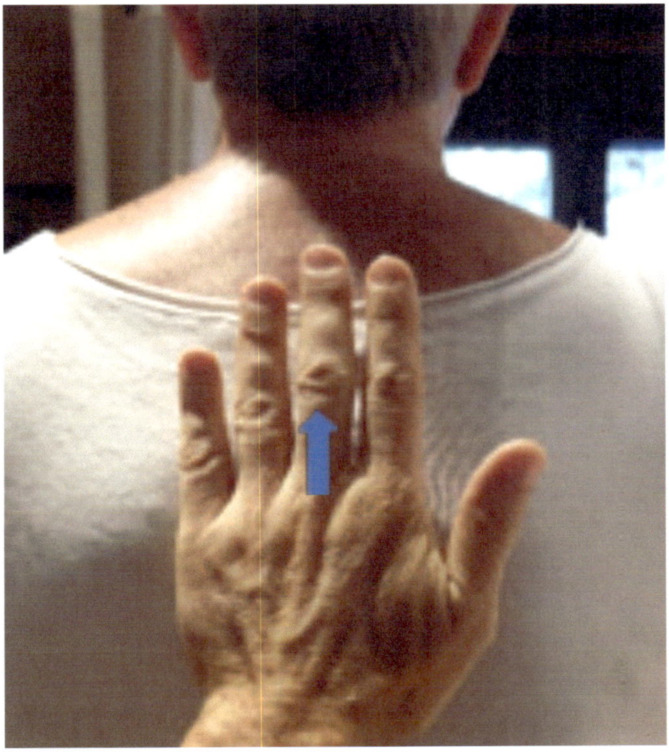

Photo 12.1 : contrôle du centre du méridien du Cœur
au niveau T4-T6, en paume/surface

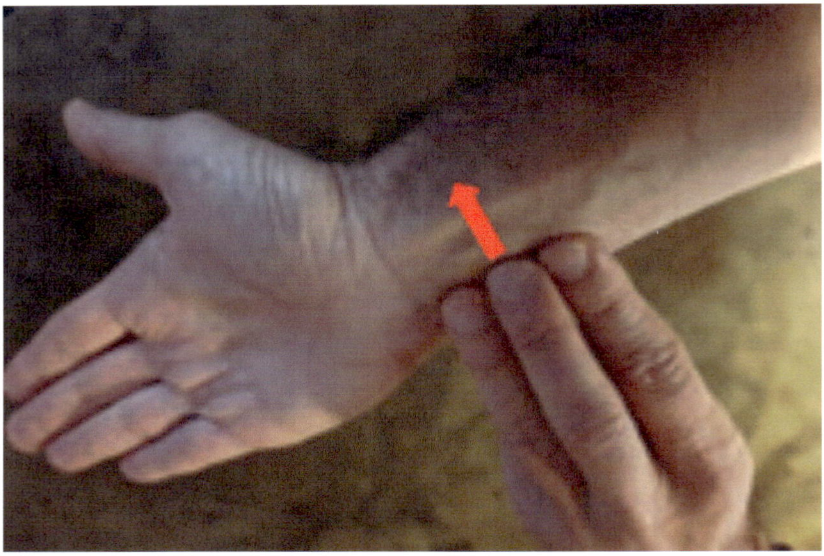

Photo 12.2 : interrogation des loges Métal (4C) – Terre (7C) - 2e Feu (7C) (de gauche à droite) dans la gouttière cubitale droite, niveau distal, en derme

CHAPITRE 13 – LE CENTRE OCCIPITAL

En relation avec :

- ➔ La 2e chaîne de Vessie.
- ➔ Les points 31V à 35V sur le sacrum.

La palpation du centre, en surface, s'opère avec 4 doigts placés transversalement, 2 doigts sur le bord inférieur de l'occiput, les 2 autres sur C1 et C2 (photo 13.1).

À – LA 2E CHAÎNE DE VESSIE

En rapport avec le plan spirituel et les Entités Viscérales (Ben Shen). Du point de vue occidental, ce plan est à rapprocher de la notion d'Inconscient pris au sens large, exploré notamment par la psychanalyse (Freud, Jung…). Nous pouvons mentionner également l'approche psychogénéalogique qui est fondée sur la transmission transgénérationnelle de traumatismes vécus par les ascendants (la mémoire des ancêtres), ou encore les matrices périnatales décrites par Stanislas Grof[1] sur les 4 étapes distinctes de l'accouchement et les possibles traumatismes correspondants subis par le fœtus. La 2e chaîne de Vessie donne accès à ce plan profond. Les perturbations dans le terrain en tant que prédispositions innées, tout comme les mémoires émotionnelles de la petite enfance s'inscrivent à ce niveau (voir également chapitre 30, *Résonance dents - organes*).

Le décodage selon Jacques Pialoux est le suivant :

42V	(T3)	➡	P	48V	(T10)	➡	VB
43V	(T4)	➡	GI	49V	(T11)	➡	Rt
44V	(T5)	➡	C	50V	(T12)	➡	E
45V	(T6)	➡	IG	51V	(L1)	➡	TR
46V	(T7)	➡	V	52V	(L2)	➡	R
47V	(T9)	➡	F	53V	(S2)	➡	MC

I – CONTRÔLE GLOBAL

- ➔ Sacrum (surface) avec les 4 doigts placés transversalement.
- ➔ Cheville externe (derme) avec 1 doigt transversal sur l'extrémité inférieure de la malléole externe, un 2e juste en dessous sur la face externe du calcanéum (photo 13.2).
- ➔ Clavicule (paume surface ; photo 13.3).

1. Stanislas Grof, *Royaumes de l'inconscient humain* - Éditions du Rocher

II – RECHERCHE DE LA FONCTION PERTURBÉE

Elle s'effectue par une interrogation en surface de la gouttière cubitale, au niveau proximal (photo 13.4).

Confirmation par la palpation verticale au niveau osseux des métatarsiens (photo 13.5) :

M1 pied	➡	Terre
M2 pied	➡	Métal
M3 pied	➡	Eau
M4 pied	➡	Bois
M5 pied	➡	Feu – 2e Feu

III – CORRECTION

Elle se fait avec une main sur le centre occipital, l'autre sur le point correspondant de la 2e chaîne de Vessie.

Remarque :

- ➔ L'observation montre de fréquents blocages chez les nourrissons et les jeunes enfants agités, angoissés, dans les problèmes d'énurésie. Ils peuvent être réactivés plus tard par des chocs émotionnels ou l'anniversaire d'un événement traumatique dans l'histoire familiale (syndrome anniversaire). Les points 52V (R) et 53V (MC) sont fréquents dans les peurs et les angoisses.
- ➔ Notion de GUI (KOUEI) :

  La traduction la plus simple pour GUI est « fantôme, revenant ». L'idéogramme GUI se retrouve dans celui du PO et du HUN. Il y a une grande différence entre le PO des vivants et le PO des défunts qui a une action déstructurante – au moment de la mort le corps se décompose. Le PO des défunts peut perturber les vivants qui entrent en contact avec cette énergie (PO GUI), surtout s'ils sont en état de faiblesse. Le HUN au moment de la mort, au contraire, doit se détacher du corps et s'élever vers le Ciel, mais il peut demeurer au niveau du corps et devenir un HUN GUI. Pour les Chinois, les maladies psychiatriques sont causées par les GUI.

  Le contrôle global s'effectue par l'interrogation transversale en surface, avec la paume de la main, de la partie postérieure du crâne, à hauteur du lambda, du point 18DM (voir dessin ci-dessous). **Il n'est pas inclus dans celui de la 2e chaîne de Vessie, ni dans celui du centre occipital**. Pour la correction, le thérapeute, avec une main, prend en pince pouce-index les deux points 1V, au niveau du canthus interne des yeux ; l'autre main palpe les points anti-Gui, notamment les points Gui de Sun Simiao, en priorité les points 11P (Guixin), 10P, 10GI, 11GI ((Guitui), 7MC (Guixiu), 8MC (Guigu), 16DM (Guizhen) et 23DM (Guitang; photo 13.6). Le thérapeute peut trouver plusieurs points. Les autres points Gui de Sun Simiao sont:

26DM -1Rt - 6V - 6E - 24RM -1RM - Haiquan.

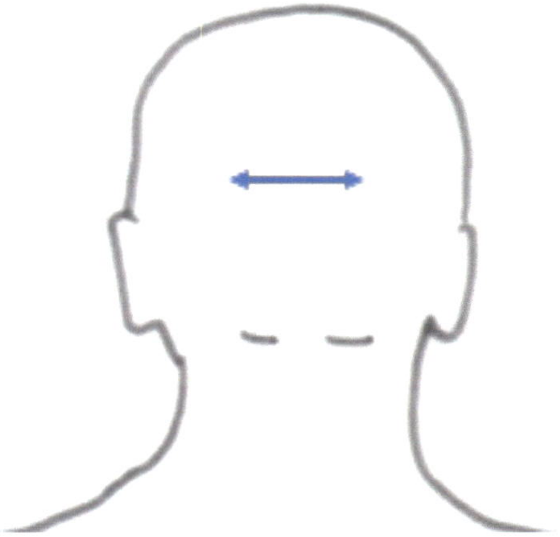

B – LES POINTS 31V À 35V

En relation avec le mouvement d'Énergie qui anime le sacrum (appelé Mouvement Respiratoire Primaire en ostéopathie) qu'il faut différencier de la mobilité articulaire du sacrum par rapport à l'os iliaque et à la 5e vertèbre lombaire.

I – CONTRÔLE GLOBAL

- ➔ Face latérale de la tête du 5e métatarsien (surface).
- ➔ Région vertébrale T4–T5 au niveau des épineuses (derme).
- ➔ Pubis (paume / surface).

II – CORRECTION

Elle s'effectue avec 1 main légère sur le centre occipital, l'autre cherche la corde sur le sacrum, au niveau des points 31V à 35V.

Remarque:

- ➔ Blocages fréquents dans les lombalgies basses, les sciatiques.

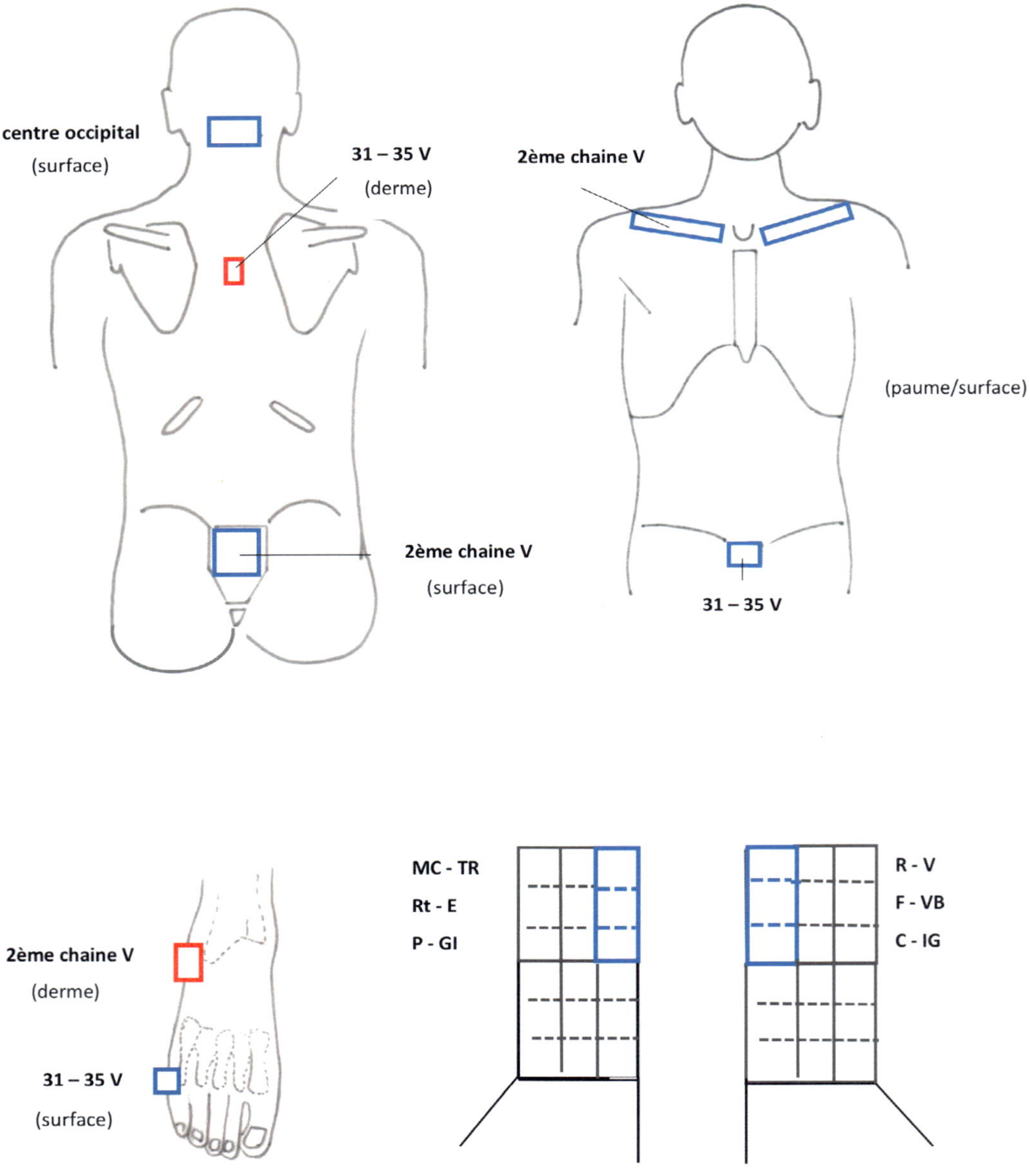

PLANCHE 29 : LE CENTRE OCCIPITAL

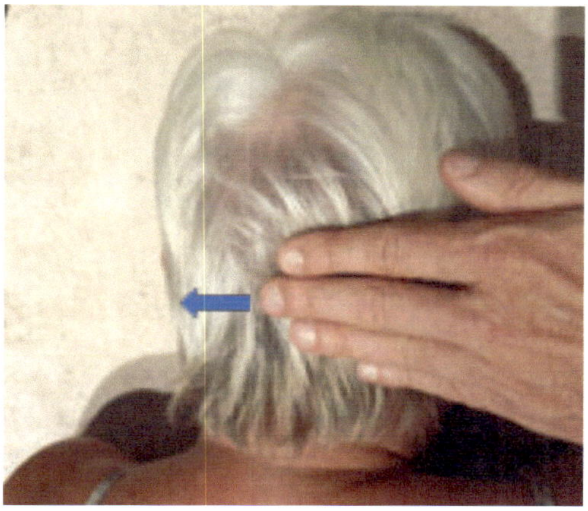

Photo 13.1 : contrôle du centre occipital

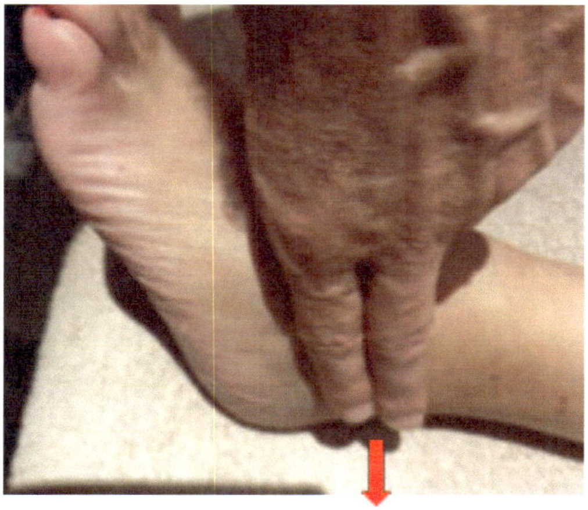

Photo 13.2 : contrôle de la 2e chaîne de Vessie en derme

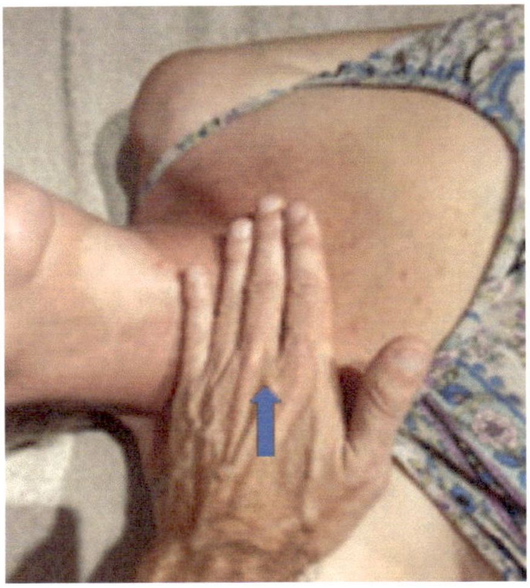

Photo 13.3 : contrôle de la 2e chaîne de Vessie en paume/surface

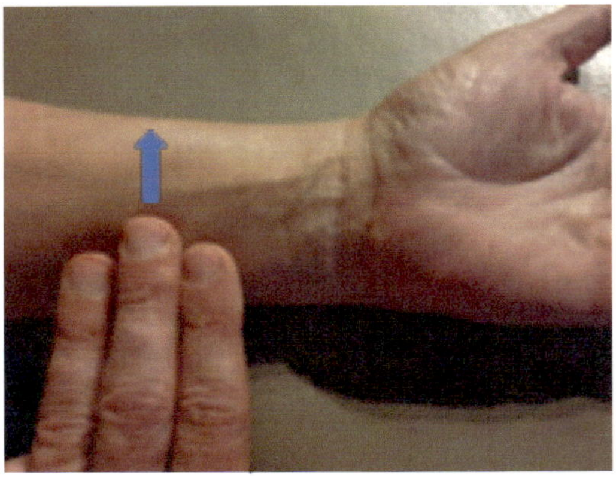

Photo 13.4 :interrogation des loges Eau-Bois-Feu (de gauche à droite) dans la gouttière cubitale gauche, niveau proximal, en surface

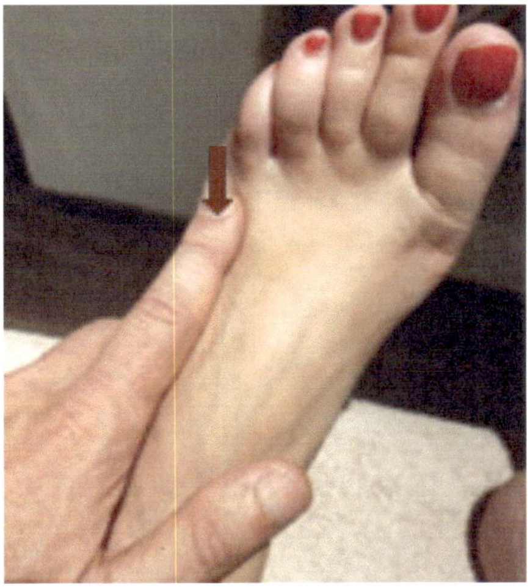

Photo 13.5 : interrogation verticale du 5e métatarsien, en osseux, en résonance avec l'Élément Feu – 2e Feu

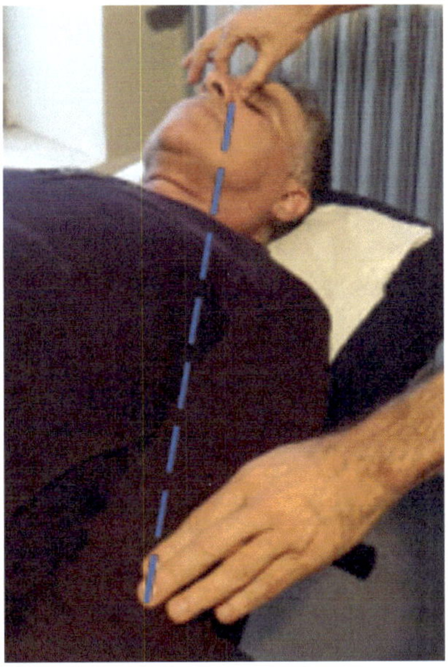

Photo 13.6 : correction d'un Gui avec le point 11GI

CHAPITRE 14 – LE CENTRE FRONTAL

Situé au milieu de la ligne frontale des cheveux (zone 24DM ; photo 14.1), en relation avec les points sur la tête des méridiens Yang. Confirmation du blocage du centre par une palpation du derme de la face dorsale de la 2e phalange du gros orteil.

I – DÉTERMINATION DU MÉRIDIEN AFFECTÉ

Du côté de l'hémicentre frontal bloqué, elle s'effectue :

➔ Par une palpation osseuse transversale des métacarpiens, le thérapeute couvrant tout le métacarpien avec ses doigts (photo 14.2) :

M2	➡	VB
M3	➡	V
M4	➡	IG – TR
M5	➡	E – GI

➔ Par une interrogation en paume de main en surface dans le sens longitudinal vers les pieds (la sensation est plus forte qu'en direction du sommet de la tête ; photo 14.3) au niveau :

Tempe (grande aile du Sphénoïde)	➡	VB
Juste en arrière des tempes	➡	IG – TR
Joue (maxillaire supérieur)	➡	E – GI
Front, sur la ligne centrale	➡	V

II – CORRECTION

La correction s'effectue avec une main sur l'hémicentre frontal bloqué, l'autre recherche la corde en palpant les différents points du méridien correspondant du même côté (essentiellement les points de la face).

Remarques :

➔ Le blocage des points de VB en relation avec la chaîne émotionnelle de VB, les points de commande céphalique des Merveilleux Vaisseaux ou le méridien du C n'apparaît pas dans ce contrôle.

➔ Les points les plus fréquents ont une action locale :

1VB, 1ER, 2E, 1V pour les problèmes oculaires

2V pour les sinusites

20GI, 3E pour les problèmes de rhinite

4E pour la bouche

2VB, 6E pour les tensions musculaires de l'articulation temporo-mandibulaire (ATM)

19IG pour les congestions de l'oreille

Les points du TR (le 22TR est fréquent) sont en relation avec le système neuro-végétatif et notamment les plexus cardio-pulmonaire, solaire et sacré

Les points 1VB et 8E clarifient l'esprit

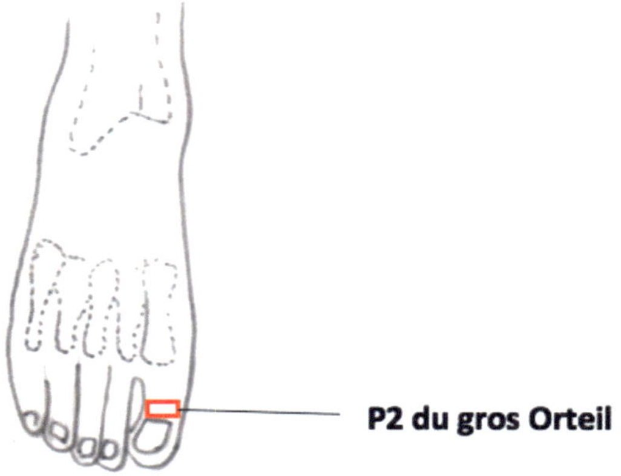

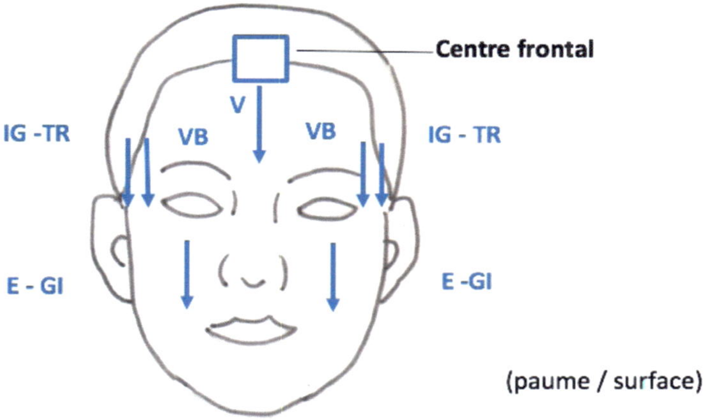

PLANCHE 30 : CENTRE FRONTAL

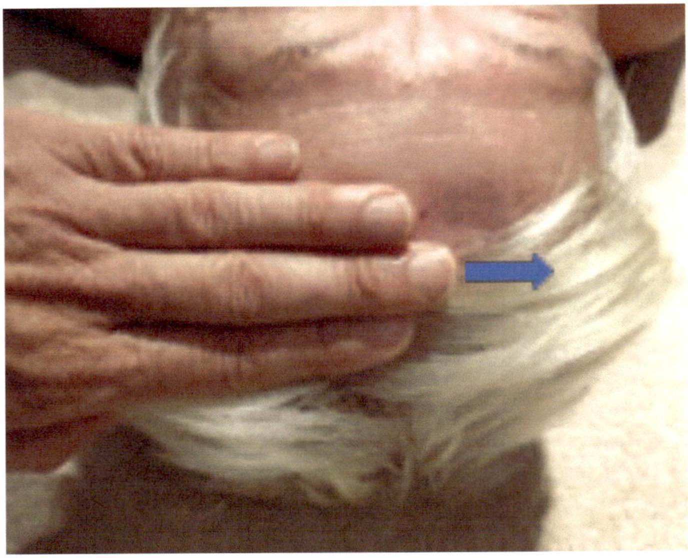

Photo 14.1 : contrôle du centre frontal

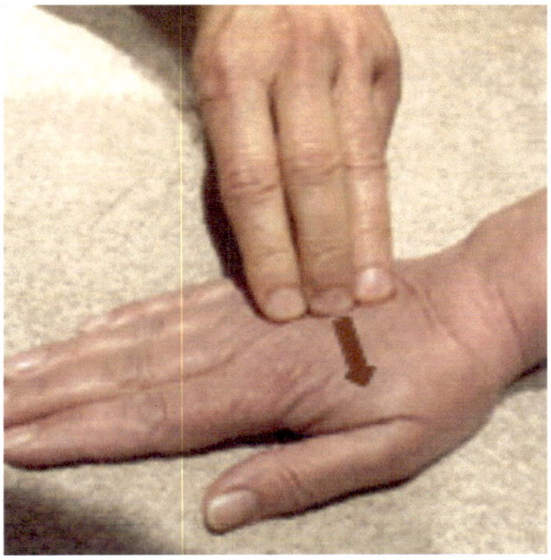

Photo 14.2 : interrogation transversale du 3e métacarpien, en osseux en résonance avec le méridien de Vessie sur la tête

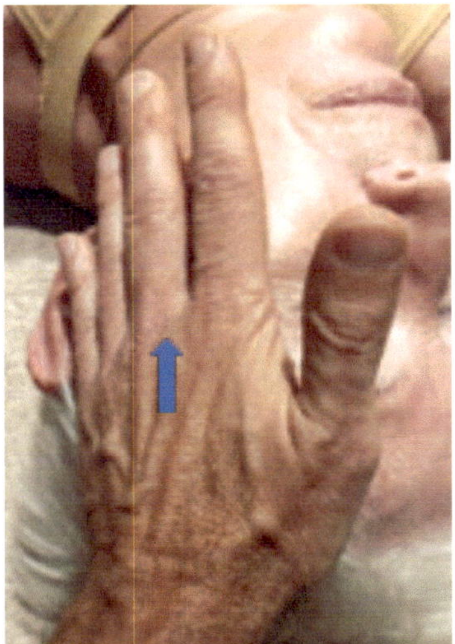

Photo 14.3 : contrôle du méridien de Vésicule Biliaire sur la tête

CHAPITRE 15 – LES LÉSIONS TRAUMATIQUES

À – LES BLOCAGES TRAUMATIQUES

Les blocages des muscles et des articulations (c.-à-d. une restriction de mobilité) à la suite d'un traumatisme physique (chute, choc, faux mouvement) sont corrigés à partir du centre de la cheville.

I – CONTRÔLE GLOBAL

Le thérapeute interroge en surface **tout le pourtour** de la cheville avec 1 doigt placé transversalement sur la partie distale des malléoles, un deuxième juste en dessous (photo 15.1). Il est conseillé de faire le contrôle dans les 2 sens pour s'assurer d'avoir couvert toute la cheville.

II – CORRECTION

Le praticien garde une main en surface sur la zone bloquée au niveau de la cheville, l'autre descend le bord latéral du corps et du membre supérieur, en surface. Cette 2e main n'indique pas la localisation du blocage traumatique, mais sa hauteur dans le corps. Les corrections se font toujours sur la ligne externe qui va du vertex jusqu'au 5e orteil (y compris pour les désordres vertébraux) et de l'acromion (face externe de l'épaule) au pouce (photo 15.2) ; notez que le thérapeute n'a pas besoin de connaître la localisation précise du blocage pour le corriger (il peut la retrouver par une palpation verticale au niveau osseux ou musculaire dans la bande horizontale passant par la zone de correction sur le bord latéral du corps).

Dans un traumatisme, plusieurs muscles et ligaments sont impliqués et souvent à plusieurs étages dans le corps, raison pour laquelle il est indispensable d'interroger tout le pourtour de la cheville, le bord postérieur du tendon d'Achille avec. Les zones correspondantes aux différents blocages dans une articulation sont groupées dans une même région du centre de la cheville.

Remarques :

- ➔ Tous les blocages articulaires (vertébraux ou périphériques) ont 2 étiologies possibles :
  - ➔ Un traumatisme : les muscles et ligaments responsables de la mobilité arti-

culaire sont alors traités à partir du centre de la cheville.

- ➔ Une perturbation dans le système énergétique (par exemple, un blocage du péroné dû à une stagnation dans le méridien de Vésicule Biliaire ou un blocage de T9 par stagnation sur le Foie ; en physiologie, ceci correspond à une perturbation dans les circuits nerveux qui commandent les muscles et ligaments) : ils sont alors traités à partir des autres contrôles de la grille de lecture.

➔ Le contrôle T4 - T5 permet de vérifier l'équilibre mécanique du corps. Le thérapeute pose ses doigts à plat dans le sens longitudinal sur la région T4 - T5 et interroge la surface (épiderme) avec une impulsion dirigée vers le haut (photo 15.3). Pour être interprétable, l'éventuel blocage doit disparaître si le thérapeute modifie la direction de l'impulsion comme il a été souligné précédemment. La liberté de cette zone indique l'absence de blocages d'origine traumatique au niveau vertébral, tête et membres inférieurs ainsi que de l'occiput et du sacrum dans leur mouvement d'énergie ; inversement, si la zone T4-T5 n'est pas libre, il existe au moins 1 blocage traumatique dans ces différents niveaux. Comme pour tous les centres énergétiques situés sur la ligne centrale, le thérapeute peut interroger la moitié droite ou gauche de cette zone pour déterminer le côté de la lésion. Les blocages traumatiques au niveau des membres supérieurs et de la face antérieure du tronc (symphyse pubienne, muscles du périnée, de la paroi abdominale, sternum, muscles antérieurs du cou…) n'ont pas de répercussion sur le « centre mécanique » T4-T5.

Le blocage de cette zone après un traitement complet doit aiguiller le thérapeute sur un problème d'asymétrie visuelle ou d'appuis plantaires, ou alors de labyrinthe (oreille interne) ou de malocclusion dentaire. Dans ce dernier cas, le thérapeute peut le vérifier par une interrogation verticale osseuse de la 1re phalange du 3e doigt qui est en résonance avec la mandibule ou sur l'ATM (articulation temporo-mandibulaire) dans la région du 2VB. Si la cause est au niveau des appuis plantaires, un défaut de réponse du 3e cunéiforme (cunéiforme latéral), au sommet du dos du pied, persiste lors de l'interrogation verticale en osseux. Si l'origine est visuelle, les points 1VB, 1V, 1ER ou 2E ne répondent pas ; si elle est au niveau du labyrinthe, l'écaille du Temporal au niveau des points 6VB-8VB (au sommet du pavillon de l'oreille) ne répond pas lors de l'interrogation verticale en osseux.

Une prise en charge par un thérapeute spécialisé dans ces domaines (occlusodontie, posturologie…) pourra s'avérer nécessaire. Le contrôle du centre T4 - T5 permettra de vérifier par la suite la justesse des corrections apportées.

➔ Le centre traumatique de la cheville n'inclut pas les mouvements d'énergie du sacrum et de l'occiput. Ceux-ci sont traités avec la chaîne du 31V au 35V (voir chapitre 13, *Le centre occipital*) et les points « Fenêtres du Ciel » (voir chapitre 17).

- ➔ Dans les douleurs cervicales d'origine traumatique, le diaphragme est souvent concerné du fait de sa relation avec C3 - C4 - C5. Sa correction se fait au niveau thoracique bas, sur le bord latéral du corps.
- ➔ Dans les traumatismes thoraciques, une perturbation du grand Luo de la Rate est également à rechercher (voir chapitre 24).
- ➔ Les traumatismes dans l'os (par exemple, causés par un choc direct sur le crâne ou la chute d'un objet lourd sur le pied) sont également traités à partir du centre traumatique de la cheville

B – LES TENDINITES

Les tendinites par sursollicitation mécanique sont traitées à partir du 34VB, point réunion des muscles et tendons.

I – CONTRÔLE GLOBAL

- ➔ Face dorsale de la base au 5e métatarsien (surface)
- ➔ Sous la tubérosité du menton, en dehors de la symphyse (derme).
- ➔ Mi-cuisse antérieur (paume / surface).

Remarque :

- ➔ Le 34VB est fermé en cas de blocage et le tissu sous la tête du péroné est souvent dur, tendu.

II – CORRECTION

Elle s'effectue avec une palpation profonde, forte, en bout de doigts, 1 main sur le 34 VB, l'autre main recherche la (ou les) corde sur la zone douloureuse indiquée par le patient (répétez la correction si le blocage réapparaît en cours de traitement).

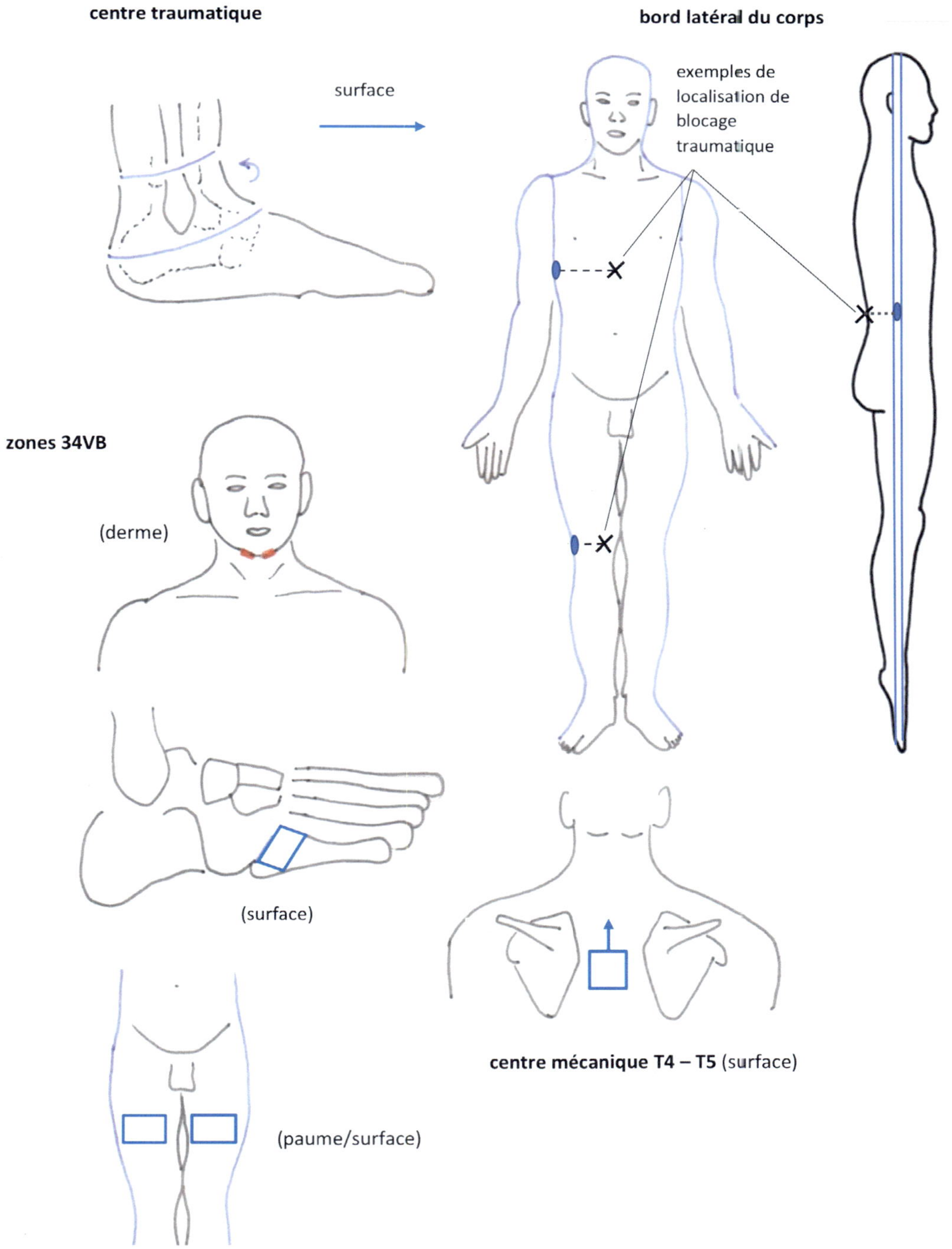

PLANCHE 31 : LÉSIONS TRAUMATIQUES

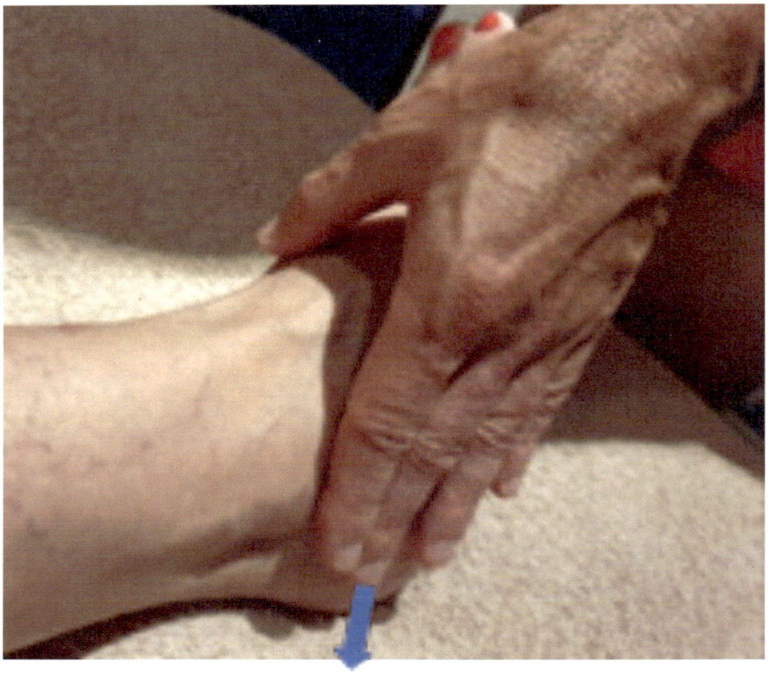

Photo 15.1 : contrôle du centre traumatique
sur le pourtour de la cheville, en surface

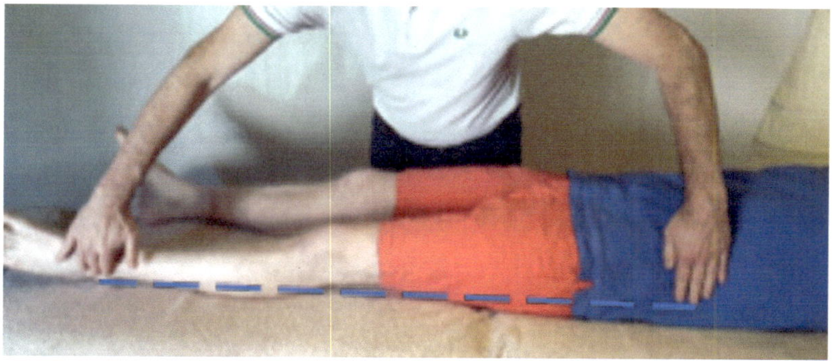

Photo 15.2 : correction d'un blocage traumatique de la 3e vertèbre lombaire gauche

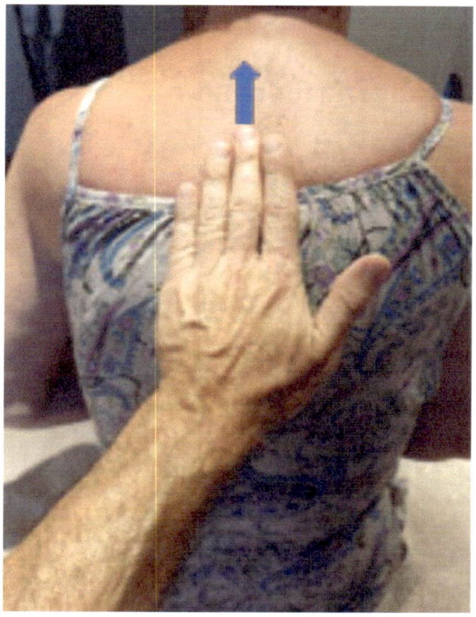

Photo 15.3 : contrôle du centre mécanique T4-T5, en surface

CHAPITRE 16 – LES BARRIÈRES

L'organisme peut se protéger lors de grands stress, physique ou psychologique, en mettant une barrière sur un organe fragilisé. Utile dans un premier temps, cette protection, si elle reste en place par la suite, peut créer une perturbation énergétique se manifestant notamment au cours d'un traitement par une rechute après une amélioration brève de quelques jours.

Liste des points « barrière » ou « Guan » des organes :

GI	➡	3 DM (Yao Yang guan)
R	➡	18 R (Shiguan)
V	➡	46 V (Geguan)
IG	➡	4 RM (Guan Yuan)
F	➡	7 F (Xiguan)
VB	➡	33 VB (Yang guan)
Rt	➡	31 E (Biguan)
E	➡	22 E (Guanmen)
MC	➡	6 MC (Neiguan)
TR	➡	5 TR (Waiguan)
P	➡	1TR (Guanchong)
C	➡	Pas de point barrière

I – LE CENTRE BARRIÈRE

Il est situé au niveau de l'acromion (face externe de l'épaule), interrogé en surface comme tous les centres (photo 16.1). Confirmation par la palpation en derme de la glabelle, entre les sourcils (au niveau du point Yin Tang) et par la palpation en paume / surface avec une impulsion dirigée vers le haut de la fosse sus-épineuse de l'omoplate.

II – DÉTERMINATION DE LA FONCTION ÉNERGÉTIQUE AFFECTÉE

Elle se fait par l'interrogation de l'épiderme (surface) de la face dorsale du poignet au niveau distal, entre les 2 os de l'avant-bras, avec la localisation classique des différentes loges (photo 16.2).

Confirmation par la palpation des points « barrière » correspondants.

III – CORRECTION

Elle s'effectue avec 1 main sur le point « barrière », l'autre sur le centre (acromion).

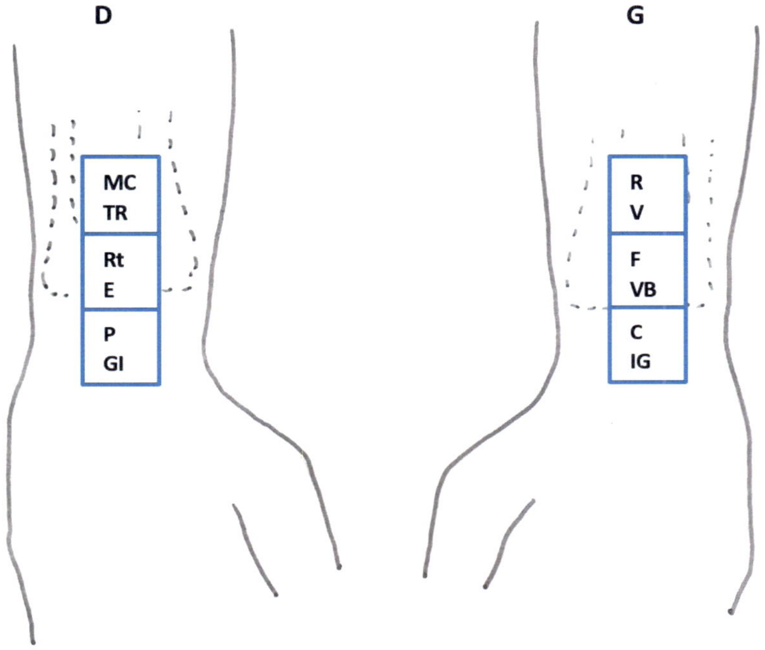

PLANCHE 32 : LOGES ÉNERGÉTIQUES
À LA FACE DORSALE DU POIGNET

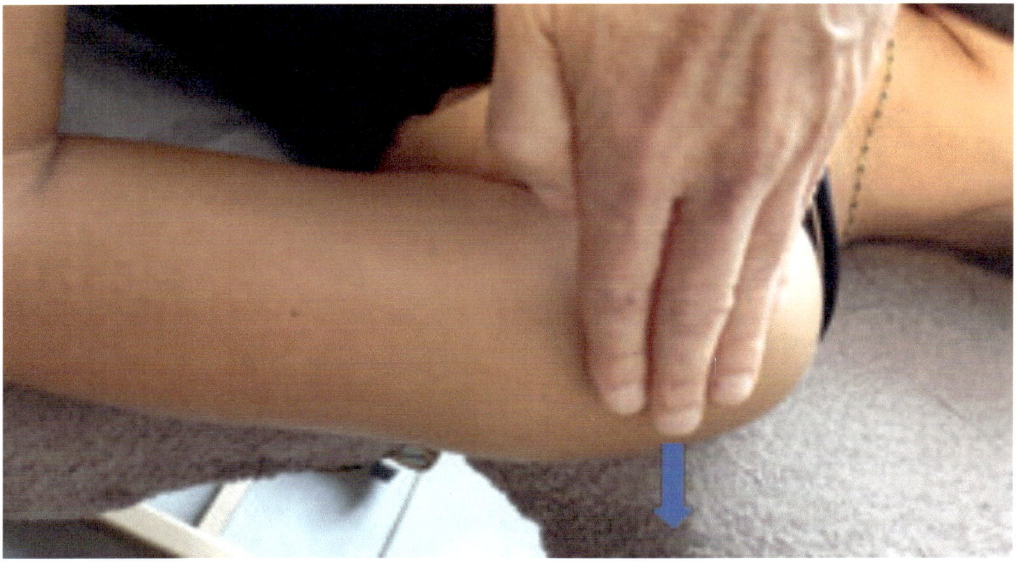

Photo 16.1 : contrôle du centre « barrière »

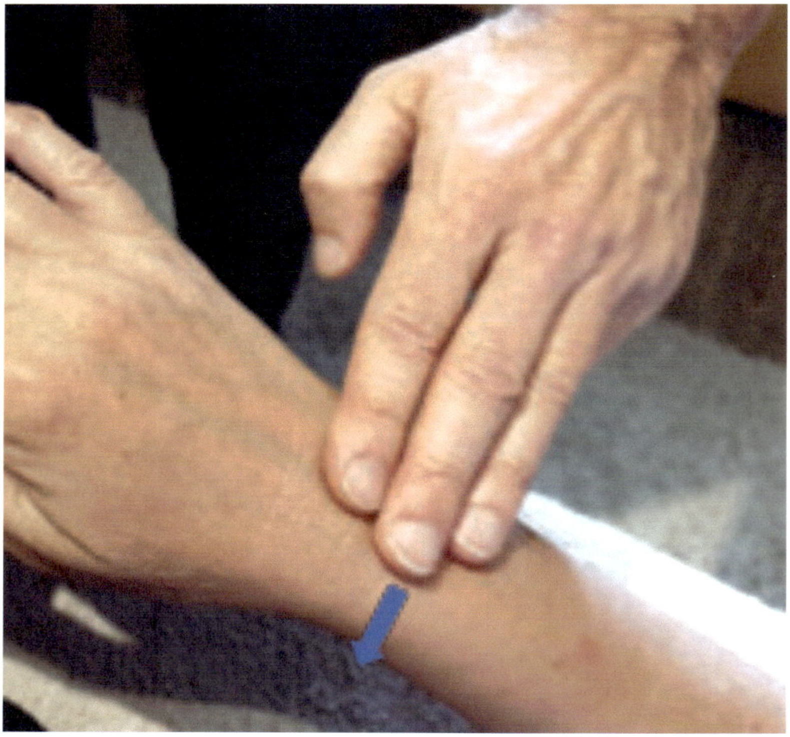

Photo 16.2 : interrogation des loges Métal-Terre-2e Feu (de gauche à droite) sur la face dorsale de l'extrémité distale de l'avant-bras droit, en surface

CONTRÔLES COMPLÉMENTAIRES

- ➔ CHAPITRE 17 : LES FENÊTRES DU CIEL
- ➔ CHAPITRE 18 : LA VOIE DE L'EAU
- ➔ CHAPITRE 19 : CHAÎNE DE L'ESTOMAC ET STAGNATION D'ÉNERGIE
- ➔ CHAPITRE 20 : LE MÉRIDIEN DU MAÎTRE DU CŒUR
- ➔ CHAPITRE 21 : CHAÎNE DU 22R AU 27R
- ➔ CHAPITRE 22 : FONCTIONS GÉNÉRALES
- ➔ CHAPITRE 23 : LES POINTS LUO DES 12 MÉRIDIENS
- ➔ CHAPITRE 24 : LES GRANDS LUO DE LA RATE ET DE L'ESTOMAC – LES POINTS LUO DU DU MAI ET DU REN MAI
- ➔ CHAPITRE 25 : LES POINTS XI DES 12 MÉRIDIENS
- ➔ CHAPITRE 26 : BLOCAGE EN CIRCULATION DANS LES 12 MÉRIDIENS
- ➔ CHAPITRE 27 : LES MÉRIDIENS TENDINO - MUSCULAIRES (MTM)
- ➔ CHAPITRE 28 : FONCTION ÉLIMINATION DES 36E - 37E - 39E
- ➔ CHAPITRE 29 : LES 3 TAN TIEN
- ➔ CHAPITRE 30 : RÉSONANCE DENTS – ORGANES
- ➔ CHAPITRE 31 : LA PRISE DE TERRE – LE POINT 1R
- ➔ CHAPITRE 32 : CONTRÔLE SPÉCIFIQUE DU THYMUS
- ➔ CHAPITRE 33 : CONTRÔLE SPÉCIFIQUE DES POINTS 20DM, 39VB ET 6MC
- ➔ CHAPITRE 34 : CONTRÔLE SPÉCIFIQUE DU POINT 42VB
- ➔ CHAPITRE 35 : RÉFLEXIONS SUR LA GRILLE

CHAPITRE 17 – LES FENÊTRES DU CIEL

Ces points assurent la communication entre la tête et le tronc, entre le Ciel et la Terre de l'Homme. Porte d'entrée des énergies perverses d'origine externe, notamment le Vent, ils constituent aussi un verrou de sûreté pour éviter leur passage en profondeur. Les surtensions émotionnelles peuvent aussi fermer les Fenêtres du Ciel, provoquant un excès d'énergie au niveau de la tête (migraines, conjonctivites…) ou des blocages cervicaux (torticolis).

La liste de ces points varie selon les auteurs. Les plus cités sont 9E – 18GI – 16IG – 16TR – 10V – 20VB (Feng Chi, point Yang Wei Mai et du Yang Qiao Mai) auquel nous ajoutons le 16DM (Feng Fu, point du Yang Wei Mai).

Dans la pratique, nous considérons 2 bandes horizontales :

- ➔ Une supérieure, à cheval sur le bord inférieur de l'occiput et C1 – C2, partant du 16DM et allant jusqu'à l'apophyse mastoïde.
- ➔ Une inférieure, incluant les 9E – 18GI – 16IG pratiquement alignés.

I - CONTRÔLE GLOBAL

- ➔ Milieu du pli antérieur du poignet (derme)
- ➔ Manubrium sternal (paume / surface) avec :
  - ➔ Interrogation transversale (droite / gauche) ↔ pour la bande supérieure.
  - ➔ Interrogation longitudinale (haut / bas) ↕ pour la bande inférieure.

II - CORRECTION

Elle s'effectue en 2 temps :

- ➔ Pour la bande supérieure :
  - ➔ 1er temps : une main cherche avec une palpation verticale en bout de doigts au niveau osseux une zone qui ne répond pas sur la partie externe de l'angle de Louis (jonction entre le manubrium et le corps du sternum).
  - ➔ 2e temps : le thérapeute garde 1 main sur cette zone, l'autre main avec une palpation profonde, les doigts à cheval sur l'occiput, C1 et C2, parcourt toute la bande supérieure à la recherche d'une ou plusieurs cordes.
- ➔ Pour la bande inférieure :
  - ➔ 1er temps : une main cherche avec une palpation verticale en osseux une

zone qui ne répond pas sur la partie médiane (interne) de l'angle de Louis.

➔ 2e temps : le thérapeute garde une main sur cette zone, l'autre parcourt toute la bande inférieure.

Remarques :

➔ Le blocage des Fenêtres du Ciel dans la bande supérieure perturbe le mouvement d'énergie de l'occiput (appelé Mouvement Respiratoire Primaire en ostéopathie), qu'il faut différencier des blocages articulaires entre l'occiput et la 1re vertèbre cervicale. Confirmation par la palpation verticale au niveau osseux de la 1re phalange du pouce qui est en résonance avec l'occiput.

➔ Dans les chocs traumatiques directs sur la tête ou les « coups du lapin » (whiplash), les blocages mécaniques de l'occiput / C1 et des autres vertèbres se corrigent à partir du centre de la cheville, le blocage énergétique de l'occiput à partir des points « Fenêtres du Ciel ». Le centre mécanique T4 – T5 n'inclut pas les points « Fenêtres du Ciel » dans la bande inférieure.

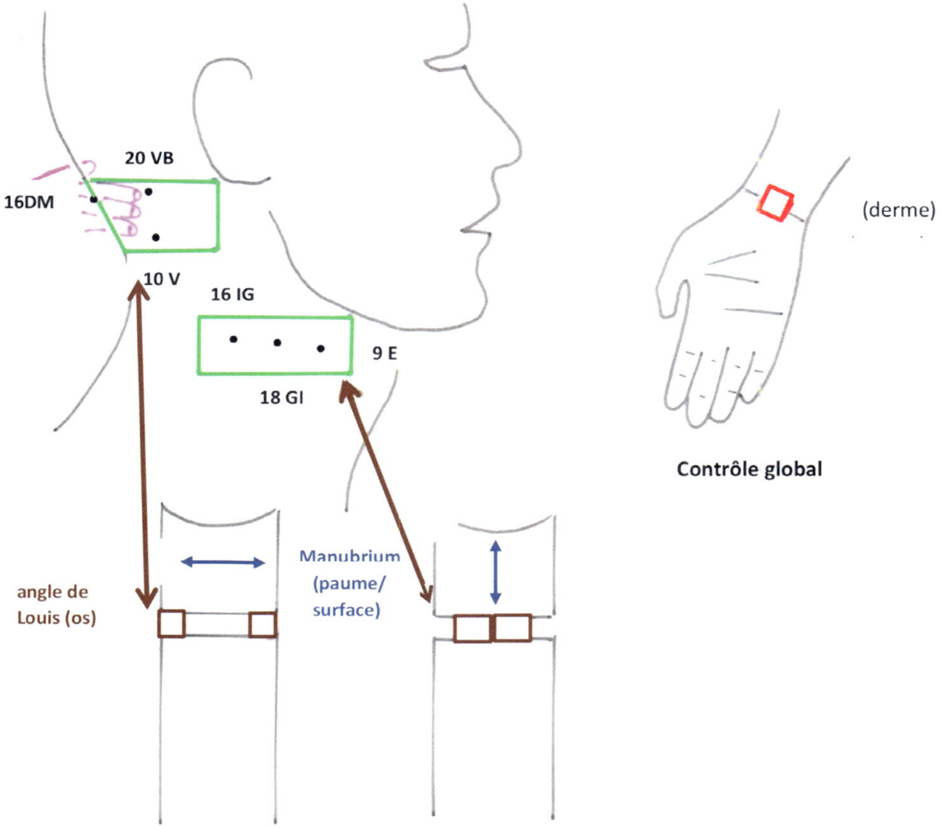

PLANCHE 33 : LES FENÊTRES DU CIEL

CHAPITRE 18 – LA VOIE DE L'EAU

À – LE TRIPLE RÉCHAUFFEUR

Le TR a une fonction d'irrigation, il est l'organe de la voie des liquides. Il aide le drainage de l'humidité dans la Rate. C'est cet aspect drainage de la « Voie de l'eau » qui est étudié dans ce chapitre (l'autre aspect du TR est en relation avec le 2e feu, le feu du Foyer Inférieur). Le TR contrôle la thermorégulation, l'équilibre entre l'eau et le feu.

I – CONTRÔLE GLOBAL

- ➔ Face dorsale de la base du 3e métatarsien (derme ; photo 18.1).
- ➔ Milieu du pli postérieur du poignet (surface).
- ➔ 12e côte (paume / surface ; photo 18.2).

Le méridien du TR du même côté est bloqué à la palpation.

II – CORRECTION

- ➔ Le thérapeute cherche le point du TR qui ne répond pas (1TR – 2TR ou 3TR souvent fermés).
- ➔ Il garde une main sur ce point et cherche la corde dans une zone située légèrement au-dessus et à gauche de l'ombilic qui correspond sur le plan anatomique à la citerne de Pecquet (cisterna chyli) appartenant au système lymphatique (photo 18.3).

Remarques :

- ➔ La citerne de Pecquet reçoit les 2 troncs lymphatiques lombaires droit et gauche et un tronc intestinal, et donne naissance au canal thoracique qui va se jeter dans la veine sous-clavière gauche.
- ➔ Cette fonction du TR est souvent perturbée dans tous les problèmes circulatoires lymphatiques (jambes lourdes, œdèmes des membres inférieurs ou supérieurs).

B – LE POINT 6Rt (SAN YIN JIAO)

Est associé dans ce chapitre le 6Rt dans sa fonction de drainage, particulièrement du foyer inférieur (élimination de l'humidité – chaleur / humidité ou froid / humidité – et des stases de sang qui peuvent occasionner congestion pelvienne, hémorroïdes, troubles circulatoires des membres inférieurs).

I – CONTRÔLE GLOBAL

- ➔ Face externe (latérale) de la base du 5e métatarsien (derme ; photo 18.4).
- ➔ Moitié inférieure de la rotule (surface).
- ➔ 12e côte (paume / surface avec une impulsion longitudinale haut / bas ; photo 18.5).

Le 6Rt est fermé du même côté.

II – CORRECTION

Elle s'effectue avec une main sur le 6Rt, l'autre cherche la corde au niveau du Foyer Inférieur, sur le méridien de Rate, du 12Rt au 15Rt.

Remarques :

- ➔ Le blocage du 6Rt est également fréquent dans les stagnations de sang localisées, hématome post-traumatique par exemple. Correction avec 1 main sur le 6Rt, l'autre cherche la corde au niveau de la stagnation de sang.
- ➔ Les autres organes assurant la régulation de la Voie de l'eau (F – Rt – R..) sont contrôlés dans les chapitres précédents. Fréquence des blocages en circulation du méridien de Rate dans les problèmes veineux et lymphatiques (voir chapitre 26).

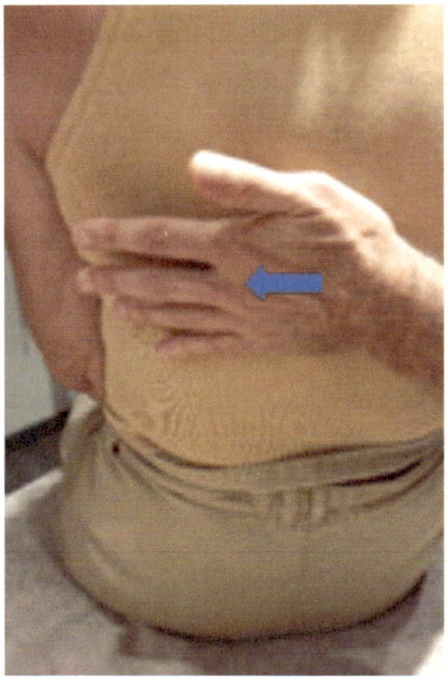

Photo 18.2 : contrôle global du TR en paume / surface au niveau de la 12ᵉ côte

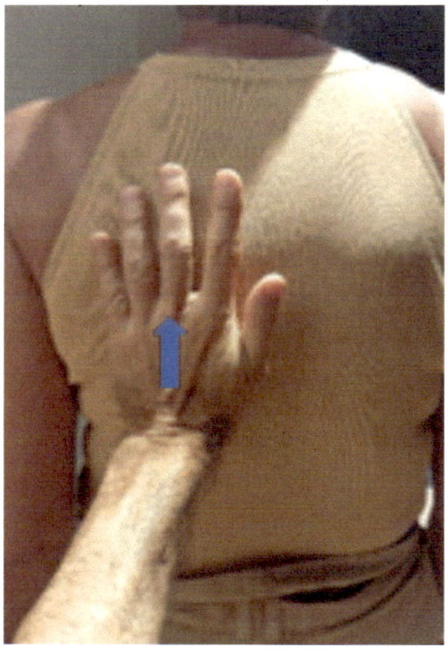

Photo 18.5 : contrôle du point 6Rt en paume / surface au niveau de la 12ᵉ côte

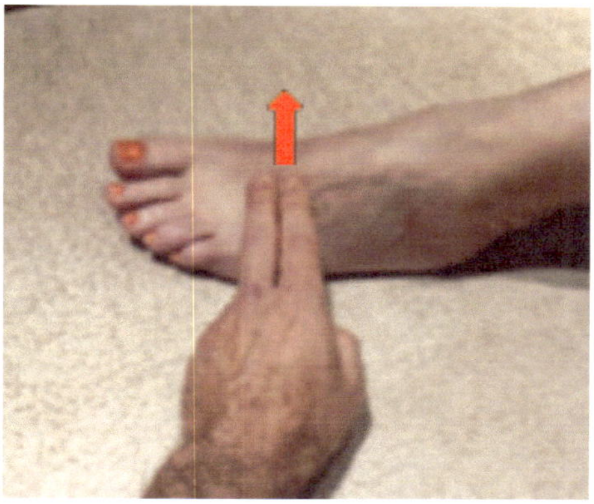

Photo 18.1 : contrôle global du TR en derme sur la base de M3 du pied

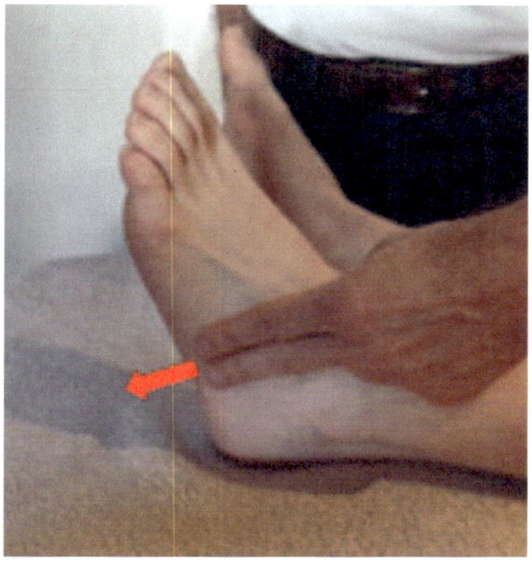

Photo 18.4 : contrôle du point 6Rt en derme sur la base du 5e métatarsien

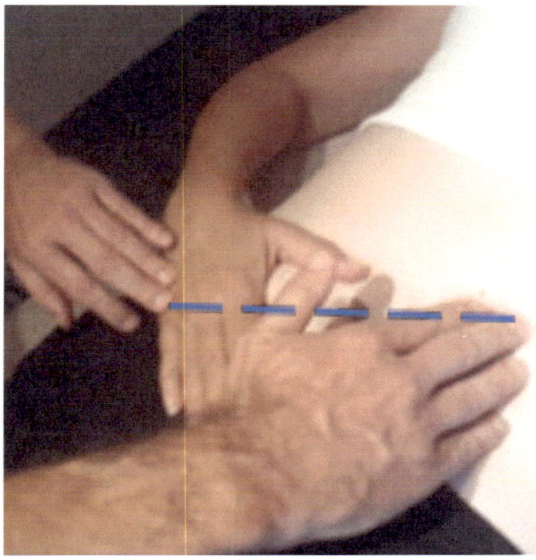

Photo 18.3 : correction du point 2TR droit

CHAPITRE 19 – CHAÎNE DE L'ESTOMAC ET STAGNATION D'ÉNERGIE

La phase III de maladie, de déposition de toxines, en relation avec la couche Shao Yang (TR-VB), se caractérise par la formation de kystes, nodules, calculs. Pour traiter ces stagnations, l'Estomac doit digérer ce qu'il a recouvert de « terre », au niveau des organes, dans les foyers.

Rappel :

➔ La chaîne de l'Estomac, du 11E au 30E , au niveau émotionnel a été étudiée au chapitre 8.

I – CONTRÔLE GLOBAL

➔ Face dorsale de l'articulation interphalangienne du gros orteil (surface).
➔ Face antérieure de la symphyse mentonnière (derme).
➔ Face antérieure du thorax inférieur (paume / surface).

Le 42VB, porte d'entrée, est fermé du même côté (le point ne répond pas).

II – DÉTERMINATION DU SIÈGE DE LA STAGNATION DANS LES FOYERS

Palpation du derme de la gouttière centrale au niveau proximal du poignet, du côté bloqué dans le contrôle global et du 42VB fermé. Les loges sont en relation avec les 3 foyers (FS – FM – FI du distal au proximal).

III – CORRECTION

Elle s'effectue avec 1 main sur le 42VB, l'autre parcourt la portion de la chaîne d'Estomac du même côté, correspondante au foyer trouvé sur le poignet. Après le relâchement de la corde, le 42VB répond à nouveau et la stagnation d'énergie que le thérapeute pouvait sentir sous sa main disparaît.

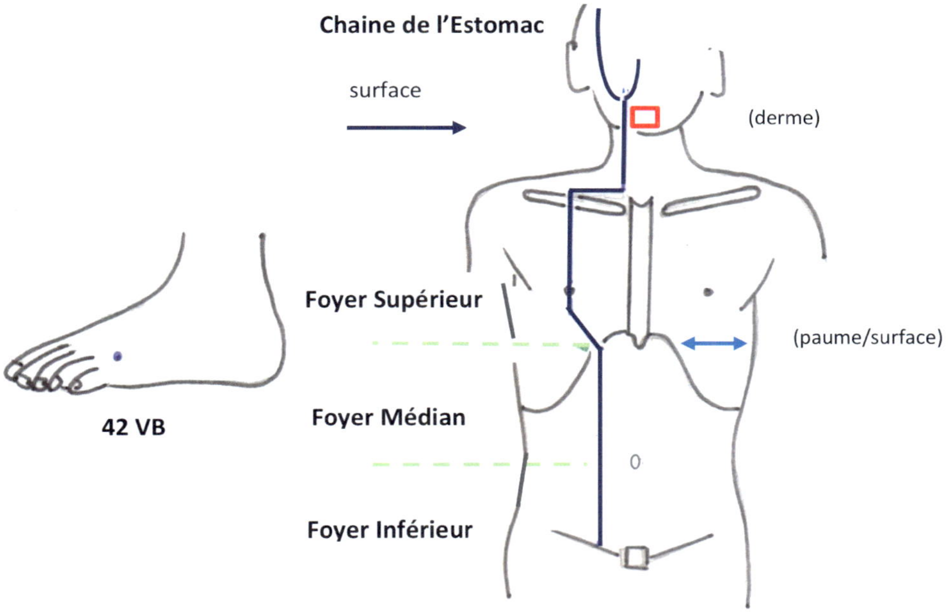

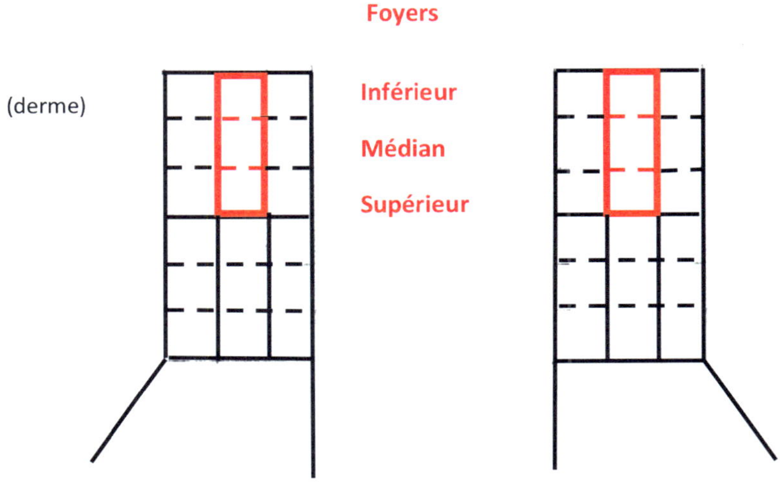

PLANCHE 34 : CHAÎNE DE L'ESTOMAC ET STAGNATION D'ÉNERGIE

CHAPITRE 20 – LE MÉRIDIEN DU MAÎTRE CŒUR

Une des fonctions fondamentales du Maître du Cœur est de protéger le Cœur. Son déséquilibre énergétique peut se manifester par des oppressions thoraciques ou des pathologies cardio-vasculaires (HTA, troubles du rvthme, problèmes coronariens, AVC. Elles peuvent être améliorées par la correction spécifique du méridien MC proposée dans ce chapitre. (voir aussi le MC au niveau de la chaîne de Rate en relation avec les 6 phases de la maladie).

Rappel:

L'aspect émotionnel du MC a été étudié avec:

➔ Le Yin Wei Mai, dont le point maître est le 6MC, au chapitre 9.
➔ La chaîne émotionnelle de l'Estomac au chapitre 8.

I – CONTRÔLE GLOBAL

➔ Face dorsale de P1 du gros orteil (surface).
➔ Extrémité inférieure du sternum (derme; photo 20.1).
➔ Face antérieure du thorax inférieur (paume / surface avec une impulsion longitudinale haut / bas; photo 20.2).

II – RECHERCHE DU POINT PERTURBÉ SUR LE MÉRIDIEN MC

➔ Gouttière cubitale au niveau proximal du poignet (derme).

Exemple:

➔ Si la loge « Terre » est bloquée, le 7MC (point Terre du MC) est fermé du côté bloqué dans le contrôle global.

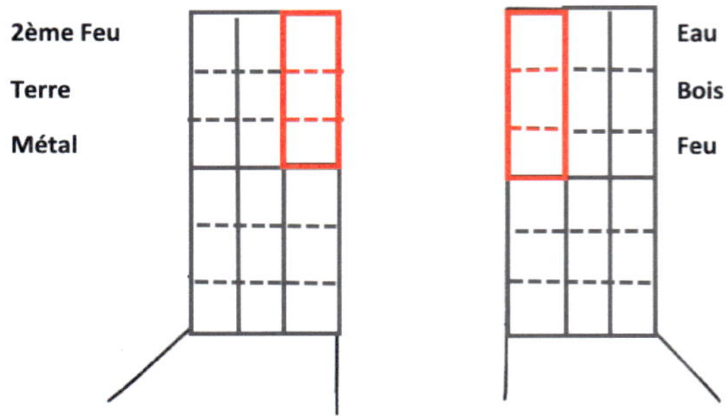

III – CORRECTION

➔ Une main sur le point du MC correspondant (souvent le 7MC), l'autre main recherche la corde à l'arrière du crâne, dans la zone occipitale (anatomiquement en regard de la partie postérieure du bulbe et des noyaux du nerf vague (Chapitre 10); MC et TR sont en résonance avec le système nerveux neuro-végétatif (photo 20.3).

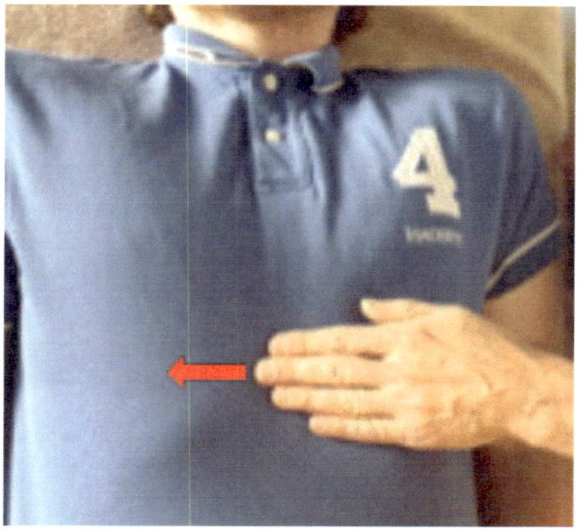

Photo 20.1 : contrôle du méridien du Maître du Cœur en derme

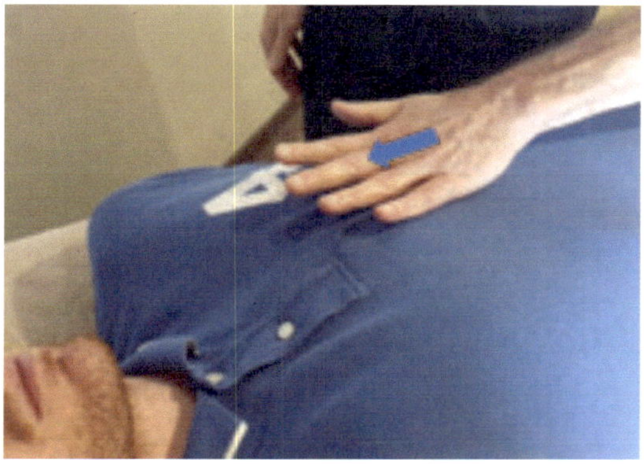

Photo 20.2 : contrôle du méridien du Maître du Cœur en paume / surface

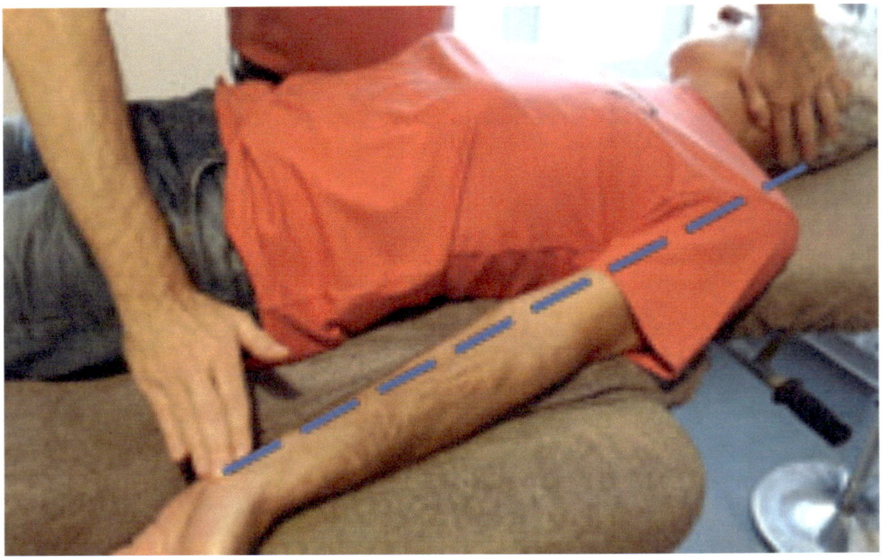

Photo 20.3 : correction du point 7MC gauche

CHAPITRE 21 – CHAÎNE DU 22 R AU 27 R

➔ Chaîne psychique profonde, en relation avec l'énergie du Shen (le nom du 23R est Shenfeng, celui du 25R, Shencang).

La correspondance avec les 5 éléments est la suivante :

27R	➡	Feu de la Terre (2e Feu)	24R	➡	Terre
26R	➡	Eau	23R	➡	Feu
25R	➡	Métal	22R	➡	Bois

I – CONTRÔLE GLOBAL

➔ Face dorsale de la 2e phalange du gros orteil (surface).
➔ 1 / 3 supérieur du corps du sternum, sous le manubrium (derme).
➔ Région vertébrale T4 – T6 (paume / surface).

II – DÉTERMINATION DE LA FONCTION ÉNERGÉTIQUE PERTURBÉE

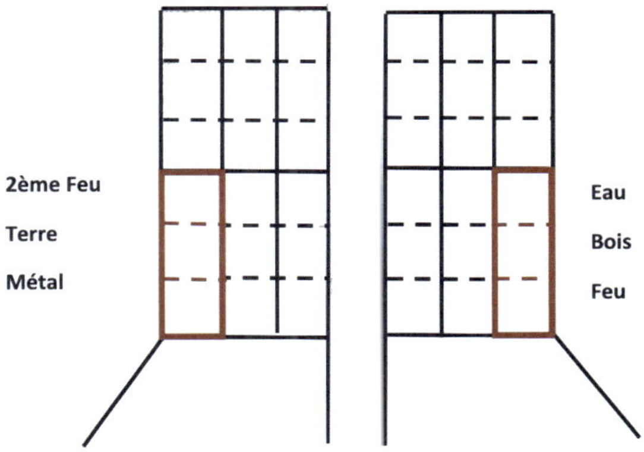

Interrogation de l'os dans la gouttière radiale de la partie distale du poignet (extrémité du radius).

Confirmation par la palpation du point correspondant sur la chaîne du 22R au 27R et celle du point Shu correspondant du méridien du Rein.

Exemple :

➔ Loge Eau bloquée, voir le 26R et le 10R (pt Eau du R) du côté du blocage dans le contrôle global.

III – CORRECTION

Elle s'effectue en 2 temps :

➔ 1er temps : une main avec une palpation verticale en bout de doigts recherche sur le corps du sternum une zone bloquée au niveau osseux, qui ne répond pas (pas « d'élasticité » osseuse).

➔ 2e temps : le thérapeute garde une main sur cette zone, l'autre recherche la corde au niveau du point de la chaîne du Rein correspondant.

CHAPITRE 22 – FONCTIONS GÉNÉRALES

Cette étude, qui se fait à partir de grands points d'Énergie, porte sur des fonctions générales.

➔ Fonction « Foie » : fonction drainage sur les plans physique et émotionnel. Le point principal est le 3F (et 10F-11F-12F spécifiquement pour le Foyer Inférieur).

➔ Fonction « GI » : le GI est l'organe de l'inflammation. Les points 4GI et 11GI permettent d'enlever du feu dans les organes.

➔ Fonction « Terre » : en tant qu'élément central, la Terre a une fonction d'harmonisation, de recentrage. Le grand point utilisé est le 36E, qui permet également de remonter le Yang.

Une perturbation de ces fonctions peut affecter chaque organe ou viscère.

I – CONTRÔLE GLOBAL

➔ Grand Trochanter (paume / surface avec impulsion longitudinale haut / bas).

II – CONTRÔLES SPÉCIFIQUES

➔ Pour la fonction Terre :
  - ➔ Astragale antérieur entre les malléoles (derme)
  - ➔ Moitié supérieure rotule (surface)

➔ Pour les fonctions F et GI :
  - ➔ Pisiforme (derme)
  - ➔ Face interne de la tête du 1er métatarsien (surface) ↗ 4GI dans la partie supérieure ↘ 11GI dans la partie inférieure
  - ➔ Face interne du col du 1er métatarsien (surface) ↗ 3F dans la partie supérieure ↘ 10-11-12F dans la partie inférieure

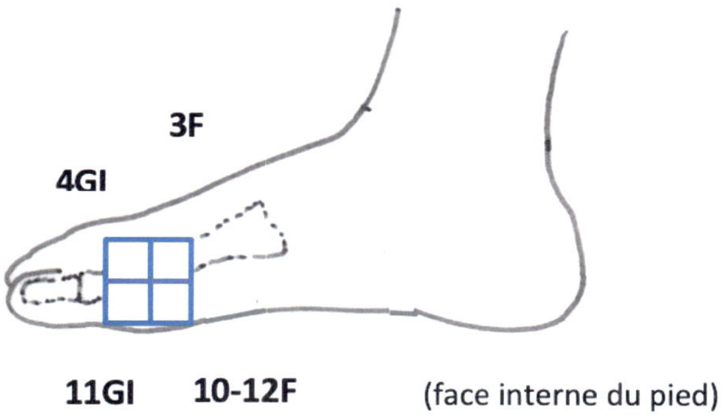

III – DÉTERMINATION DE LA FONCTION ÉNERGÉTIQUE PERTURBÉE

➔ Interrogation du derme de la gouttière centrale du poignet au niveau distal (pour les points 10-12F, la loge Eau ou 2e Feu est bloquée).

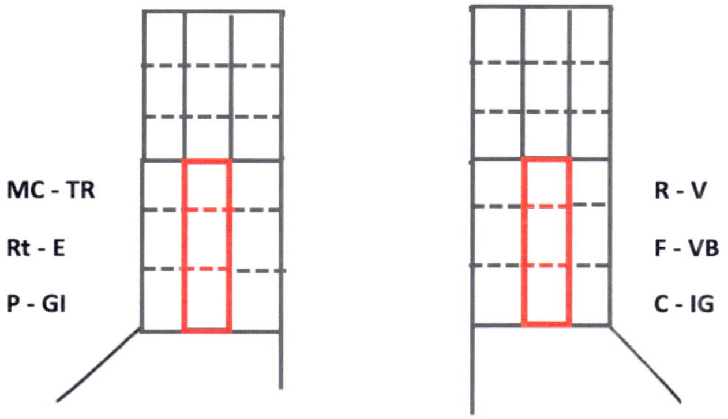

IV – CORRECTION

➔ Elle s'effectue avec une main sur le grand point d'Énergie, l'autre parcourt l'organe ou le viscère correspondant à la loge bloquée sur le poignet pour trouver la corde.

➔ Pour les points 10F-12F, à partir du point fermé, la seconde main cherche la corde au niveau du Foyer Inférieur.

➔ Pour le point 4GI, le thérapeute peut trouver une corde ailleurs que sur un organe, sur une dent par exemple.

CHAPITRE 23 – LES POINTS LUO DES 12 MÉRIDIENS

Les points Luo ouvrent des espaces dans le corps (la plupart des points maîtres sont des points Luo).

Le méridien Luo-transversal relie les 2 méridiens principaux couplés, Yin et Yang et, par-là, l'organe (Zang) à son viscère couplé (Fu) qui est aussi son émonctoire. Dans les traitements le point Luo de l'organe est souvent combiné au point Yuan-source (ou au point Shu 3, selon les auteurs) du viscère (préférentiellement dans ce sens pour éviter la pénétration d'une énergie perturbatrice dans l'organe, en profondeur).

Rappel:

➔ Liste des points Luo: 6GI – 7P – 58V – 4R – 37VB – 5F – 7IG – 5C – 40E – 4Rt – 5TR – 6MC

I – CONTRÔLE GLOBAL

➔ Le thérapeute place son index sur le bord interne du 1er métatarsien dans le sens longitudinal. L'interrogation est en surface, dans le grand axe du pied (avant / arrière).

➔ Milieu du pli dorsal du poignet (derme).

➔ Région ombilicale (paume / surface avec une impulsion longitudinale haut / bas).

II – DÉTERMINATION DU POINT LUO CONCERNÉ

➔ Interrogation en surface de la gouttière centrale du poignet au niveau distal, en dedans du tendon du grand palmaire.

➔ Confirmation par la palpation du point Luo des méridiens correspondants.

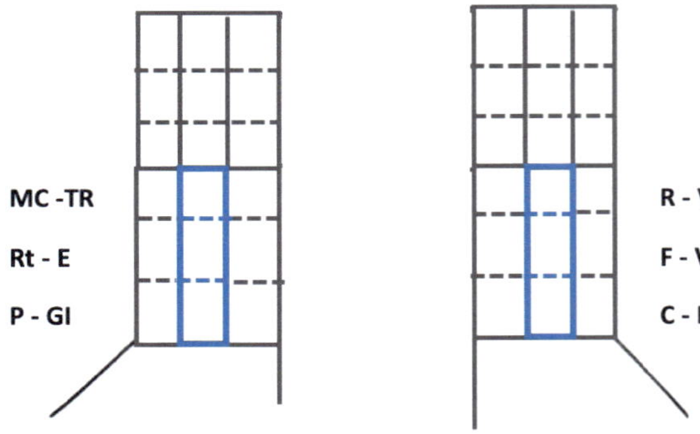

III – CORRECTION

- ➔ Pour le point Luo des méridiens Yin (cas le plus fréquent), une main sur le point Luo, l'autre cherche la corde sur le viscère couplé et celui qui est son midi / minuit dans la grande circulation et son 2e émonctoire ; à défaut sur l'organe lui-même. Cela permet de dégager un excès, une plénitude d'énergie d'un organe vers ses émonctoires.
- ➔ Pour le point Luo des méridiens Yang, une main sur le point Luo, l'autre sur le viscère du même nom.

Exemple :

- ➔ Pour le point Luo du Poumon (7P), le thérapeute cherche la corde sur le gros intestin ou la vessie et à défaut sur le poumon lui-même.

Note

- ➔ Pour le TR, le thérapeute cherche une zone du tronc proche de la ligne médiane antérieure.

CHAPITRE 24 – LES GRANDS LUO DE LA RATE ET DE L'ESTOMAC – LES POINTS LUO DU DU MAI ET DU REN MAI

A – LE GRAND LUO DE RATE

Le Grand Luo de la Rate naît au point 21Rt (Da Bao, « grande enveloppe », le dernier point du méridien de la Rate, localisé sur la ligne axillaire, au niveau du 6e E.I.C), rayonne dans toute la poitrine. Les ramifications rejoignent les méridiens Luo longitudinaux qui entourent le corps comme un filet. Da Bao favorise ainsi la circulation du sang dans les capillaires via le réseau des Luo.

Sur un autre plan, les énergies spirituelles du Shen descendent par la colonne centrale, Xu Li, « la demeure du Vide », représenté par le Grand Luo de l'Estomac, et sont distribuées jusqu'en périphérie, jusqu'à Da Bao, par l'intermédiaire notamment des Merveilleux Vaisseaux.

I – CONTRÔLE GLOBAL

Il s'effectue par une interrogation transversale en osseux de la face antérieure du poignet, distalement par rapport au pli de flexion (au niveau de la 2e rangée des os du carpe ; photo 24.1).

En cas de blocage, le point 21Rt est fermé du même côté. La stagnation d'énergie dans le Grand Luo de la Rate peut provoquer notamment une perturbation de l'énergie du Poumon dans sa fonction de diffusion du Qi et des liquides organiques, et dont une partie circule en surface. On peut trouver ce blocage dans les traumatismes (chute, choc…) de la cage thoracique, dans les désordres circulatoires au niveau des vaisseaux capillaires.

II – CORRECTION

Le thérapeute pose une main sur le point 21Rt du côté du blocage dans le contrôle global (la localisation exacte du point est déterminée par la palpation) et avec l'autre main, cherche une zone au niveau du manubrium sternal reliée à la première main (sensation de « corde » entre les 2 mains). Une stagnation d'énergie au niveau de Da Bao peut causer une douleur costale, une dyspnée, un trouble circulatoire des extrémités. Nous avons observé ce blocage dans des cas d'échauffement cutané provoqué par la radiothérapie au niveau thoracique.

Nous rappelons que le point 21Rt est également le point en relation avec le Rein sur la chaîne de Rate, du 12Rt au 21Rt (voir chapitre 11, § B).

B – LE GRAND LUO DE L'ESTOMAC

Il n'y a pas de point sur le 3e orteil comme il n'y a pas de point au niveau de la vertèbre T8. Ils sont en relation avec le grand Luo de l'Estomac (Xu Li – « la Demeure du Vide »), le 16e Luo, qui naît de l'estomac, émerge au point 18E, sous le sein gauche, traverse le diaphragme et se ramifie dans les poumons.

I – CONTRÔLE GLOBAL

Le praticien prend le 3e orteil globalement en pince à 2 mains et dans une poussée en rapprochement apprécie s'il peut ou pas traverser l'os (photo 24.2).

Confirmation du blocage : interrogation transversale en surface de face dorsale de la 3e phalange de l'index.

II – CORRECTION

La correction s'effectue avec 1 main qui prend le 3e orteil en pince pouce/index, l'autre main descend le méridien d'Estomac sur le membre inférieur, en surface, jusqu'à l'obtention de la corde entre les 2 mains (photo 24.3).

➔ Elle permet de libérer des tensions sur l'estomac à gauche, le duodénum à droite et surtout le **diaphragme**. Ce blocage est très fréquent.

C – LE POINT LUO DU DU MAI

Le point 1DM (Chang Qiang) est le point Luo du Du Mai, situé à mi-distance entre la pointe du coccyx et l'anus.

I – CONTRÔLE GLOBAL

Il s'effectue par une interrogation transversale en osseux de la face antérieure du poignet, sur le pli de flexion (au niveau de la 1re rangée des os du carpe ; photo 24.4).

II - CORRECTION

Le thérapeute pose une main sur le point 1DM, sous le coccyx et cherche la « corde » dans la région du point 14 DM, grand point du Yang physique, sous l'épineuse de la 7ème vertèbre cervicale.

Pathologies : congestion du petit bassin (hémorroïdes, prolapsus anal, névralgie pudendale, troubles de la défécation), troubles urinaires (rétention urinaire, miction difficile), tête lourde.

D - LE POINT LUO DU REN MAI

Les perturbations du point Luo du Ren Mai, le 15RM (Jiu Wei), d'où partent des ramifications vers le plexus solaire, sont traitées avec les blocages en circulation du Ren Mai à ce niveau (voir chapitre 9 – § Le Ren Mai).

E - CONTRÔLE GLOBAL

Le contrôle global des 4 Luo étudiés dans ce chapitre s'effectue par l'interrogation transversale en derme de la face interne de la jambe, à hauteur du point 6Rt (photo 24.5).

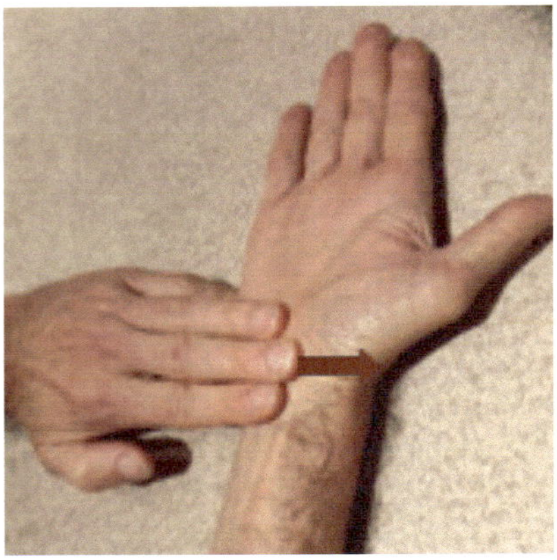

Photo 24.1 : contrôle global du grand Luo de la Rate au niveau du poignet antérieur, moitié distale

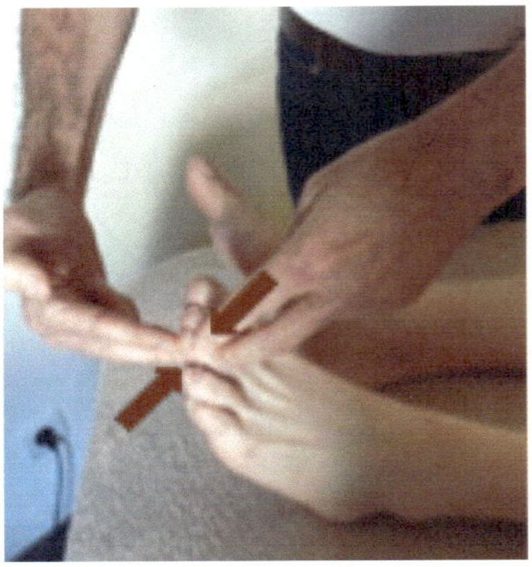

Photo 24.2 : contrôle global du grand Luo de l'Estomac par l'interrogation du 3e orteil en osseux

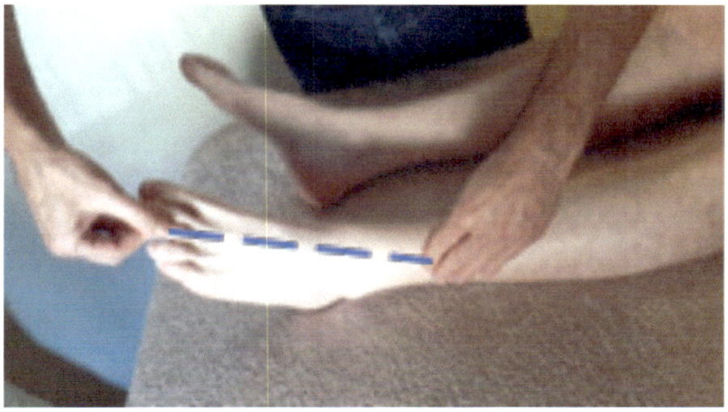

Photo 24.3 : correction du Grand Luo d'Estomac

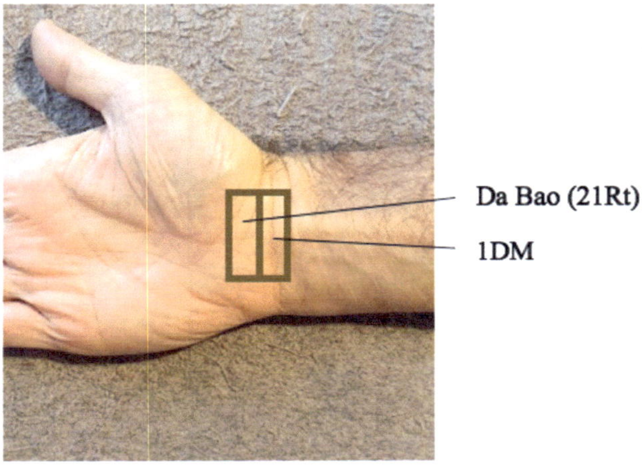

Photo 24.4 : zones de contrôle du grand Luo de la Rate (21Rt) et du point Luo du Du Mai (1DM) au niveau du poignet

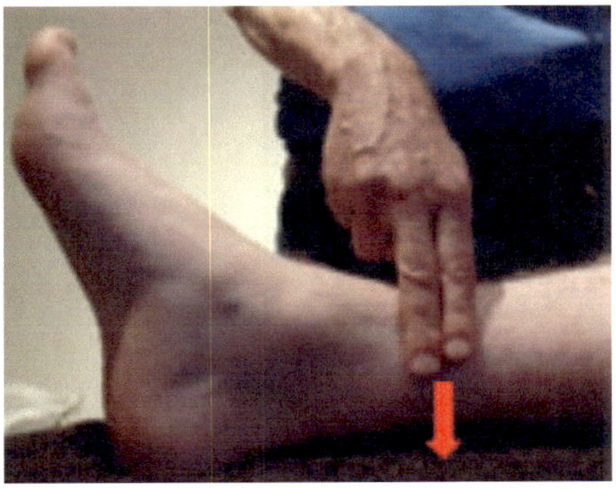

Photo 24.5 : contrôle global pour les grands Luo de Rate et d'Estomac et les points Luo du Ren Mai et du Du Mai

CHAPITRE 25 – LES POINTS XI DES 12 MÉRIDIENS

Les points Xi permettent de libérer une accumulation, une plénitude d'Énergie ou de Sang dans les méridiens et les organes/viscères, notamment dans les pathologies aigues (points d'urgence).

Liste des points Xi : 6P – 6C – 4MC – 7GI – 6IG – 7TR – 8Rt – 5R – 6F – 34E – 63V – 36VB

I – CONTRÔLE GLOBAL

Il s'effectue par une interrogation transversale en osseux dans le milieu du corps du sternum (photo 25.1).

Le thérapeute peut interroger les côtés droit et gauche pour déterminer la latéralité du blocage. Il indique la perturbation du point Xi dans au moins 1 méridien.

Confirmation par l'interrogation transversale en paume / surface de la face interne de la cheville (photo 25.2).

II – DÉTERMINATION DU MÉRIDIEN PERTURBÉ

Le thérapeute met une main sur l'extrémité de la malléole interne et avec l'autre main, teste les points Jing (point Shu 1) des méridiens par une palpation profonde, osseuse sur la dernière phalange des doigts et orteils (photo 25.3). Il recherche une corde entre ses 2 mains. Sur les 5e doigts et les gros orteils, le thérapeute teste les moitiés gauche et droite pour différencier les méridiens à ce niveau. Pour le méridien du Rein, il palpe en profondeur la zone du point 1R.

III – CORRECTION

Le thérapeute pose une main sur le point Xi du méridien perturbé et, avec l'autre main, recherche sur l'organe correspondant une zone reliée au point Xi (photo 25.4).

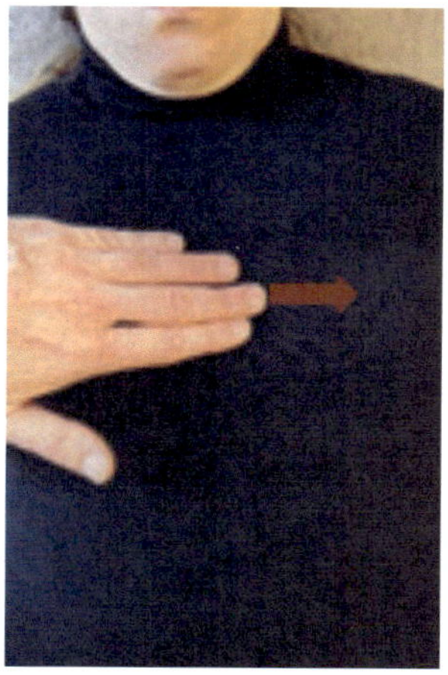

Photo 25.1 : contrôle global des points Xi au milieu du corps du sternum

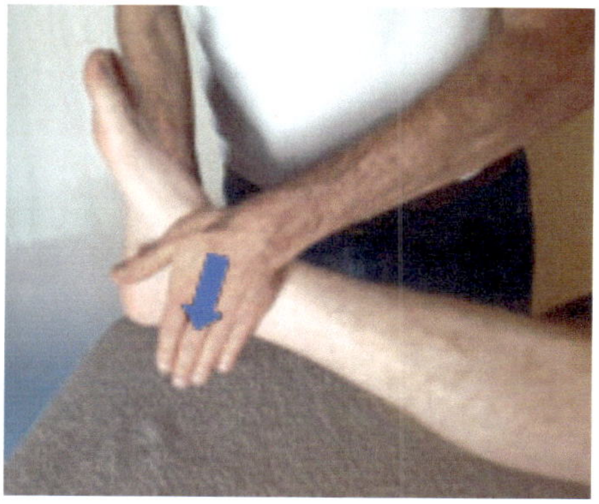

Photo 25.2 : contrôle global des points Xi au niveau du pied

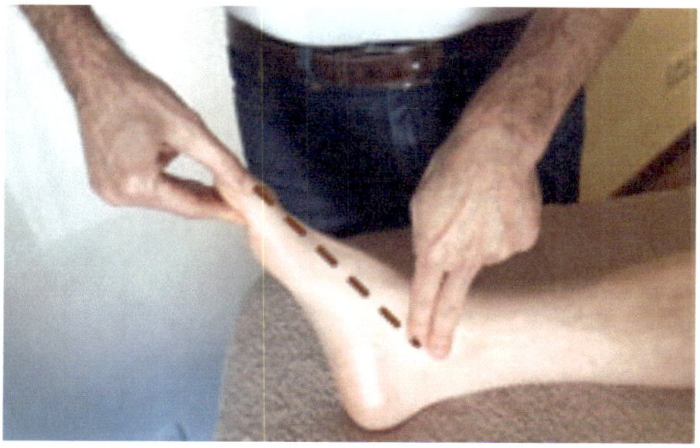

Photo 25.3 : contrôle du point Xi du méridien de la Rate

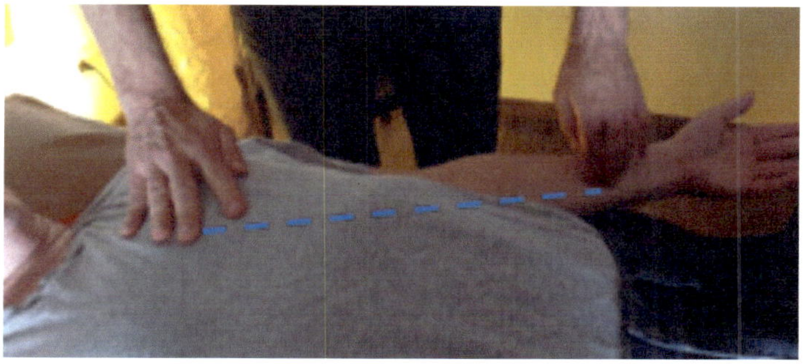

Photo 25.4 : correction du point 4MC (point Xi du MC)

CHAPITRE 26 – BLOCAGE EN CIRCULATION DANS LES 12 MÉRIDIENS

C'est l'obstruction d'un méridien sur son trajet, principalement au niveau des membres, au niveau d'un point ou entre 2 points.

I – CONTRÔLE GLOBAL

- ➔ Le thérapeute place son index sur le bord latéral (externe) du 5e métatarsien (M5 pied) dans le sens longitudinal. L'interrogation est en surface, dans le grand axe du pied (avant / arrière ; photo 26.1).
- ➔ Région ombilicale (paume / surface).
- ➔ Face dorsale de la 1re phalange du pouce (surface).

II – DÉTERMINATION DU MÉRIDIEN CONCERNÉ

- ➔ Interrogation du derme de la gouttière radiale du poignet au niveau distal (photo 26.2).

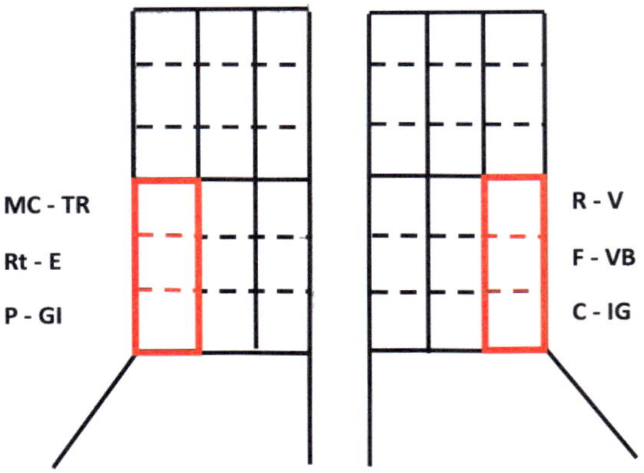

III – CORRECTION

Le thérapeute effectue un balayage du (des) méridien correspondant à la loge bloquée sur le poignet, en faisant glisser sa main avec l'extrémité des doigts, en surface, le long du trajet sur le membre supérieur ou inférieur jusqu'à sentir une butée, un arrêt sous la main, une zone qui « accroche ». Il passe sur cette zone 2 ou 3 fois jusqu'à ce que la sensation de blocage disparaisse (photo 26.3). Il peut vérifier l'efficacité de sa correction en reprenant les différents contrôles.

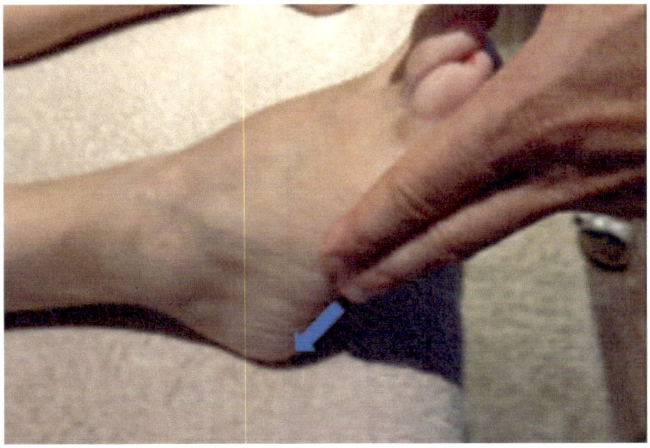

Photo 26.1 : contrôle de la circulation dans les 12 méridiens en surface sur le bord latéral du 5e métatarsien

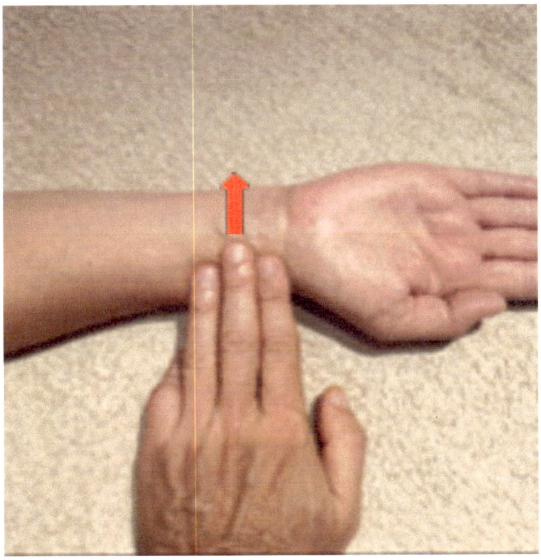

Photo 26.2 : interrogation des loges 2e Feu-Terre-Métal dans la gouttière radiale droite, niveau distal, en derme

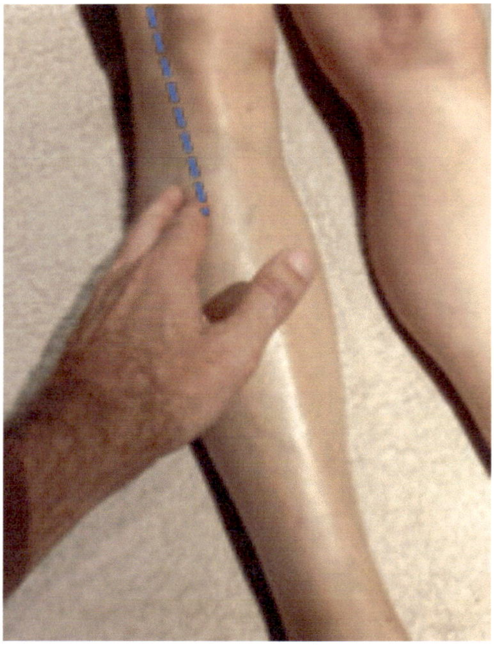

Photo 26.3 : correction d'un blocage en circulation dans le méridien de l'Estomac

CHAPITRE 27 – LES MÉRIDIENS TENDINO-MUSCULAIRES (MTM OU JING JIN)

Ce sont les plus superficiels des méridiens. Ils débutent à l'extrémité des doigts et des orteils (au niveau des points Jing), couvrent les trajets des méridiens principaux et se terminent au niveau des zones réunion des MTM. Ils véhiculent l'énergie de défense, le Wei Qi. Porte d'entrée des énergies perverses externes, ils sont également les premières défenses contre celles-ci avant leur pénétration dans les méridiens principaux.

Cependant, les stagnations dans les MTM sont souvent d'origine émotionnelle, causées par les peurs, les appréhensions, les tensions psychologiques… Le corps fabrique alors trop de Wei Qi ; le danger est le contre-courant de ce Wei Qi en excès qui peut venir brûler les organes en profondeur. Les MTM les plus perturbés sont les Yang du bas (surtout VB et E) et celui du GI pour les Yang du haut.

I – ÉTUDE PALPATOIRE

➔ Au niveau des orteils et des doigts : le praticien prend l'orteil globalement ou l'extrémité du doigt en pince à 2 mains et dans une poussée en rapprochement, apprécie s'il peut ou pas traverser l'os (photo 27.1).

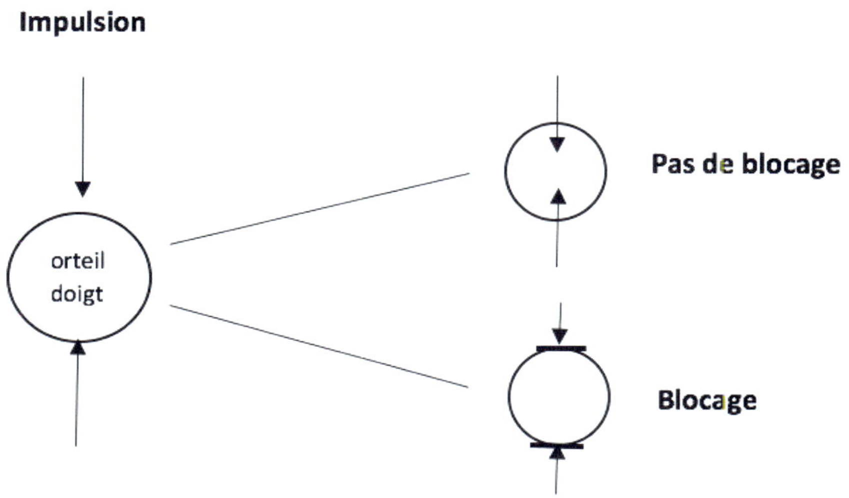

➔ Sur le trajet du MTM : avec l'extrémité des doigts tendus d'une main, le praticien exerce une poussée verticale profonde et apprécie s'il peut traverser la couche musculaire ou s'il rencontre une résistance, un mur qui l'en empêche (photo 27.2).

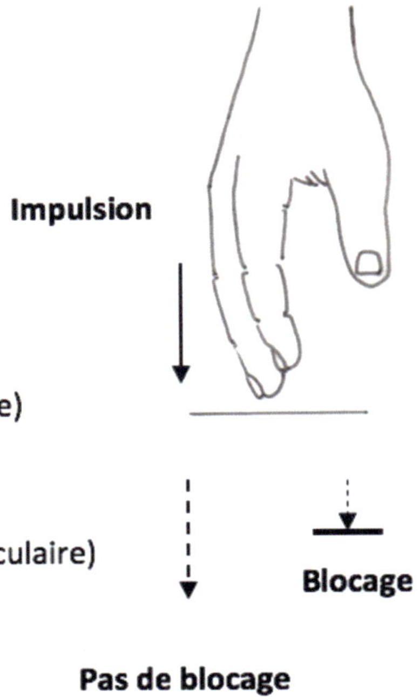

Rappel :

➔ Cette palpation est différente de celle des méridiens principaux où le thérapeute, la main posée à plat dans le sens longitudinal sur leur trajet, exerce une poussée verticale en surface et apprécie la réponse ou pas de l'épiderme.

II – CONTRÔLE GLOBAL

➔ Milieu du bord inférieur de la branche horizontale de la mandibule, l'impulsion est faite dans son axe (derme ; photo 27.3).
➔ Moitie distale de la face dorsale du 1er métacarpien (surface).

III – CORRECTION

Une main du praticien prend en pince pouce-index l'orteil ou le bout du doigt. À partir de cette extrémité, l'autre main remonte progressivement le méridien avec une palpation profonde, musculaire jusqu'à trouver une corde (photo 27.4). Après son relâchement, le thérapeute contrôle si le MTM est libre en palpant l'orteil / doigt à 2 mains ou le MTM sur son trajet. Si ce n'est pas le cas, il continue à remonter le méridien jusqu'à trouver une nouvelle corde, et ce, jusqu'à la libération complète du MTM.

Remarques :

➔ Les stagnations sur les MTM s'autocorrigent souvent au cours du traitement, raison pour laquelle nous ne commençons pas par corriger ce niveau. Nous contrôlons en fin de séance s'il reste un blocage à lever.

➔ Dans les lombalgies et sciatiques, le MTM de Vessie est souvent perturbé.

IV - CAS PARTICULIER DU 3E ORTEIL

Il n'y a pas de point sur le 3e orteil comme il n'y a pas de point sur la vertèbre T8. Ils sont en relation avec le grand Luo de l'Estomac (Xu Li – « la Demeure du Vide », voir chapitre 24).

➔ Confirmation du blocage : face dorsale de la 3e phalange de l'index (surface).

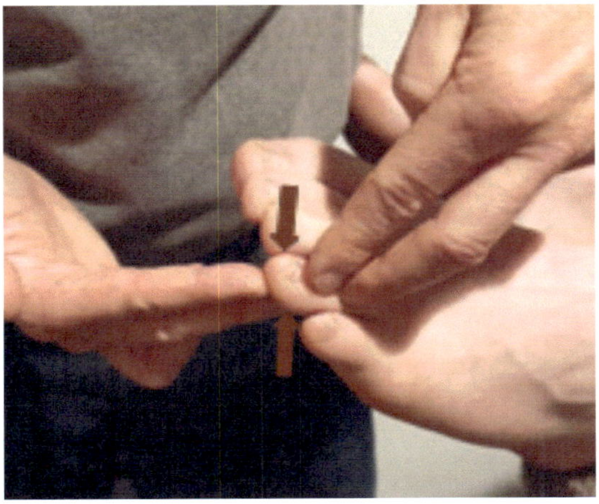

Photo 27.1 : contrôle du méridien tendino-musculaire de Vésicule Biliaire

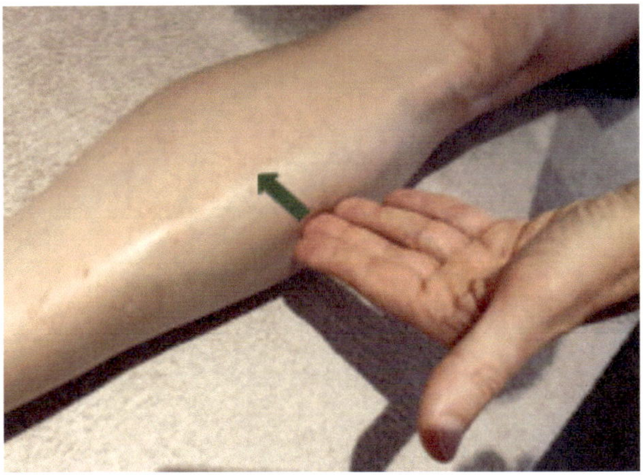

Photo 27.2 : palpation du méridien
tendino-musculaire de l'Estomac

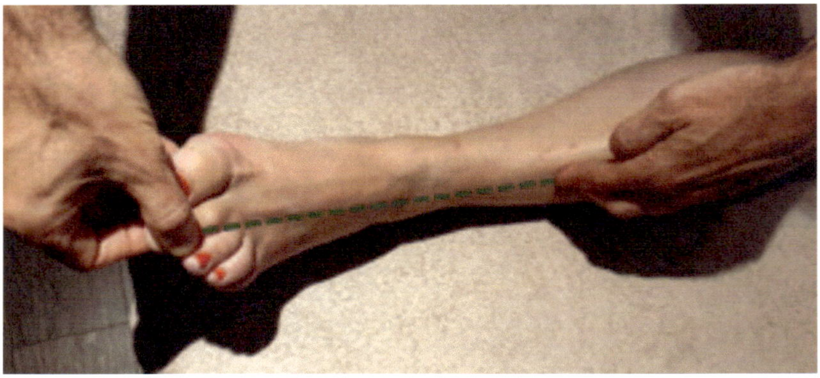

Photo 27.4 : correction du méridien
tendino-musculaire de l'Estomac

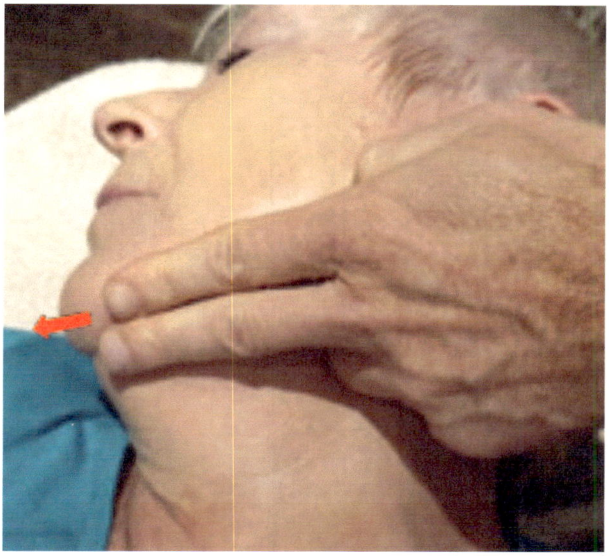

Photo 27.3 : contrôle global des méridiens tendino-musculaires sur la mandibule

CHAPITRE 28 – FONCTION ÉLIMINATION DES 36E – 37E – 39E

C'est la fonction élimination de ces points au niveau du tube digestif qui est concernée dans ce chapitre :

36E	➡	Point He inférieur de l'Estomac
37E	➡	Point He inférieur du Gros intestin
39E	➡	Point He inférieur de l'Intestin Grêle

Ces points He inférieur permettent de de drainer l'humidité ou l'humidité / chaleur des intestins et de l'estomac par le bas, à partir de points situés sur les membres inférieurs.

I – CONTRÔLE GLOBAL

- ➔ Face interne de la base du 1er métatarsien (derme).
- ➔ Face interne du genou, sous la tubérosité tibiale interne, au niveau du 9Rt (surface).

Le thérapeute cherche le point fermé du même côté.

II – CORRECTION

Elle s'effectue avec une main sur le point, l'autre main recherche la corde sur le viscère correspondant.

CHAPITRE 29 – LES 3 TAN TIEN

Trois centres énergétiques majeurs appelés Tan Tien (ou Dan Tian), un concept fondamental de la Tradition taoïste, sont en relation avec les trois aspects du Feu : le Feu-Lumière (Tan Tien supérieur), le Feu-Chaleur (Tan Tien inférieur) et le Feu à la fois Lumière et Chaleur (Tan Tien médian), et les trois aspects de l'Amour conceptualisés par les Anciens Grecs : Agape (Tan Tien supérieur), Philae (Tan tien médian) et Éros (Tan Tien inférieur). Ils sont situés à un niveau très profond. En pratique, nous trouvons leur perturbation dans les cas de maladies mentales, cogitations excessives (Tan Tien sup.), de grosses angoisses (Tan Tien med.) ou dans les pathologies liées à une déficience du feu de Ming Men qui ne nourrit plus le Tan Tien inférieur causant un froid interne avec possibilités de stérilité, frigidité, impuissance, douleur et faiblesse des lombes.

Les articulations de la colonne du pouce sont en relation avec les 3 Tan Tien.

- ➔ La base du 1er métacarpien est en résonance avec le Tan Tien supérieur (photo 29.1).
- ➔ La tête du 1er métacarpien est en résonance avec le Tan Tien médian (photo 29.2).
- ➔ L'articulation interphalangienne est en résonance avec le Tan Tien inférieur (photo 29.3).

I – CONTRÔLE GLOBAL

- ➔ Interrogation en surface de la face dorsale de la 3e phalange (P3) du 3e doigt (ne pas prendre l'ongle).

II – CONTRÔLE SPÉCIFIQUE DES 3 TAN TIEN

- ➔ Il est effectué par une interrogation verticale au niveau osseux des articulations du pouce. Le thérapeute apprécie la réponse ou l'absence de réponse de l'os (est-ce que l'os est « élastique » ou pas ?).

III – CORRECTION

- ➔ Le thérapeute, par une palpation verticale, très légère, « en surface de la surface », cherche une zone qui ne répond pas sur la ligne centrale antérieure au niveau de :

➔ La glabelle (Yin Tang) pour le Tan Tien supérieur.
➔ Le sternum pour le Tan Tien médian.
➔ La région du 4RM pour le Tan Tien inférieur.

À partir de cette 1re main au niveau antérieur, l'autre main, toujours avec une palpation très légère, cherche la corde sur la ligne centrale postérieure, au niveau de :

➔ L'occiput (région du 17DM) pour le Tan Tien supérieur (photo 29.4).
➔ La zone T4 – T5 – T6 pour le Tan Tien médian (photo 29.5).
➔ La région du 4DM (Ming Men) pour le Tan Tien inférieur.

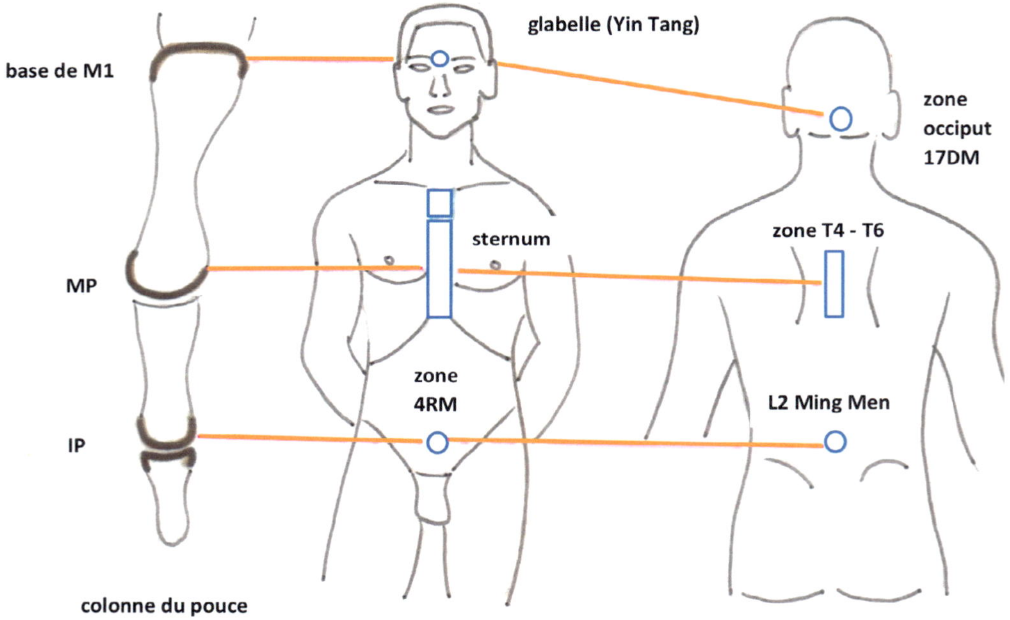

PLANCHE 35 : LES 3 TAN TIEN

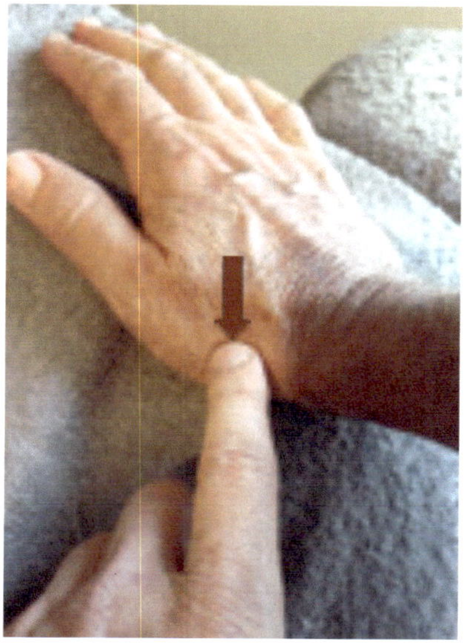

Photo 29.1 : contrôle du Tan Tien supérieur

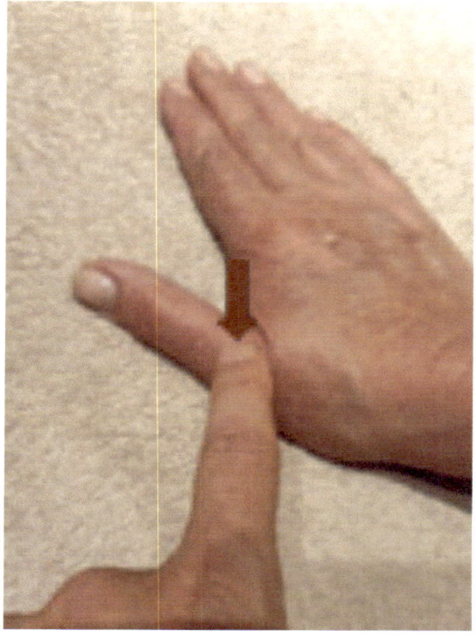

Photo 29.2 : contrôle du Tan Tien médian

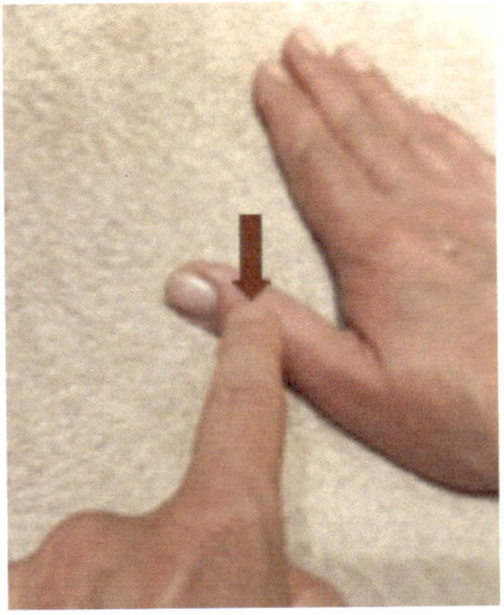

Photo 29.3 : contrôle du Tan Tien inférieur

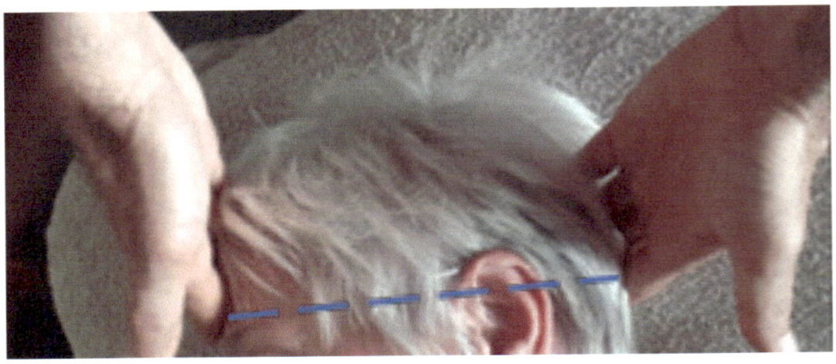

Photo 29.4 : correction du Tan Tien supérieur

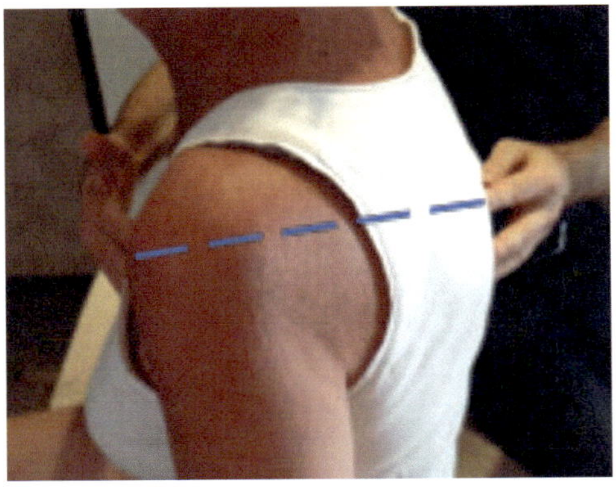

Photo 29.5 : correction du Tan Tien médian

CHAPITRE 30 – RÉSONANCE DENTS – ORGANES

Selon la Médecine Chinoise, les dents considérées comme une extension des os font partie des Entrailles Curieuses qui sont en relation avec les énergies du Ciel Antérieur, les énergies génétiques (Yuan Qi, Jing Qi). Elles touchent au niveau profond de l'Être, au terrain en tant que prédispositions innées. Comme le rappelle Michel Arteil, « le Ciel a les constellations, l'Homme a la dentition » (Ling Shu 71). Chaque « loge dentaire » (dent, os alvéolaire et ligament) est en relation avec un Merveilleux Vaisseau ainsi qu'avec un organe ou viscère, et ce même si la dent a disparu. La recherche d'une perturbation énergétique au niveau dentaire s'effectue à partir de 2 portes d'entrée situées aux extrémités de la mandibule (face inférieure du menton et articulation temporo-mandibulaire – ATM). Différents contrôles permettent de déterminer le Merveilleux Vaisseau ou l'organe/viscère perturbé. La correction consiste à mettre en relation la glande endocrine en résonance avec le Merveilleux Vaisseau, ou l'organe/viscère avec la dent correspondante.

À- PORTE D'ENTRÉE : MENTON

I – CONTRÔLE GLOBAL

Il s'effectue par l'interrogation transversale du derme au niveau de la face inférieure de la symphyse mentonnière (photo 30.1). Il est possible d'interroger un côté afin de déterminer la latéralité du blocage.

Confirmation par l'interrogation transversale en surface de la face dorsale de l'articulation interphalangienne distale (IPD) de l'index (photo 30.2).

II – RECHERCHE DE L'ORGANE OU DU MERVEILLEUX VAISSEAU PERTURBÉ

L'interrogation transversale en surface (épiderme) de la portion de l'arcade dentaire sous la lèvre inférieure indique une perturbation au niveau d'un organe ou viscère (photo 30.3).

L'interrogation transversale en surface de la portion de l'arcade dentaire au-dessus de la lèvre supérieure indique une perturbation au niveau d'un Merveilleux Vaisseau (photo 30.4).

➔ Détermination de l'organe/viscère perturbé

Elle s'effectue par une interrogation transversale en osseux de la gouttière cubitale du poignet, niveau distal, en gardant la répartition traditionnelle des loges énergétiques (Feu, Bois, Eau… ; photo 30.5).

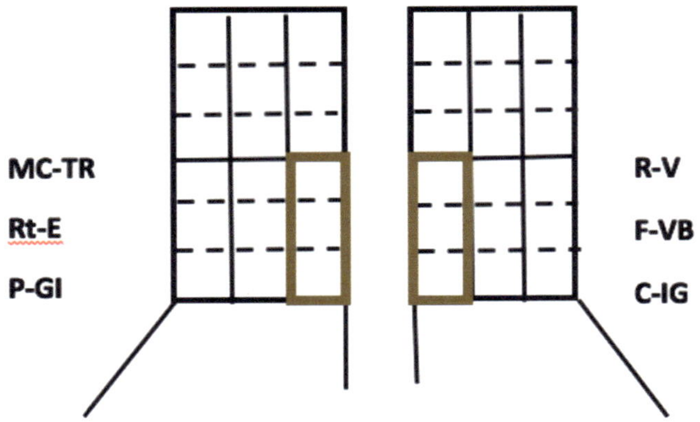

➔ Détermination du Merveilleux Vaisseau perturbé

La recherche du Merveilleux Vaisseau concerné s'effectue par l'interrogation verticale en surface des points de commande céphalique des Merveilleux Vaisseaux, du 1 au 9 VB (actuel 13VB). Le thérapeute avec la dernière phalange de ses doigts posée à plat interroge la zone autour du point (photo 30.6).

Rappel des points de commande céphalique et des glandes endocrines en résonance avec les Merveilleux Vaisseaux :

(1VB ➡ liaison Ren Mai – Du Mai)
2VB ➡ Yin Wei Mai (en résonance avec les gonades)
3VB ➡ Yin Qiao Mai (surrénales)
4VB ➡ Yang Wei Mai (thyroïde et parathyroïdes)
5VB ➡ Chong Mai (hypothalamus)
6VB : ➡ Dai Mai (pancréas endocrine)
7VB : ➡ Yang Qiao Mai (hypophyse)
8VB : ➡ Du Mai (épiphyse)
9VB (Ben Shen, actuel 13VB) ➡ Ren Mai (thymus)

III – CORRECTION

La correction consiste à mettre en relation l'organe/viscère ou la glande endocrine avec la dent correspondante. Elle s'effectue en 2 temps :

➔ À partir de la main sur la face inférieure de la symphyse mentonnière, le thérapeute, avec l'autre main, recherche une zone précise au sein de l'organe ou de la glande endocrine correspondant (photo 30.7).

Remarque : pour l'épiphyse, le thérapeute cherche une zone autour du vertex (sommet de la tête) et pour l'hypothalamus et l'hypophyse, une zone à la racine des cheveux, sur la ligne centrale antérieure du corps.

➔ Le thérapeute garde une main sur cette zone de l'organe et, avec l'autre main, recherche la loge dentaire correspondante sur le maxillaire ou sur la mandibule (voir le décodage des dents ci-dessous), du côté bloqué dans le contrôle global. Il attend seulement le relâchement de la tension entre ses 2 mains (photo 30.8).

IV – DÉCODAGE ET COMMENTAIRES

➔ Ci-dessous, le décodage dents - organes (schéma de D. Debar et M. Arteil d'après les travaux des docteurs Voll et Paulet).

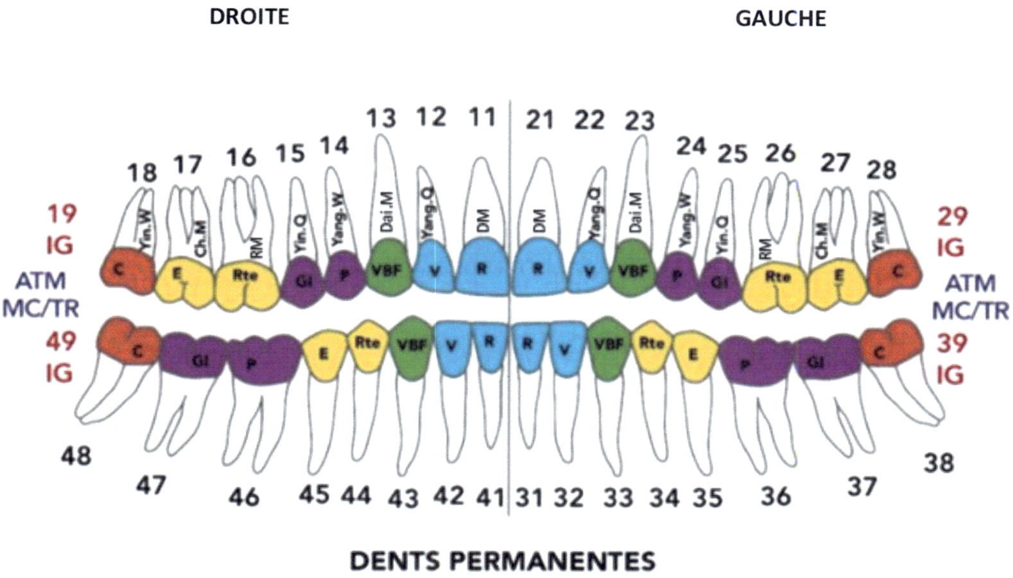

➔ Notre étude basée sur la palpation confirme la justesse du décodage dents-organes. Le décodage des Merveilleux Vaisseaux est identique sur le maxillaire et la mandibule.

➔ La dent correspondante n'est pas douloureuse.

➔ Les dents représentent un niveau thérapeutique parmi d'autres. C'est un niveau profond, touchant au terrain de la personne et qui permet de traiter une perturbation de la fonction énergétique reliée à la dent. Ceci n'implique pas que cette dernière ait une lésion (par exemple carie, kyste, granulome).

➔ Dans le cas de problème dentaire tel qu'un abcès, le thérapeute trouvera le plus souvent dans la grille de lecture des corrections sur d'autres niveaux thérapeutiques comme la chaîne de Rate en relation avec les phases de la maladie de type Yang (inflammation = phase II ou déposition de toxines = phase III), le centre frontal avec les méridiens Yang, E et GI sur la face, le point 4GI… pour aider le corps, en plus de l'intervention du chirurgien-dentiste.

La déficience d'une fonction énergétique pourra faire par exemple que la dent correspondante se fracture; la grille de lecture indiquera au praticien le (les) niveau thérapeutique et la fonction à traiter (une lésion d'une dent « Estomac » peut être due à un problème de Vésicule Biliaire). Mais les dents sont aussi à l'origine de problèmes énergétiques par suite de mauvaise hygiène de la cavité buccale, de la présence de métaux, le tabac, les prédispositions génétiques, les dérèglements hormonaux…

B- PORTE D'ENTRÉE : ARTICULATION TEMPORO-MANDIBULAIRE

I – CONTRÔLE GLOBAL

Il s'effectue par une interrogation transversale en derme au niveau de l'apophyse zygomatique du Temporal, en avant du tragus (photo 30.9).

Confirmation par l'interrogation transversale en surface de la face dorsale de la 2e phalange de l'index, dans le tiers distal (photo 30.10).

II – RECHERCHE DE L'ORGANE OU DU MERVEILLEUX VAISSEAU PERTURBÉ

L'interrogation transversale en surface (épiderme) au-dessous de l'apophyse zygomatique du Temporal indique une perturbation au niveau d'un organe ou viscère (photo 30.11).

L'interrogation transversale en surface au-dessus de l'apophyse zygomatique du Temporal indique une perturbation au niveau d'un Merveilleux Vaisseau (photo 30.12).

➔ Détermination de l'organe/viscère perturbé

Elle s'effectue par l'interrogation transversale en surface des ongles des doigts de la main, avec le décodage suivant :

- Pouce ➡ Terre : Rt – E
- Index ➡ Métal : P – GI (photo 30.13)
- 3e doigt ➡ Eau : R – V
- 4e doigt ➡ Bois : F – VB
- 5e doigt ➡ Feu : C – IG

➔ Détermination du Merveilleux Vaisseau perturbé

La recherche du Merveilleux Vaisseau perturbé s'effectue par l'interrogation transversale en surface de la face antérieure des 8 articulations interphalangiennes des 4 derniers doigts, avec un décodage identique à celui des points-maîtres des Merveilleux Vaisseaux (photo 30.14).

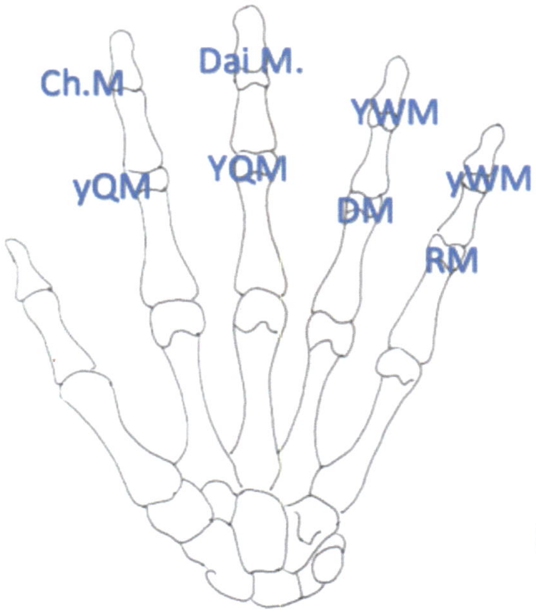

(face palmaire)

III – CORRECTION

Elle s'effectue en 2 temps:

➔ À partir de la main sur l'apophyse zygomatique du Temporal, le thérapeute, avec l'autre main, recherche une zone précise au sein de l'organe ou de la glande endocrine correspondant (photo 30.15).

➔ Le thérapeute garde une main sur cette zone de l'organe ou de la glande et, avec l'autre main, recherche la loge dentaire correspondante sur le maxillaire ou sur la mandibule, du côté bloqué dans le contrôle global. Il attend seulement le relâchement de la tension entre ses 2 mains (photo 30.16).

Remarque:

➔ Une perturbation des Merveilleux Vaisseaux en relation avec les dents est, par résonance, observée sur les muscles adducteurs du bras (Grand Pectoral, Grand Dorsal, Grand Rond, Sous-scapulaire), au niveau de leur insertion distale sur l'humérus. Le thérapeute effectue une interrogation du derme des faces antérieure et postérieure du bras, à hauteur de la gouttière bicipitale, transversalement par rapport à l'axe longitudinal du bras.

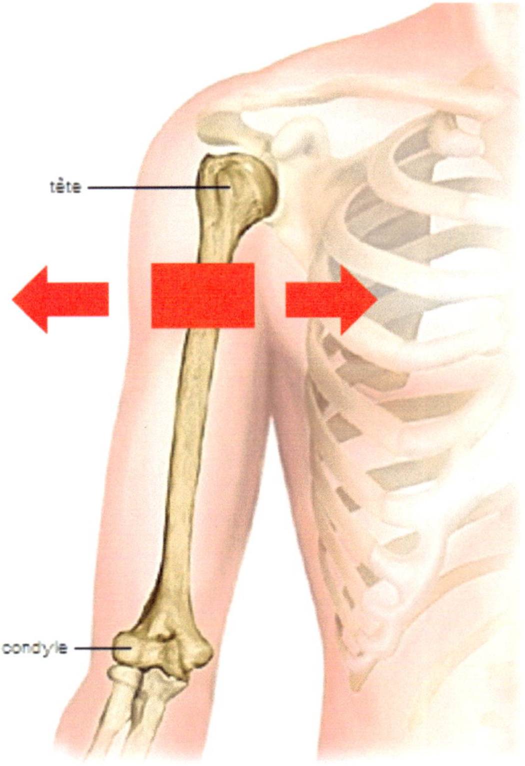

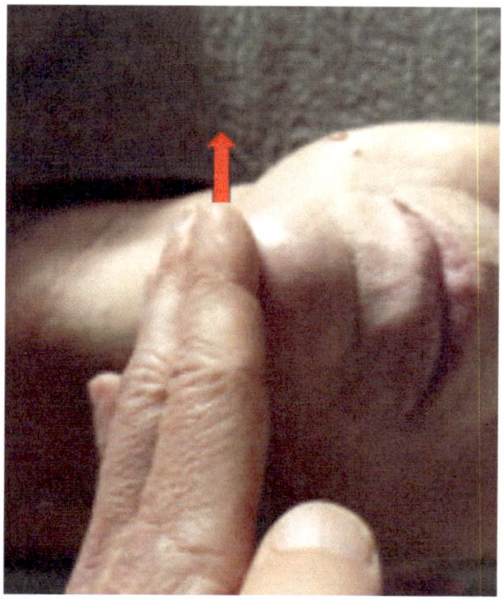

Photo 30.1 : contrôle global sous le menton

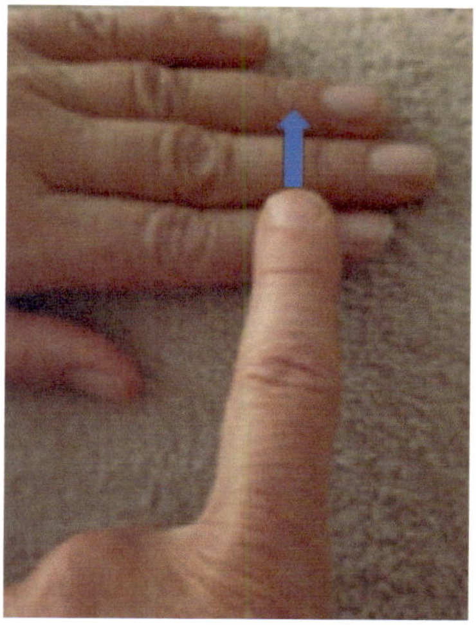

Photo 30.2 : contrôle global sur l'IPD de l'index

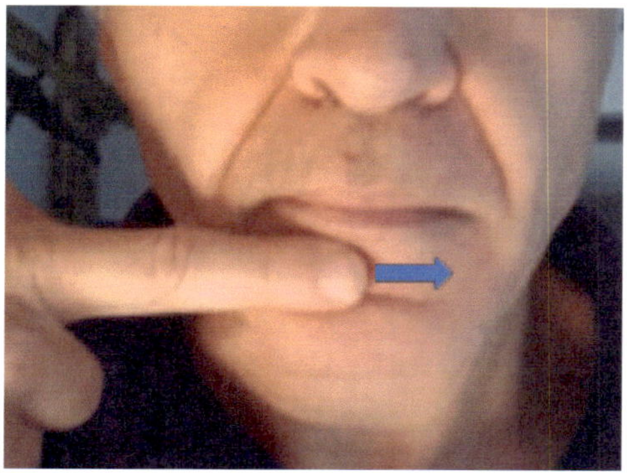

Photo 30.3 : recherche d'une perturbation au niveau organe/viscère

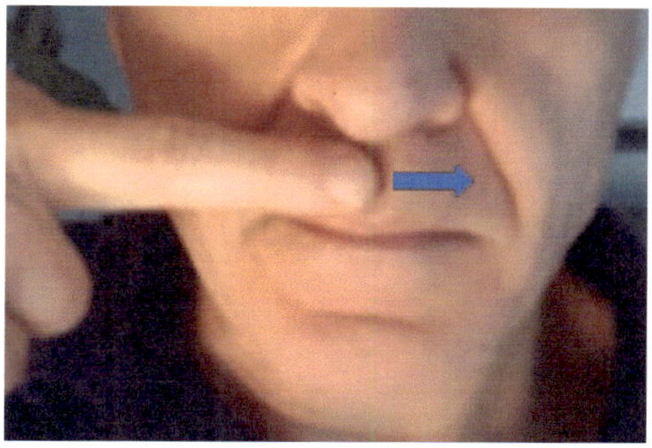

Photo 30.4 : recherche d'une perturbation au niveau Merveilleux Vaisseaux

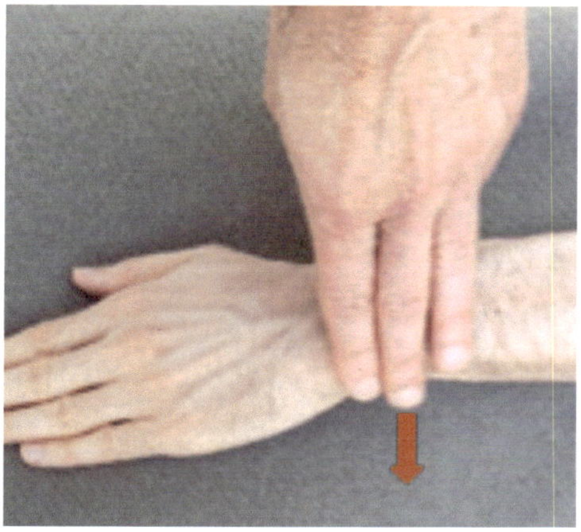

Photo 30.5 : interrogation des loges Feu – Bois – Eau dans la gouttière cubitale gauche, niveau distal, en osseux

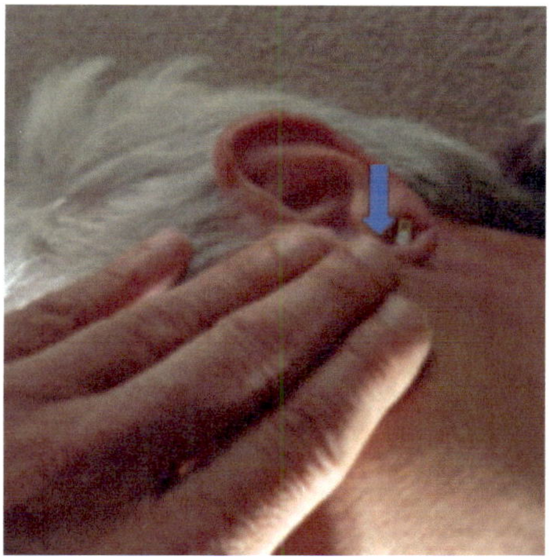

Photo 30.6 : interrogation de la « zone » 2VB (Yin Wei Mai)

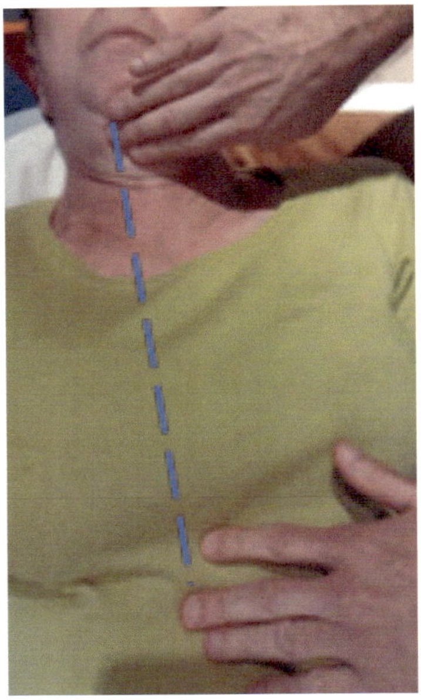

Photo 30.7 : correction - recherche sur l'organe/viscère ou la glande endocrine à partir du menton

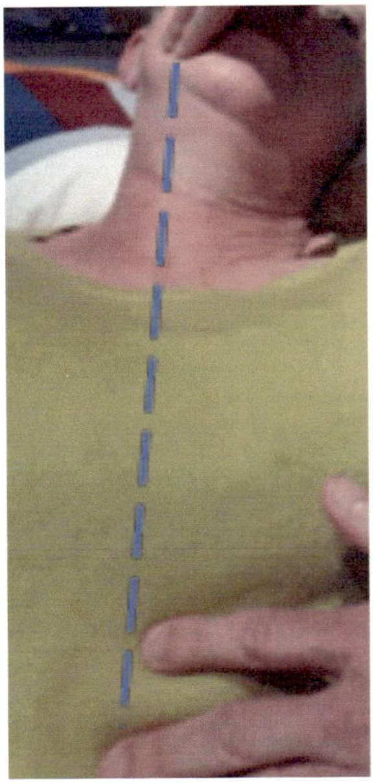

Photo 30.8 : correction - recherche de la dent à partir de l'organe ou de la glande endocrine

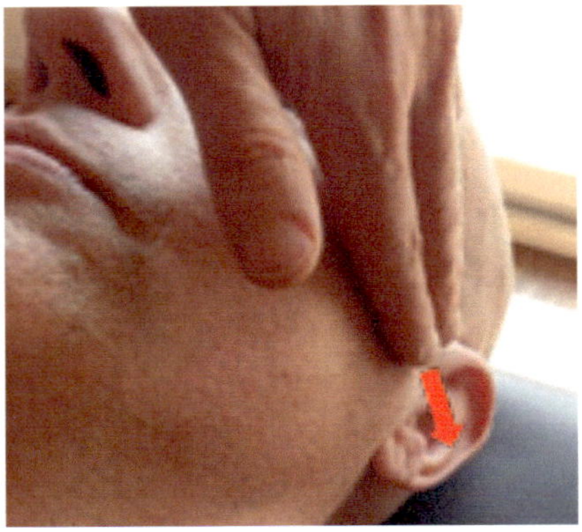

Photo 30.9 : contrôle global au niveau de l'ATM

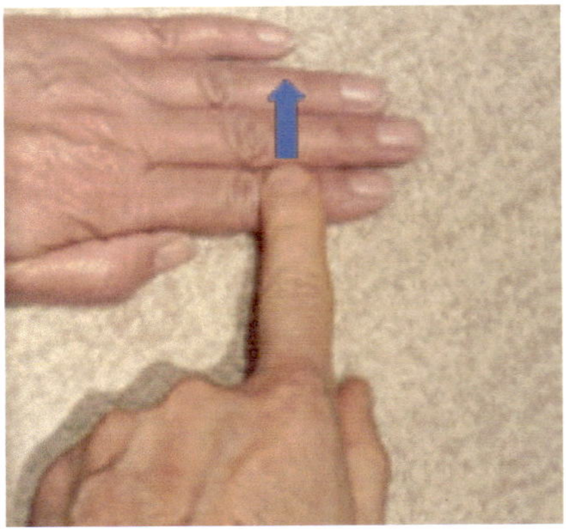

Photo 30.10 : contrôle global au niveau de P2 de l'index

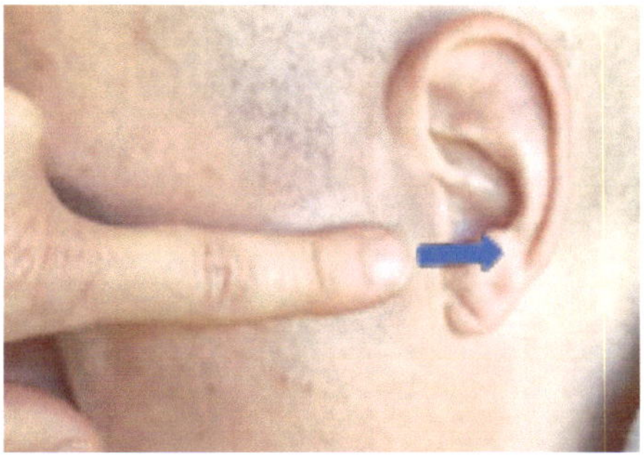

Photo 30.11 : recherche d'une perturbation au niveau organe/viscère

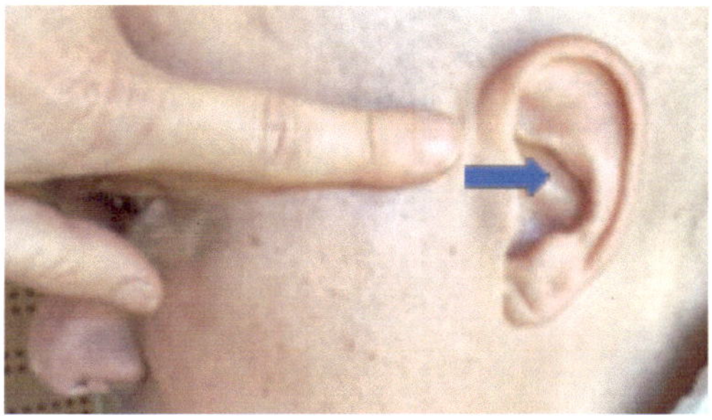

Photo 30.12 : recherche d'une perturbation au niveau Merveilleux Vaisseaux

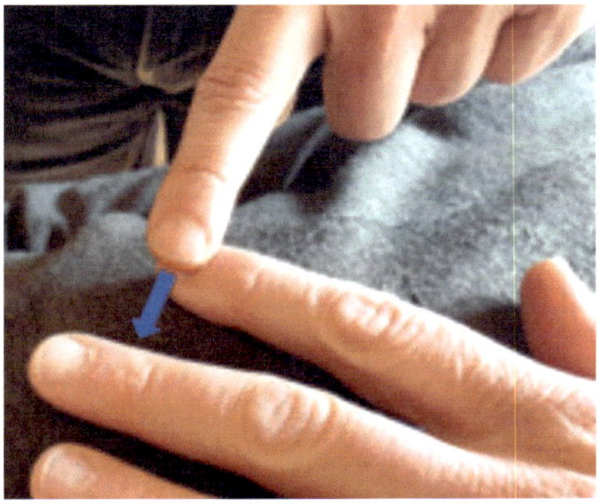

Photo 30.13 : interrogation transversale en surface de l'ongle de l'index en relation avec Poumon et Gros Intestin (Métal)

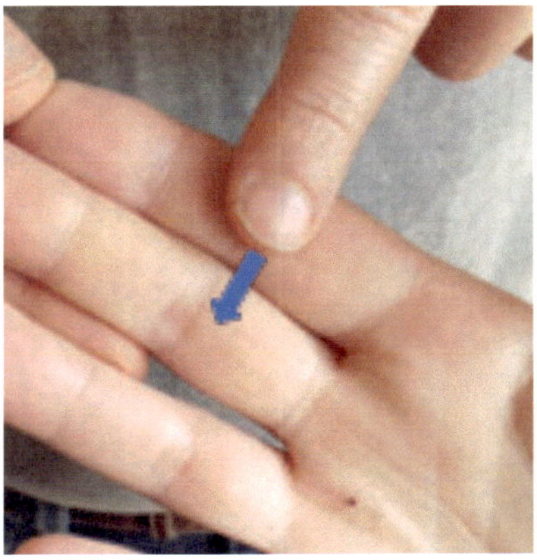

Photo 30.14 : interrogation transversale en surface de l'articulation IP de l'index en relation avec le Yin Qiao Mai

Photo 30.15 : correction - recherche sur l'organe/viscère ou la glande endocrine à partir de l'ATM

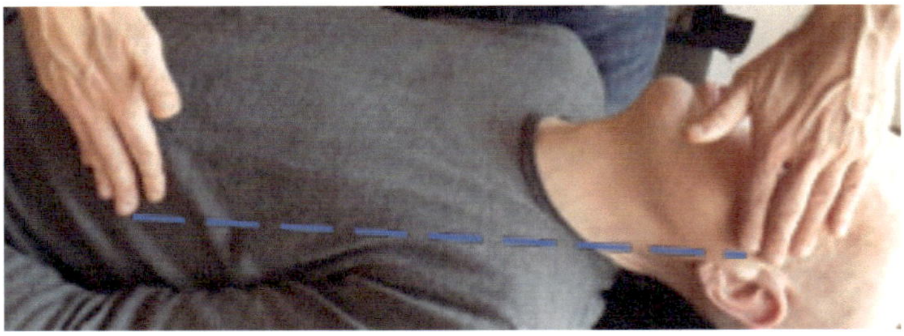

Photo 30.16 : correction - recherche de la dent à partir de l'organe/viscère ou de la glande endocrine

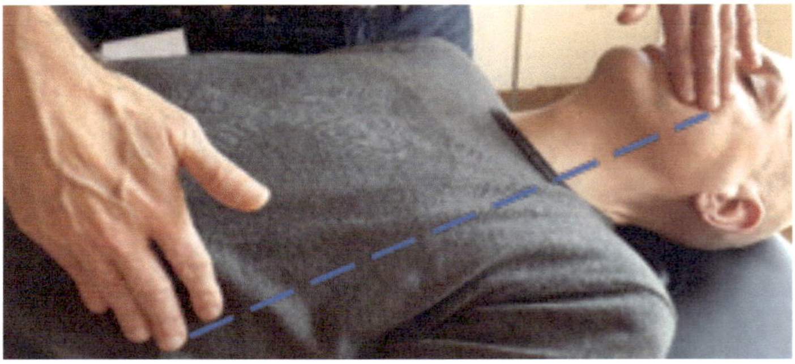

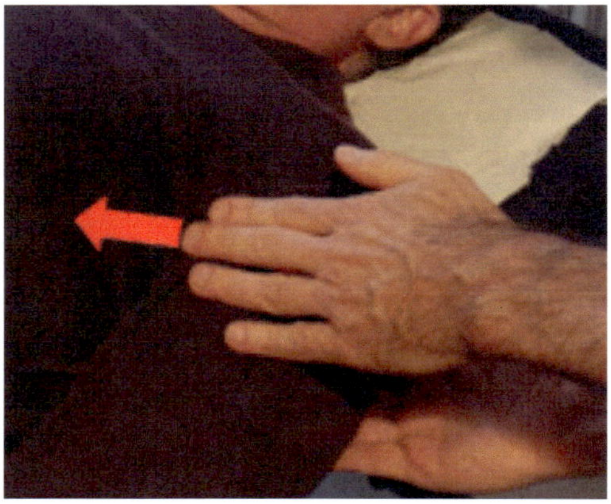

Photo 30.17 : interrogation des muscles adducteurs du bras en résonance avec les Merveilleux Vaisseaux

CHAPITRE 31 – LE POINT 1R : « LA PRISE DE TERRE »

Le point 1R, Yong Quan, est le point le plus bas du corps ; il est le seul situé à la plante du pied.

Ce point constitue une prise de terre. Il permet donc l'ancrage à la terre de la personne, son enracinement.

Un point 1R fermé indique qu'il y a perte de contact à la terre. La personne peut éprouver des difficultés à s'incarner, à vivre dans le présent, dans le réel. Elle ne peut sortir du mental, de ses pensées, de son imaginaire.

I – CONTRÔLE GLOBAL

Il s'effectue par une interrogation transversale en surface (épiderme) de la grande aile du Sphénoïde (tempe ; photo 31.1).

Confirmation par l'interrogation transversale en surface à la face dorsale de l'articulation interphalangienne distale (IPD) du 3e doigt (photo 31.2).

Le point 1R du même côté est fermé.

II – RECHERCHE DE L'ÉLÉMENT PERTURBÉ

La perte de contact à la terre peut affecter plus particulièrement un Élément. La recherche s'effectue par l'interrogation transversale en osseux de la gouttière cubitale, au niveau proximal (c'est-à-dire au-dessus des pouls radiaux ; photo 31.3).

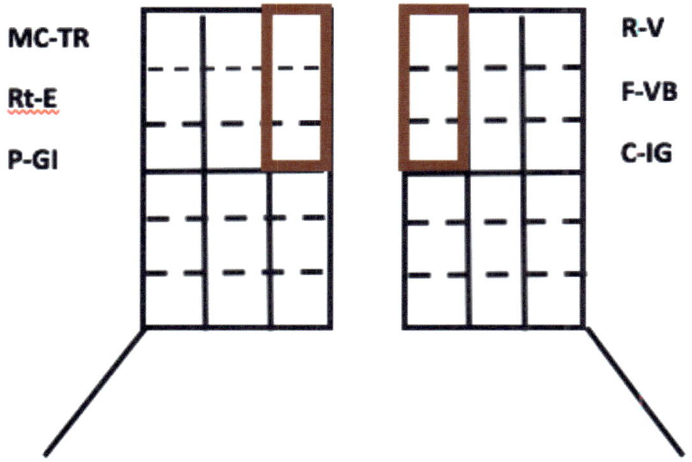

III - CORRECTION

2 temps :

➔ Le thérapeute par une interrogation verticale en surface avec la pulpe de l'index, recherche dans la région du 1R du côté du blocage dans le contrôle global, la zone qui ne répond pas.

➔ À partir de la main sur le point 1R, le thérapeute cherche une zone sous l'ombilic, dans le Foyer Inférieur (qui correspond au Hara dans la tradition japonaise, au Tan Tien inférieur dans la tradition taoïste), reliée au point 1R (photo 31.4).

Il a alors la sensation que ses deux mains sont reliées par une corde. Il attend seulement son relâchement qui indique que le corps a intégré l'information et s'autocorrige.

Le point 1R est à nouveau ouvert.

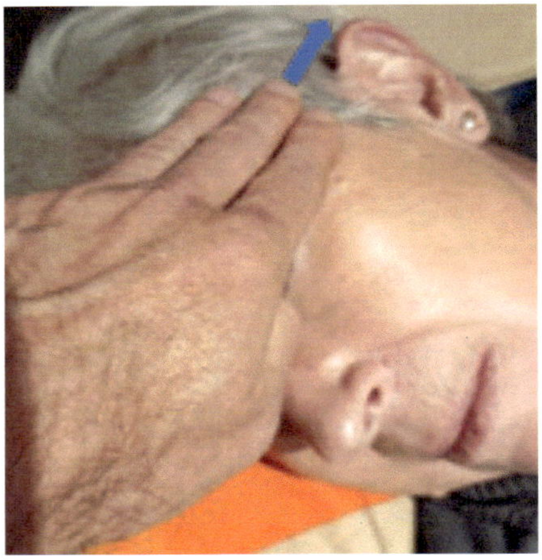

Photo 31.1 : contrôle global du point 1R sur la grande aile du Sphénoïde

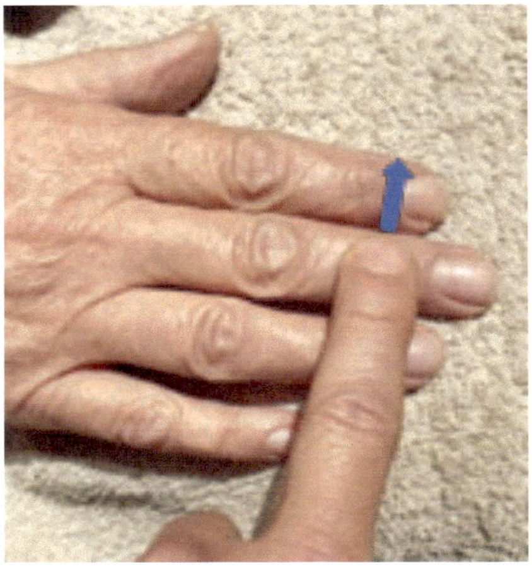

Photo 31.2 : contrôle global du point 1R sur l'IPD du 3e doigt

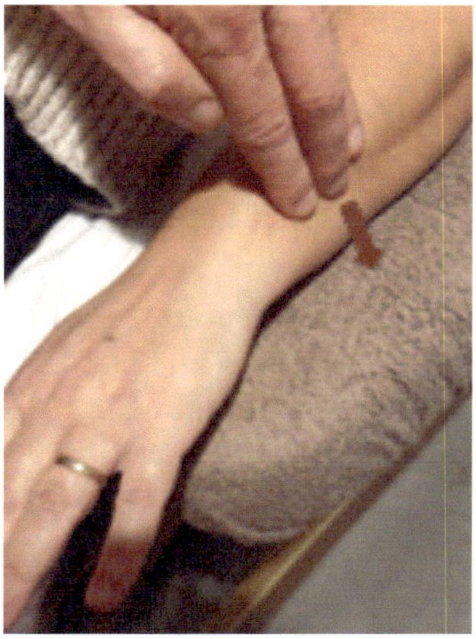

Photo 31.3 : interrogation des loges Feu-Bois-Eau dans la gouttière cubitale gauche, niveau proximal, en osseux

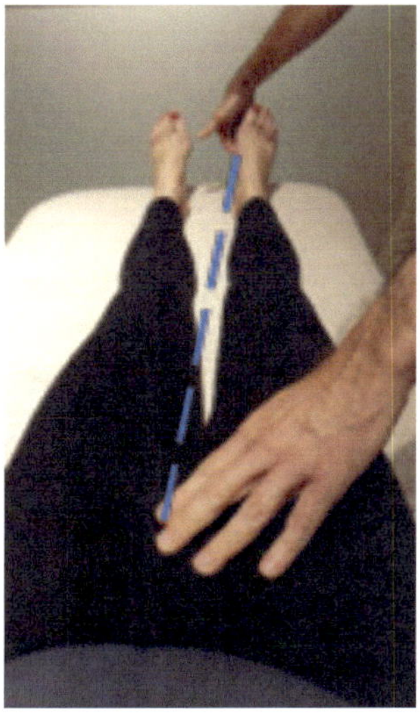

Photo 31.4 : correction du point 1R au niveau du Foyer Inférieur

CHAPITRE 32 – CONTRÔLE SPÉCIFIQUE DU THYMUS

- Le thymus, plaqué à l'arrière de la partie haute du sternum, est un organe clé de l'immunité. Il assure la maturation et la différenciation des lymphocytes T qui permettent de lutter contre les agents infectieux et les cellules tumorales. Il joue un rôle important même après l'adolescence où sa masse diminue progressivement. Il a été évoqué dans l'étude de la fonction immunitaire de la Rate (voir chapitre 11).
- Le point 9VB, Ben Shen, actuel 13VB, est le point de commande céphalique du Ren Mai qui est en résonance avec le thymus. Cependant, dans le contrôle des points de commande céphalique des Merveilleux Vaisseaux (Chapitre 9 – E), ce point apparaît rarement.

  Nous proposons dans cette étude un contrôle spécifique du thymus en relation avec le point 9VB (Ben Shen).

I – CONTRÔLE GLOBAL

Il s'effectue par une interrogation horizontale transversale en surface (épiderme) de l'avant-pied, face plantaire (au niveau de la zone 1R), avec 3 doigts posés à plat (photo 32.1).

Confirmation par l'interrogation transversale en surface de la face dorsale de la tête du 5e métacarpien (photo 32.2).

II – RECHERCHE SUR LE THYMUS

Avec une palpation en surface, à partir de la main à la plante du pied, le thérapeute recherche avec l'autre, une zone dans la moitié supérieure du sternum, en regard du thymus, reliée à la 1re main (photo 32.3).

III – CORRECTION

Le thérapeute garde une main sur le sternum et recherche avec l'autre, dans la région du 9VB, actuel 13VB, la zone reliée à la 1re main (photo 32.4).

IV – REMARQUES

- Une dysfonction énergétique du thymus est à rechercher dans les :

- ➔ Les déficiences du système immunitaire (il a été observé une atteinte fréquente du thymus dans les cas de Covid-19).
- ➔ Les cancers (voir également la chaîne de Rate au chapitre 11).

➔ Elle se manifeste par une perturbation des méridiens MC et/ou TR et un blocage du Ren Mai en circulation dans la partie haute du sternum (en regard du thymus) qui s'autocorrigent après le traitement du 9VB.

➔ La correction a pour but de stimuler, de tonifier la fonction immunitaire du thymus, mais ne remplace pas les traitements médicaux (chimiothérapie, radiothérapie...).

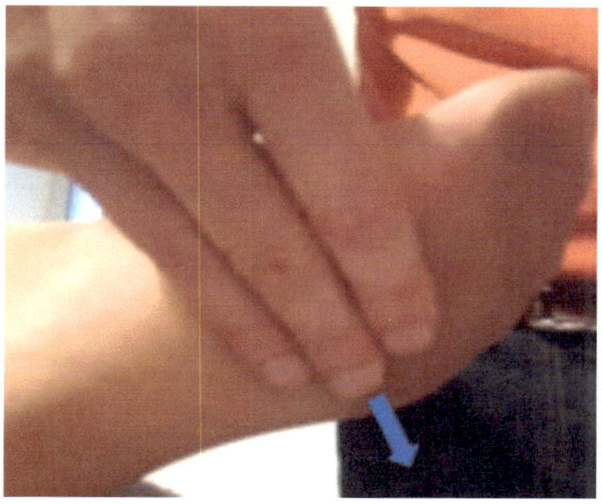

Photo 32.1 : contrôle du thymus à la face plantaire de l'avant-pied

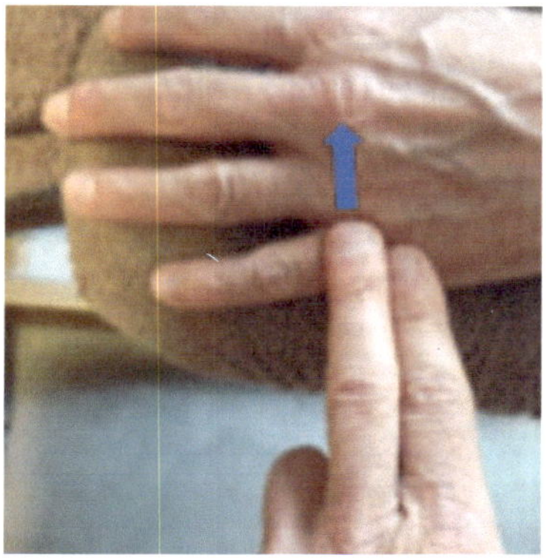

Photo 32.2 : contrôle du thymus au niveau de la tête du 5e métacarpien

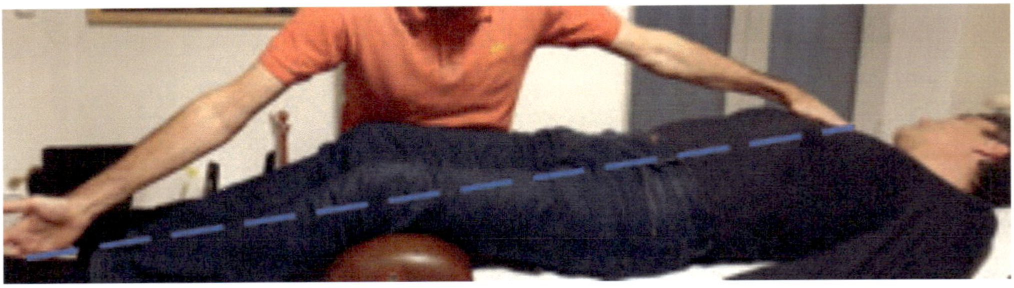

Photo 32.3 : recherche de la zone du thymus sur la partie haute du sternum à partir de la main sous l'avant-pied

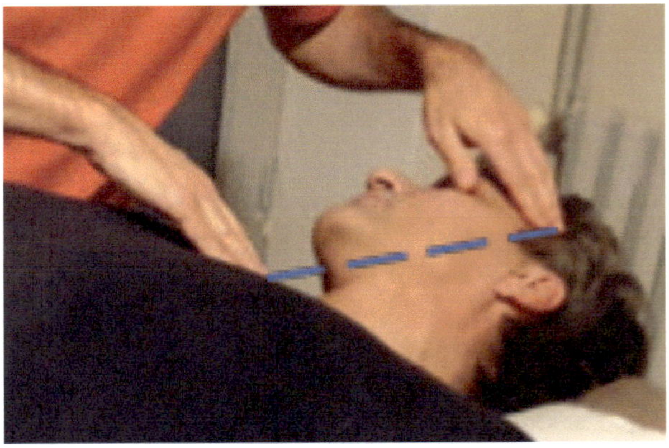

Photo 32.4 : correction du thymus avec le point 9VB (actuel 13VB)

CHAPITRE 33 – CONTRÔLE SPÉCIFIQUE DES POINTS 20DM, 39VB ET 6MC

Plusieurs fonctions sont fréquemment rattachées à un point, chacune pouvant faire l'objet d'un contrôle spécifique. Ce chapitre est consacré à l'étude de 3 points majeurs dans une de leurs fonctions principales.

A – LE POINT 20DM

Le Foie est le grand draineur des émotions, de toute nature. Une surcharge émotionnelle peut causer une stagnation d'énergie du Foie et secondairement dans le Du Mai. Les émotions encore plus fortes se transforment en feu. Ce feu est alors pris en charge par le Maître du Cœur ou la Vésicule Biliaire qui mettent une barrière, une protection pour empêcher le passage du feu du Foie au Cœur (voir l'étude des 3 chaînes émotionnelles du Du Mai, de l'Estomac – dans laquelle le feu du MC se décharge – et de la Vésicule Biliaire au chapitre 8). Le point 20DM nous relie à l'énergie du Ciel, mais un feu émotionnel important ferme ce point.

Rappels :

➔ Le point 20DM, Bai Hui, « cent réunions », est un point du Merveilleux Vaisseau Du Mai, le réservoir central de l'énergie Yang. Il est localisé dans un creux sur la ligne médiane de la tête, à l'intersection avec la ligne passant par l'axe longitudinal, légèrement oblique en haut et en arrière, des oreilles. Grand carrefour énergétique, il est un point de croisement avec les méridiens Yang (VB, TR, V) et la branche interne du méridien du Foie qui part du 14F. C'est un grand point de régulation du Yang psychique, fait monter le Yang pur, d'où son action dans les états dépressifs. Il est également donné dans les cas de ptoses viscérales, de prolapsus utérin, rectal. Bai Hui permet, en outre, de faire descendre le Yang excessif de la tête, il calme le Shen, élimine la Chaleur, disperse le Vent.

Nous proposons dans ce chapitre une correction spécifique du 20DM en relation avec les méridiens MC et VB.

I – CONTRÔLE GLOBAL

Pour tester le point, le thérapeute pose 3 doigts à plat dans la zone du 20DM (la palpation du point ne doit pas être trop ponctuelle) et effectue une interrogation verticale en surface (épiderme). Si le point est fermé, la zone ne répond pas (photo 33.1).

Recherche complémentaire :

Elle s'effectue par l'interrogation transversale de l'épiderme au niveau des 2 tiers inférieurs du corps du sternum :

- ➔ Le 1/3 moyen du corps du sternum est mis en relation avec le MC (photo 33.2).
- ➔ Le 1/3 inférieur du corps du sternum est mis en relation avec la VB.

Le thérapeute peut interroger un côté puis l'autre pour déterminer la latéralité du blocage.

- ➔ Confirmation du blocage en relation avec le Maître du Cœur par l'interrogation transversale de la tête du 3e métacarpien dans la paume de main en surface (photo 33.3).
- ➔ Confirmation du blocage en relation avec la Vésicule Biliaire par l'interrogation transversale de la face latérale de la jambe en surface avec 2 doigts à plat dans la zone du point 39VB (à 1 travers de main au-dessus du sommet de la malléole externe ; photo 33.4).

II – CORRECTION

- ➔ Pour corriger le 20DM avec le Maître du Cœur, le thérapeute pose une main sur le point 20DM et recherche avec l'autre main une zone reliée à ce point dans la région du 8MC (point Feu du MC), sur le pli transversal médian, du côté bloqué dans le contrôle global (photo 33.5).
- ➔ Pour corriger le 20DM avec la Vésicule Biliaire, le thérapeute pose une main sur le point 20DM et recherche avec l'autre main le point relié à celui-ci, qui est soit le 38VB (point Feu de VB), soit le 39VB (point réunion des moelles), du côté bloqué dans le contrôle global.

Après correction, le point 20DM est à nouveau ouvert. Elle permet notamment de faire descendre un feu excessif à la tête.

B – LE POINT 39VB

Le point 39VB, Xuanzhong, que nous avons utilisé dans les corrections du centre spécifique de la Vésicule Biliaire (Chapitre 10) et du point 20DM (paragraphe précédent), est le point Luo de groupe des 3 méridiens Yang du bas, mais aussi le point Hui, le point **réunion des moelles**. Il permet avec les Reins de nourrir les moelles (cerveau, moelle épinière, moelle osseuse). C'est cette dernière fonction que nous étudions dans ce chapitre.

I – CONTRÔLE GLOBAL

Il s'effectue par une interrogation transversale en surface, avec 2 doigts, de la zone située à la face interne de la jambe, à 1 travers demain au-dessus du sommet de la malléole interne (c'est-à-dire dans la zone du point 6Rt ; photo 33.6). À la palpation, le point 39VB est fermé et la partie « centrale » du crâne (région de la grande aile du Sphénoïde, des points 1VB à 9VB) ne répond pas à l'interrogation verticale en surface avec la paume à plat en cas d'atteinte des moelles au niveau cérébral (photo 33.7). La seconde phalange (P2) du pouce en résonance avec le Sphénoïde ne répond pas à l'interrogation verticale en osseux également.

II – CORRECTION

Le thérapeute pose une main sur le point 39VB du côté bloqué dans le contrôle global et recherche avec l'autre, une zone reliée à ce point dans la région du point 11Rt, Ji Men, du même côté (photo 33.8). Dès le relâchement de la « corde » entre les 2 mains du thérapeute, signe de l'autocorrection, le point 39VB s'ouvre.

Ce blocage du point 39VB est fréquent dans les cas d'atteinte des moelles (cela concerne notamment les pathologies du système nerveux central - maladie d'Alzheimer, accidents vasculaires cérébraux, maladie de Parkinson, SEP -, les déficiences de la fonction osseuse comme le retard de consolidation des os après fracture ou l'ostéoporose sévère). Connecté au point 11Rt, Xuanzhong permet de renourrir les moelles à partir de la Rate, de l'énergie du Ciel Postérieur (la Rate élabore le Jing Qi acquis qui est stocké, avec le Jing Qi inné, dans les Reins dont l'Essence va nourrir les moelles).

À la palpation, le crâne qui était serré, dur du côté à traiter, « respire » après correction.

C – LE POINT 6MC

Le point 6MC, Neiguan, « barrière interne », est le point Luo du méridien du Maître du Cœur (voir l'étude des ponts Luo des 12 méridiens au chapitre 23) et le point-maître du Yin Wei Mai (voir l'étude des points-maîtres des Merveilleux Vaisseaux au chapitre 9, §D). Il est également le point barrière, « Guan », du Maître du Cœur (voir l'étude des points barrière au chapitre 16).

Le 6MC est un point majeur pour tonifier le Yin général. Cette déficience est souvent causée par un feu émotionnel trop important.

Il traite les tensions émotionnelles, les angoisses, les douleurs et oppressions thoraciques, les palpitations ; il régularise l'estomac (nausées, vomissements, reflux...).

I – CONTRÔLE GLOBAL

Il s'effectue par une interrogation transversale de la tête du 5e métacarpien au niveau osseux (photo 33.9).

À la palpation, le point 6MC est fermé.

II – RECHERCHE DE L'ÉLÉMENT PERTURBÉ

La recherche s'effectue par une interrogation transversale du tendon du muscle Cubital Antérieur au niveau proximal (photo 33.10). Elle indique l'Élément présentant un feu émotionnel excessif et une déficience de Yin.

III – CORRECTION

Le thérapeute pose une main sur le point 6MC du côté bloqué dans le contrôle global et recherche avec l'autre, une zone reliée à ce point dans la région du Foyer Inférieur (photo 33.11). La correction permet de calmer le feu émotionnel et de remonter le Yin de l'Élément perturbé.

Après correction, le point 6MC est ouvert.

D – CONTRÔLE GLOBAL DES POINTS 20DM, 39VB ET 6MC

Il s'effectue par une interrogation transversale en osseux au niveau de la suture inter-maxillaire, à la base du nez. Le thérapeute peut interroger les côtés droit et gauche pour déterminer la latéralité d'une perturbation dans au moins 1 de ces 3 points (photo 33.12).

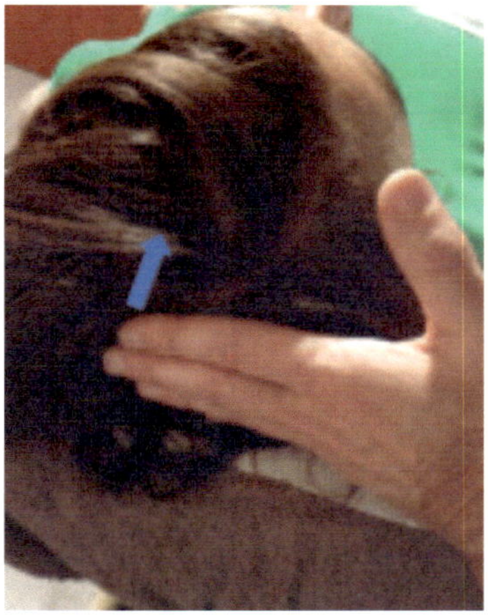

Photo 33.1 : contrôle du point 20DM

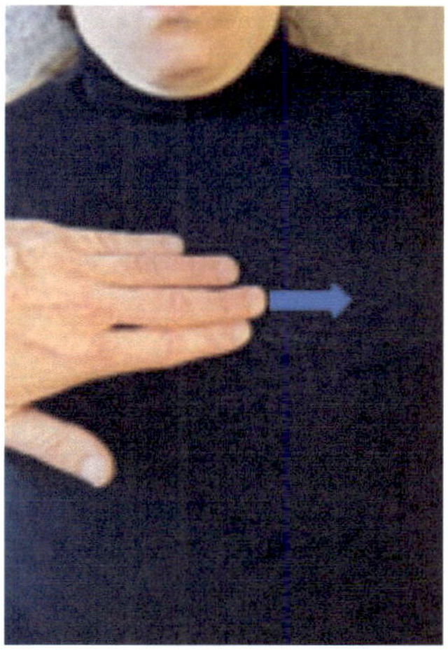

Photo 33.2 : contrôle du point 20DM par l'interrogation transversale du tiers moyen du corps du sternum en surface, en relation avec le Maître du Cœur

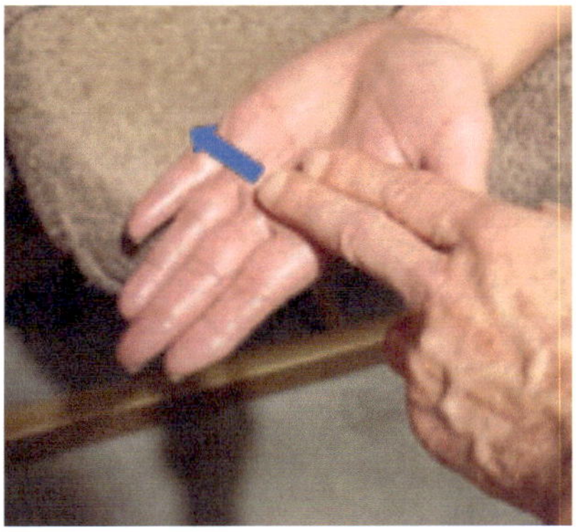

Photo 33.3 : contrôle du point 20DM par l'interrogation transversale de la tête du 3e métacarpien en surface, en relation avec le Maître du Cœur

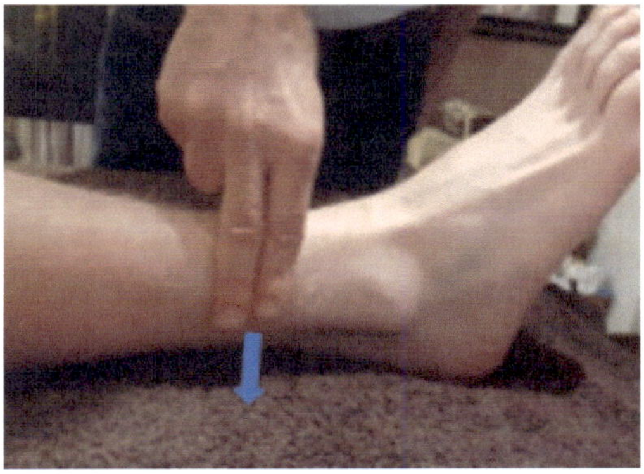

Photo 33.4 :contrôle du point 20DM par l'interrogation transversale de la zone 39VB en surface, en relation avec la Vésicule Biliaire

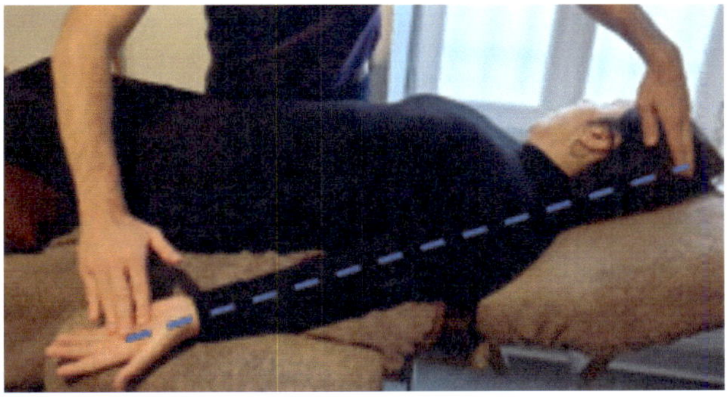

Photo 33.5 : correction du point 20DM avec le point 8MC

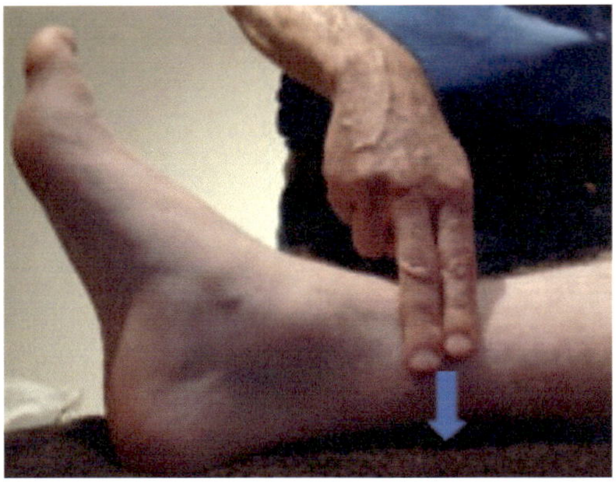

Photo 33.6 : Photo 33.6 : contrôle du point 39VB, point Hui des moelles, à la face interne de la jambe, dans la zone 6Rt

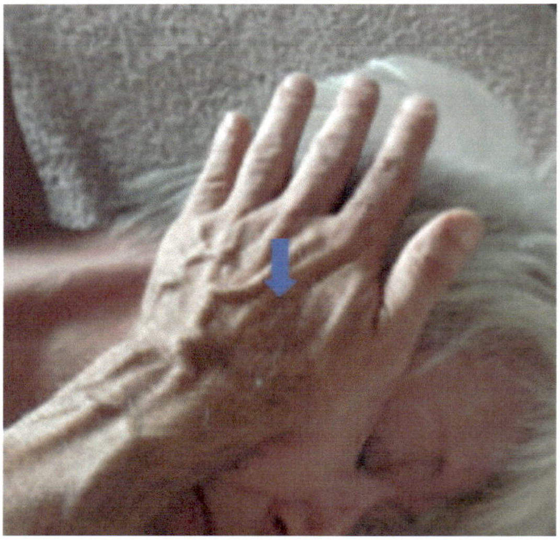

Photo 33.7 : interrogation verticale en surface de la partie « centrale » du crâne avec la paume de la main

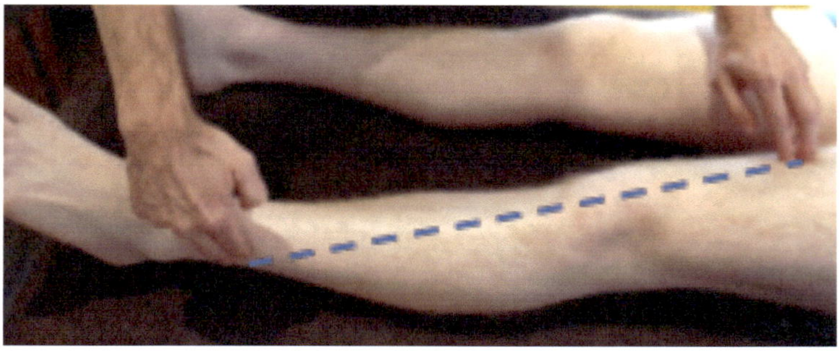

Photo 33.8 : correction du point 39VB avec le point 11Rt

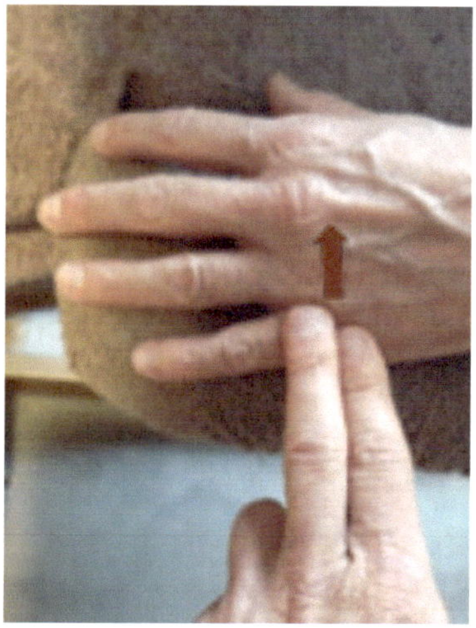

Photo 33.9 : contrôle du point 6MC sur la tête du 5e métacarpien

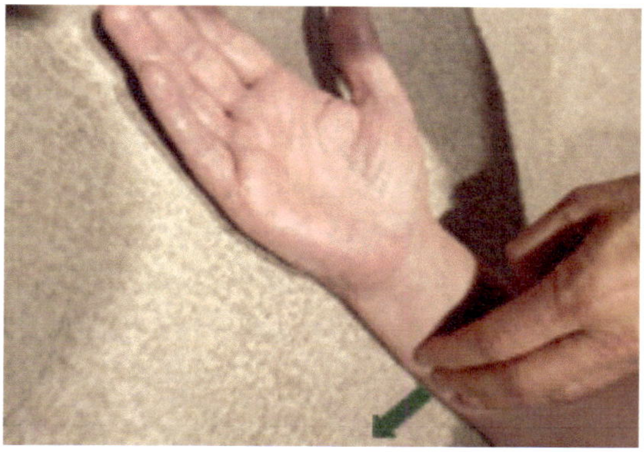

Photo 33.10 : interrogation des loges Métal-Terre-2e Feu sur le tendon du muscle Cubital Antérieur droit, niveau proximal

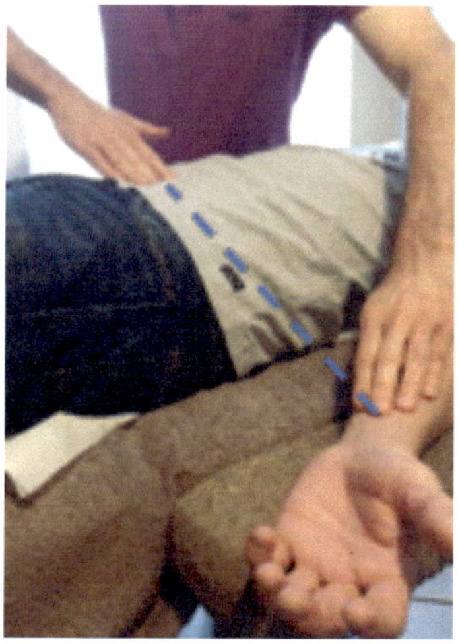

Photo 33.11 : correction du point 6MC au niveau du Foyer Inférieur

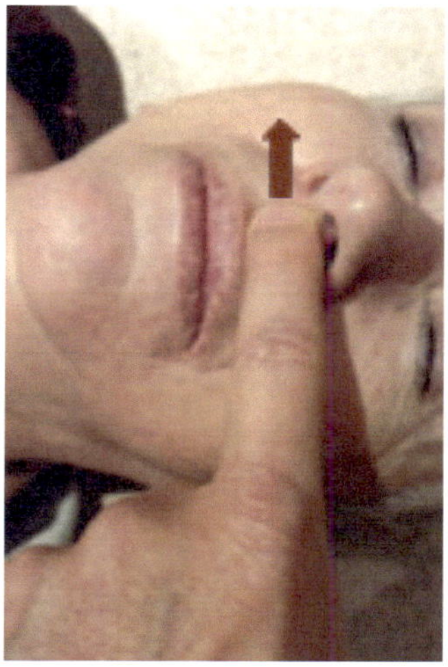

Photo 33.12 : contrôle global des points 20DM, 39VB et 6MC

CHAPITRE 34 – CONTRÔLE SPÉCIFIQUE DU POINT 42VB

La Vésicule Biliaire, qui stocke la bile, fait partie des Entrailles Curieuses avec le Cerveau, la Moelle, les Os, les Vaisseaux Sanguins et l'Utérus. Ce sont des structures énergétiques en relation avec le Ciel Antérieur. La bile, liquide « pur », apporte l'énergie du Ciel Antérieur dans les organes et viscères du Ciel Postérieur. Les Merveilleux Vaisseaux à un autre niveau permettent également le passage des énergies du Ciel Antérieur vers les organes et viscères.

Dans le chapitre précédent, nous avons proposé de connecter le point 39VB au 11Rt pour renourrir, en cas d'atteinte, les moelles à partir de la Rate, de l'énergie du Ciel Postérieur (phase V de la maladie – voir chapitre 4). Le point 42VB, Diwihui, a été précédemment étudié pour traiter les stagnations d'énergie dans les foyers avec la chaîne d'Estomac (voir chapitre 19). Combiné aux Reins, pilier du Ciel Antérieur, il a également une action sur le Cerveau.

I – CONTRÔLE GLOBAL

Il s'effectue par une interrogation transversale de la face inférieure du menton au niveau osseux. Le thérapeute peut interroger chaque côté pour déterminer la latéralité du blocage (photo 34.1).

Confirmation par l'interrogation transversale en derme dans de quart inférieur de la face externe de la jambe (dans la région du point 39VB ; photo 34.2).

Le point 42VB est fermé du même côté.

II – CORRECTION

Elle consiste à mettre en relation, en connexion le point 42VB avec le point 10R, point Eau des Reins et donc relié aux énergies héréditaires du Ciel Antérieur (photo 34.3).

Les observations palpatoires montrent une action prédominante sur la partie postérieure du crâne, en regard du tronc cérébral. Le praticien peut le confirmer en effectuant avec la paume à plat une interrogation verticale en surface sur la partie postérieure du crâne, du côté bloqué dans le contrôle global (photo 34.4). La première phalange (P1) du pouce en résonance avec l'occiput ne répond pas à l'interrogation verticale en osseux également. Cette région anatomique correspond au cerveau « reptilien », archaïque, qui régit nos comportements instinctifs (les pulsions comme la fuite, la peur, l'agressivité, le combat pour la survie), assure l'homéostasie (maintien des constantes physiologiques dans les normes) et la satisfaction des besoins primaires (sommeil, reproduction, alimentation).

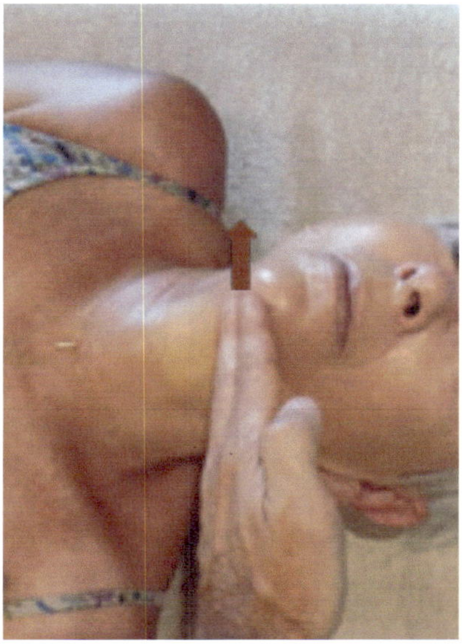

Photo 34.1 : contrôle global sur le menton

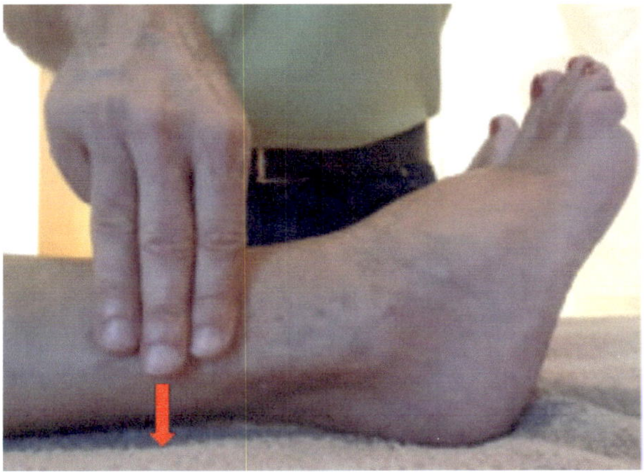

Photo 34.2 : contrôle global du point 42VB sur la face externe de la jambe

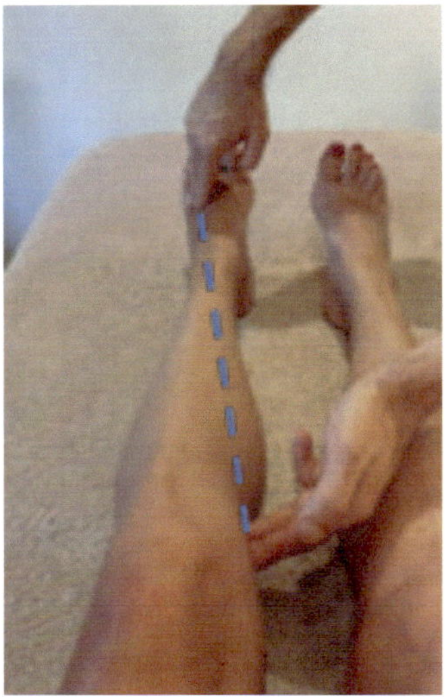

Photo 34.3 : correction du point 42VB avec le point 10R

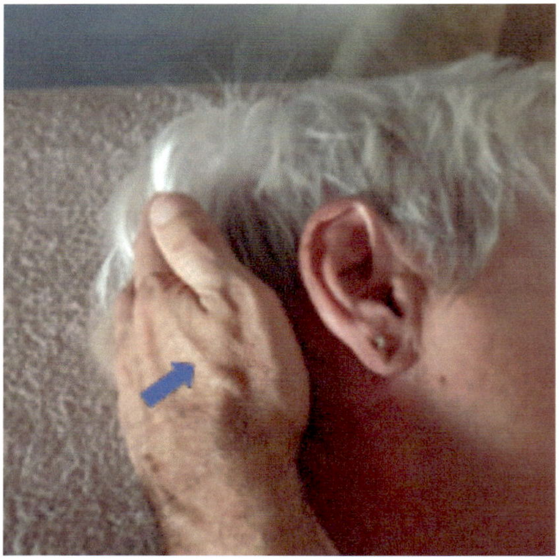

Photo 34.4 : interrogation verticale en surface de la partie postérieure du crâne avec la paume de la main

CHAPITRE 35 – RÉFLEXIONS SUR LA GRILLE

➔ Dans tous les cas, après un traitement complet, la grille de lecture est « propre », tous les contrôles à l'intérieur de la grille sont libres, signe que l'organisme a intégré toutes les informations données.
Le thérapeute peut apprécier l'efficacité des corrections mises en route, même en cours de traitement, en reprenant les différentes lectures étudiées dans les premiers chapitres (décodage de la main, décodage musculaire, palpation des méridiens, mouvement d'énergie des viscères), l'examen classique (prise des pouls, palpation abdominale…) ou ostéopathique (tests de mobilité aux niveaux vertébral, crânien et périphérique, de motilité au niveau viscéral). Les points des fonctions énergétiques perturbées sont à nouveau ouverts, et notamment les 5 points Shu qu'il peut passer rapidement en revue pour s'en assurer.

➔ Il est important de bien comprendre que la grille de lecture montre uniquement les blocages qui sont à corriger, les autres n'étant que leur conséquence. Par exemple, ne pas trouver de blocage dans le contrôle global des points Shu / Mu ne signifie pas que tous les points Shu et Mu soient ouverts. Si certains sont fermés, la cause est alors à rechercher dans d'autres blocages dans la grille de lecture. Après la correction de ces derniers, les points sont à nouveau ouverts.

➔ Cependant, dans les pathologies chroniques (phases de maladie Yin), la manifestation palpatoire de la maladie reste présente. Un sujet souffrant de rhumatismes sévères garde, même après traitement, un méridien de Rate, un 1er métacarpien, une 2e phalange de l'index ou un muscle jambier postérieur (en résonance avec la Rate) qui ne sont pas parfaitement libres. Un des 5 points Shu du méridien de Rate répond moins bien. Il en est, par exemple, de même dans le cas d'insuffisance rénale chronique avec le méridien du Rein, le 3e métacarpien, la 1re phalange de l'index ou dans les problèmes thyroïdiens avec le méridien du Triple Réchauffeur. Dans les pathologies mentales, le blocage de certains métacarpiens apparaît plutôt avec une palpation longitudinale en surface et la perturbation est également retrouvée au niveau des petits os de la face (voir décodage phalanges / os de la tête). Le traitement permet alors au corps de s'équilibrer au mieux dans sa phase de maladie en fonction de ses possibilités.

➔ Comme il a été souligné ci-dessus, l'intégralité des blocages dans la grille est corrigée. Un ordre de traitement est proposé, du « plus dense au plus subtil » :

- ➔ D'abord le niveau élémental (circulation des méridiens, les fonctions générales, les points Luo, les points-maîtres de Merveilleux Vaisseaux, les Merveilleux Vaisseaux secondaires… en utilisant les points distaux des méridiens).
- ➔ Puis le niveau corporel (points Shu / Mu, Ren Mai, Chong Mai…).
- ➔ Puis le niveau émotionnel (chaînes du Du Mai, de l'Estomac, de la Vésicule Biliaire, chaîne du 22R au 27R).
- ➔ Enfin le niveau spirituel (2e chaîne de Vessie, méridien du Cœur, les 3 Tan Tien, les dents…).

Il faut cependant noter que les corrections apportées à un niveau profond, comme les dents, peuvent permettre au corps d'autocorriger des blocages qui apparaissaient à des niveaux plus superficiels.

➔ L'Énergie, le Qi, ne doit pas être seulement un concept « flou », difficile à saisir, mais une réalité qu'on peut « toucher du doigt ». La sensation est « ce qui donne du sens à notre action » (Régis BLIN). Entre les mains, un organe qui présente une stagnation paraît lourd, dense alors que lorsque l'Énergie y circule librement, il est léger. Un crâne « serré », comme « pris dans un étau », « respire » à nouveau après traitement.

➔ Lors de l'interrogation horizontale de zones dermiques avec les doigts ou la paume, un blocage qui apparaît dans toutes les directions n'est pas interprétable selon la grille de lecture. Par ailleurs, il ne sera pas possible de mobiliser, de faire glisser le derme sur le tissu sous-jacent.
Lors de l'interrogation horizontale de zones épidermiques avec les doigts ou la paume, un blocage dans toutes les directions n'est pas interprétable selon la grille de lecture (le derme juste en dessous pouvant être mobilisable).
Il en est de même pour le tissu osseux.
Ces blocages apparaissant dans toutes les directions ont deux origines :

- ➔ Soit un problème structurel : des pathologies, comme par exemple une arthrite ou une arthrose déformante, un lymphœdème important, une cicatrice adhérente …altèrent la structure du tissu et demeurent après le traitement.
- ➔ Soit un blocage énergétique :
  - ➔ Pour les régions dermiques, le thérapeute trouvera principalement une perturbation dans les points Shu (Jing Bie ou fonction), la chaîne de Rate ou dans le centre traumatique, et dans les MTM (Jing Jin) pour le derme du crâne spécifiquement.
  - ➔ Pour les régions épidermiques, le blocage sera dans les chaînes émotionnelles du Du Mai, de l'Estomac ou de la Vésicule Biliaire.

➔ Pour le niveau osseux, les perturbations sont à rechercher dans les points Mu (Jing Bie ou fonction)
Après correction, le blocage éventuel apparaît dans une seule direction.

➔ Les points d'acupuncture sont des émetteur-récepteurs. Ils sont testés par une interrogation verticale en surface. Le thérapeute vérifie qu'ils répondent à une impulsion verticale au niveau de l'épiderme (voir chapitre 1, *La palpation énergétique*). On pourrait s'étonner que nous considérions seulement le niveau épidermique alors que, dans les traitements classiques par exemple, la profondeur d'insertion des aiguilles varie de quelques millimètres à 1 voire 2 centimètres. Ce serait oublier que notre approche repose sur la notion clé d'information. L'épiderme et le système nerveux dérivent du même feuillet embryologique, l'ectoderme (à la différence du derme qui provient du mésoderme). Cette relation étroite entre les deux structures demeure après la naissance, leur fonction principale réside dans la transmission d'informations, dans la communication.

➔ Il est à noter que les corrections faites à partir des décodages proposés par J. Pialoux, confirment la justesse de ses décodages.

➔ Toutes les subtilités palpatoires n'ont pu être abordées dans le cadre de cet ouvrage que nous avons voulu concis, mais l'essentiel de notre pratique y est largement décrit. Nous voudrions attirer l'attention du lecteur sur un dernier point : l'environnement vibratoire du cabinet, de la salle de soins, peut être cause d'erreur dans l'examen palpatoire. Les perturbations vibratoires (électromagnétiques, telluriques, éthériques…) peuvent créer de « faux » blocages qu'on ne retrouve pas dans un environnement « propre ». Cette étude fera l'objet d'une prochaine publication : de l'influence de l'habitat sur la santé.

ÉPILOGUE ET ANNEXES

- ÉPILOGUE
- ANNEXE I – PLANCHES RÉCAPITULATIVES
- ANNEXE II – LE MOUVEMENT D'ÉNERGIE DES OS DU CRÂNE
- ANNEXE III – LES DYSFONCTIONNEMENTS DE L'ARTICULATION TEMPORO-MANDIBULAIRE (ATM)

ÉPILOGUE

Notre approche de la Médecine Chinoise avance des propositions qui reposent sur la palpation énergétique et une méthodologie rigoureuse. Elle retrouve les grands principes hérités de la Tradition, inscrits dans les tissus. Nous encourageons le lecteur à expérimenter par lui-même nos hypothèses de travail et à ne pas s'arrêter à la première difficulté palpatoire ou à l'apparente complexité de la grille de lecture, car elle constitue un outil fiable et efficace dans la pratique comme l'expérience nous l'a montré. Pour autant, cette approche ne saurait couvrir tous les aspects du système énergétique ou remplacer certaines techniques classiques. Nul doute que de nouveaux contrôles viendront la compléter, la modifier, car, comme pour toute science, nous n'en aurons jamais fini de chercher comme en témoigne cette nouvelle édition.

ANNEXE I – PLANCHES RÉCAPITULATIVES

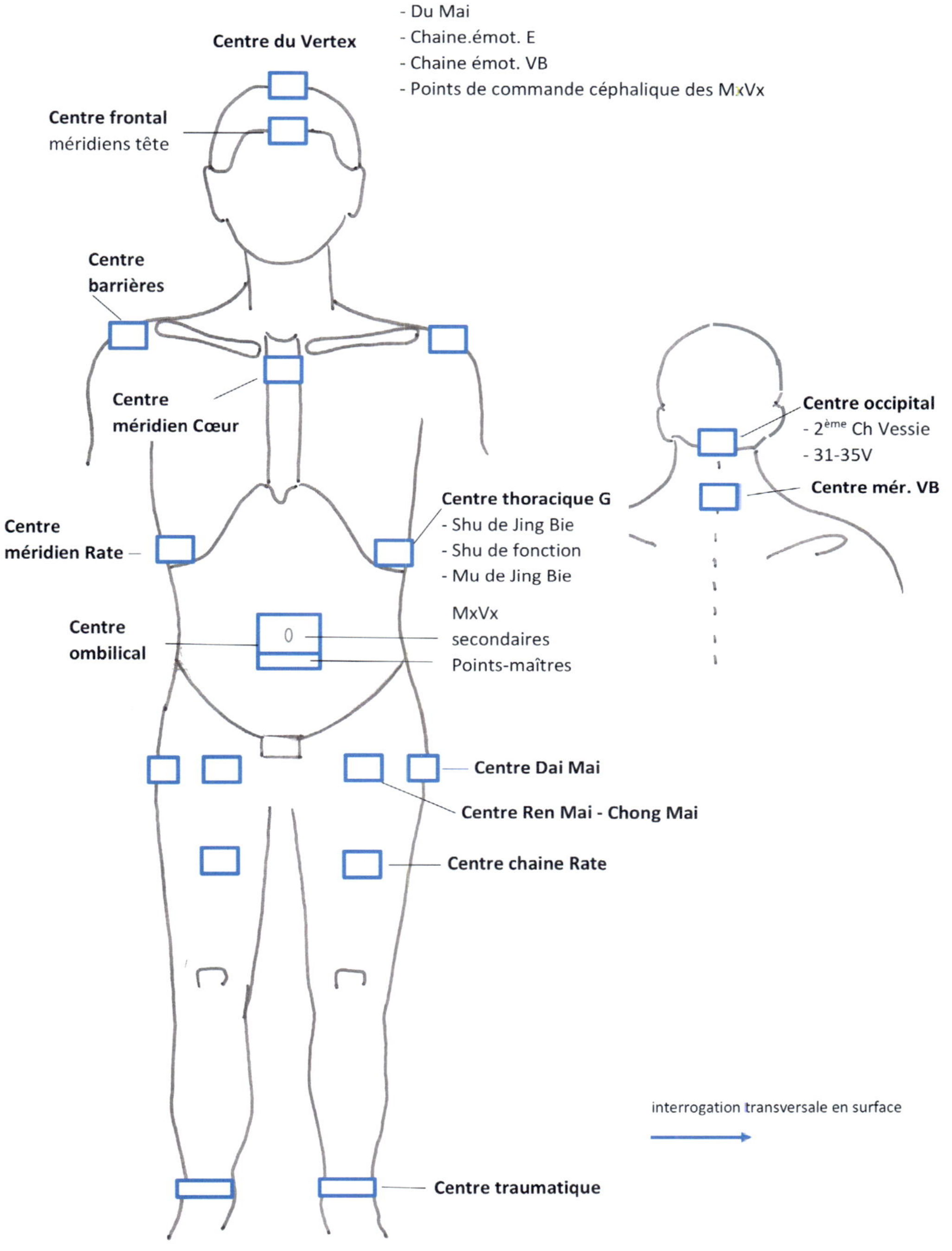

PLANCHE 36 : LES CENTRES

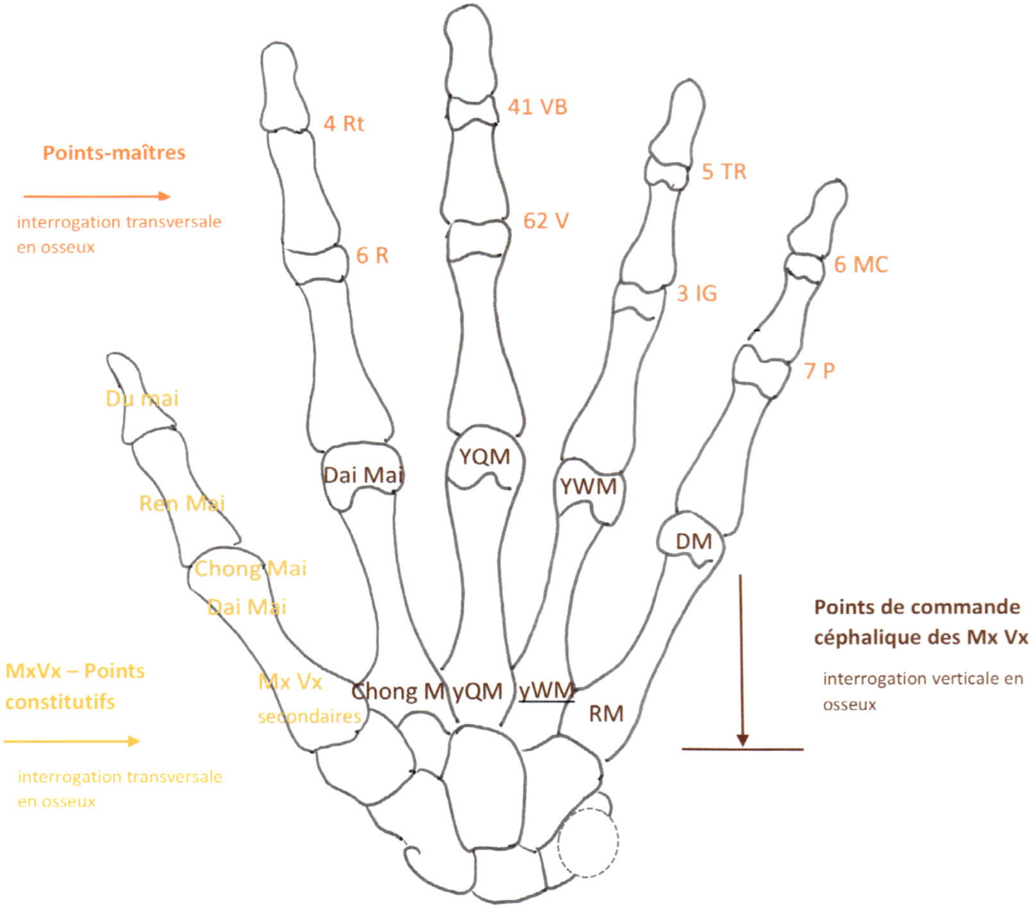

PLANCHE 37 : LES MERVEILLEUX VAISSEAUX SUR LA FACE DORSALE DE LA MAIN (OS)

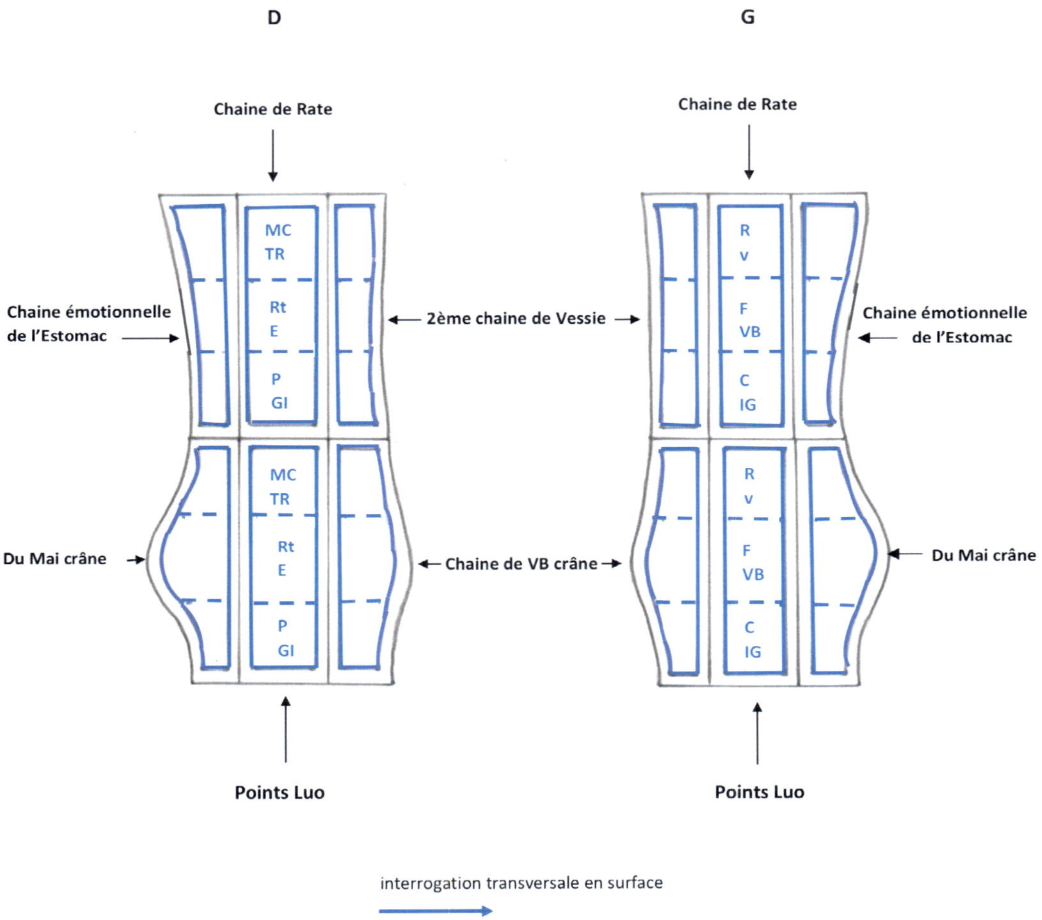

PLANCHE 38 : LOGES ÉNERGÉTIQUES DU POIGNET ANTÉRIEUR (SURFACE)

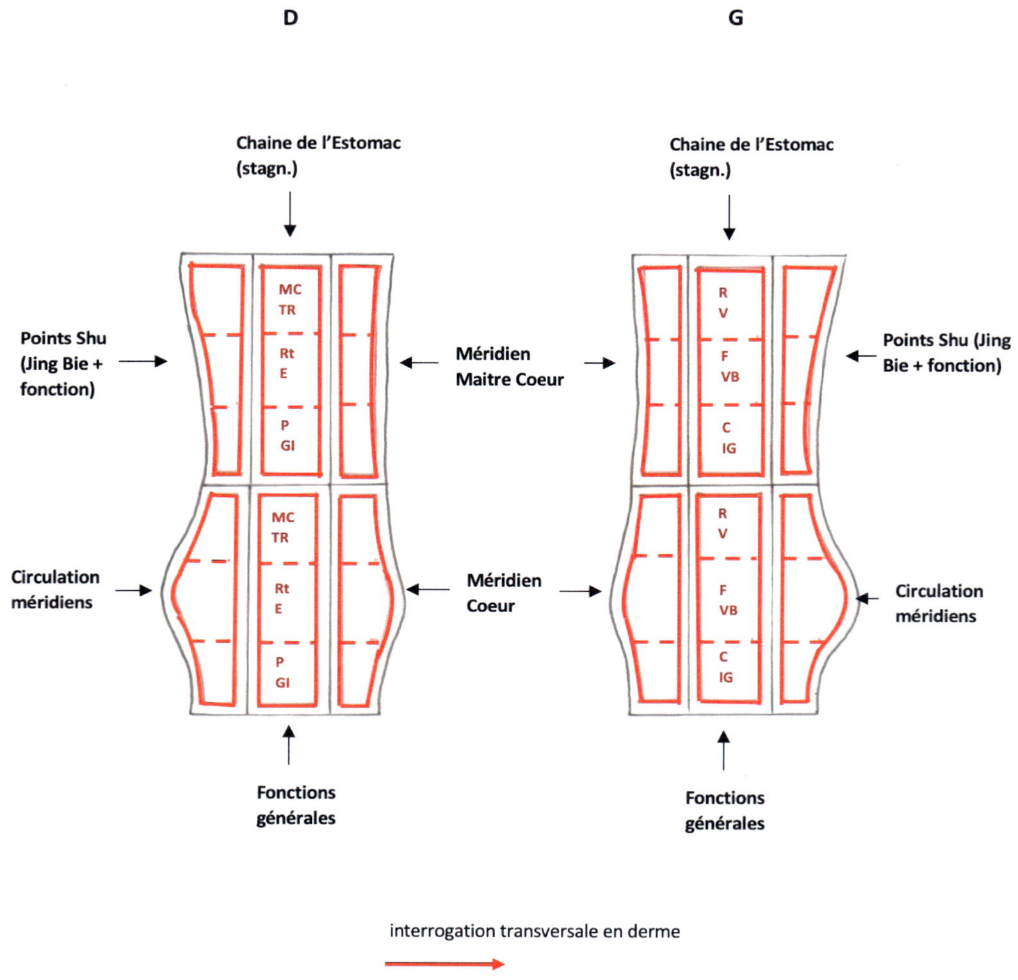

PLANCHE 39 : LOGES ÉNERGÉTIQUES DU POIGNET ANTÉRIEUR (DERME)

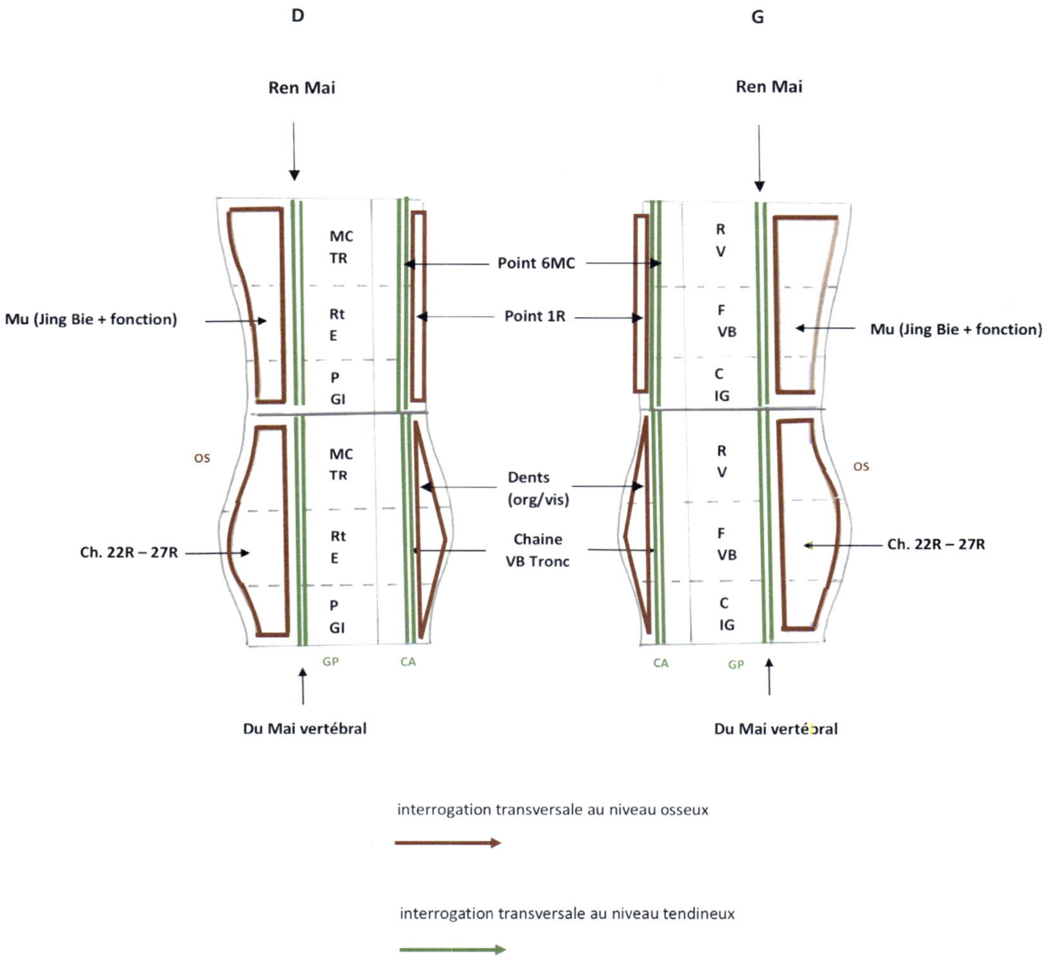

PLANCHE 40 : LOGES ÉNERGÉTIQUES DU POIGNET ANTÉRIEUR (OS + TENDON)

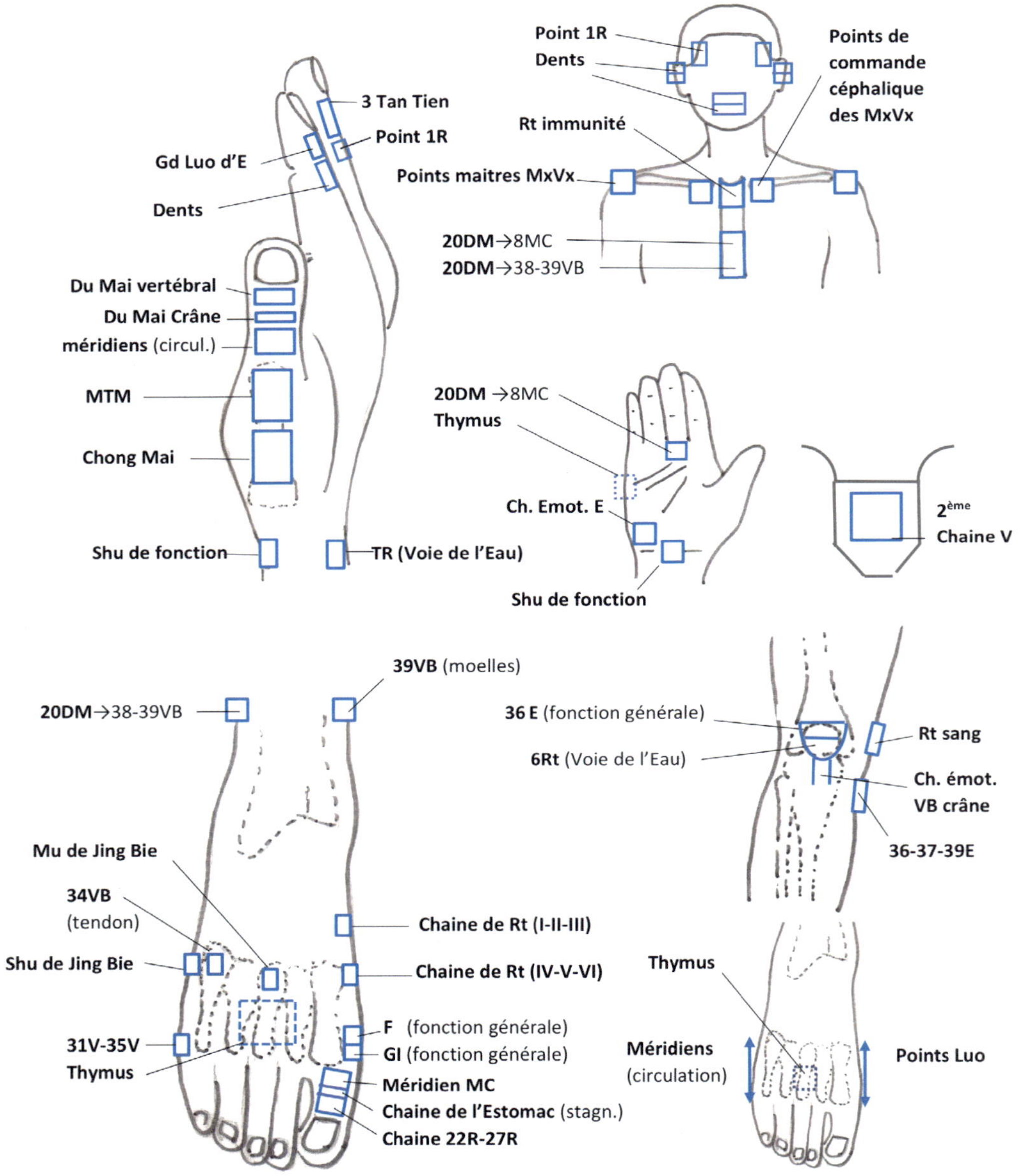

PLANCHE 41 : PLANCHE RÉCAPITULATIVE (SURFACE)

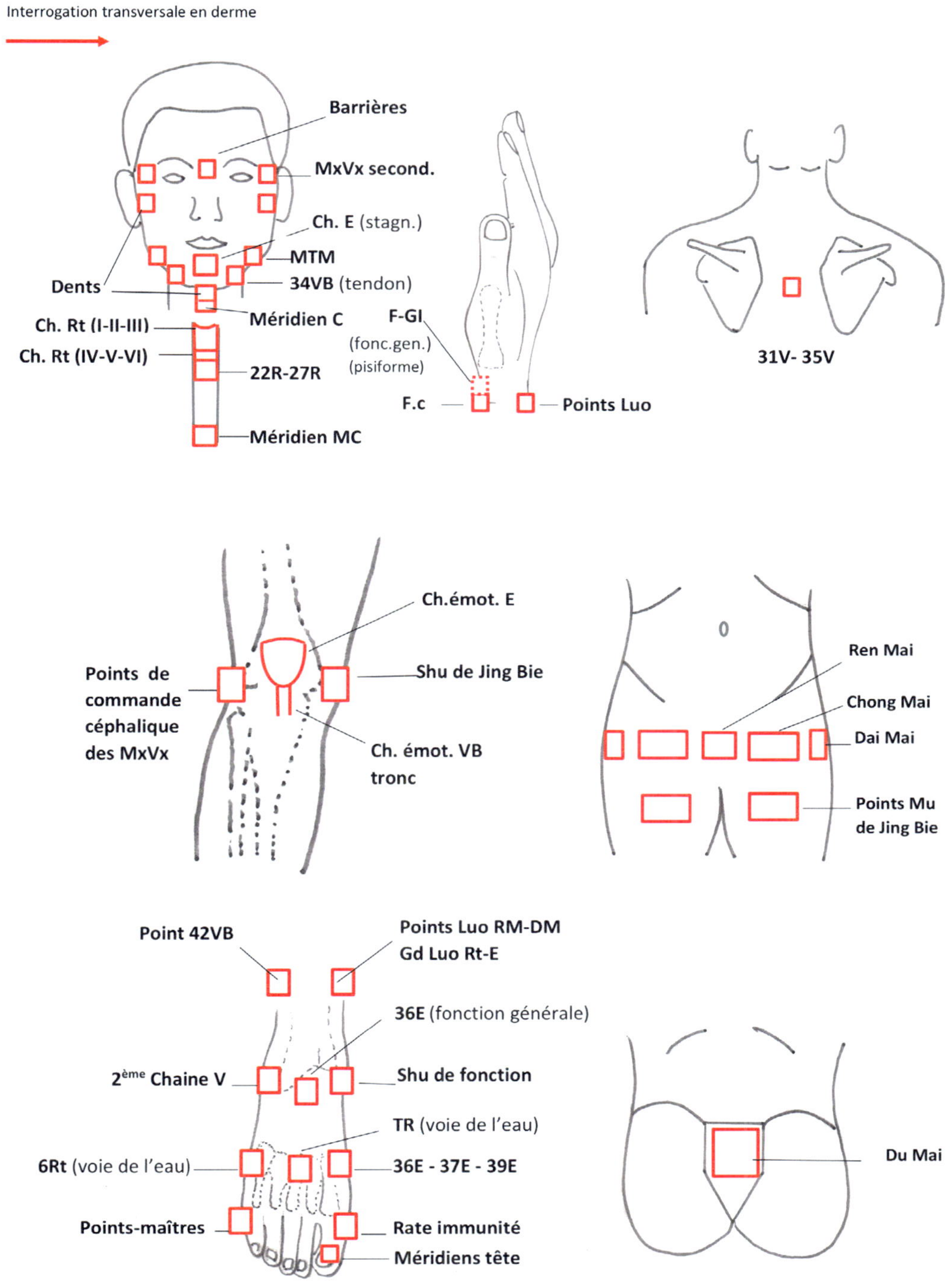

PLANCHE 42 : PLANCHE RÉCAPITULATIVE (DERME)

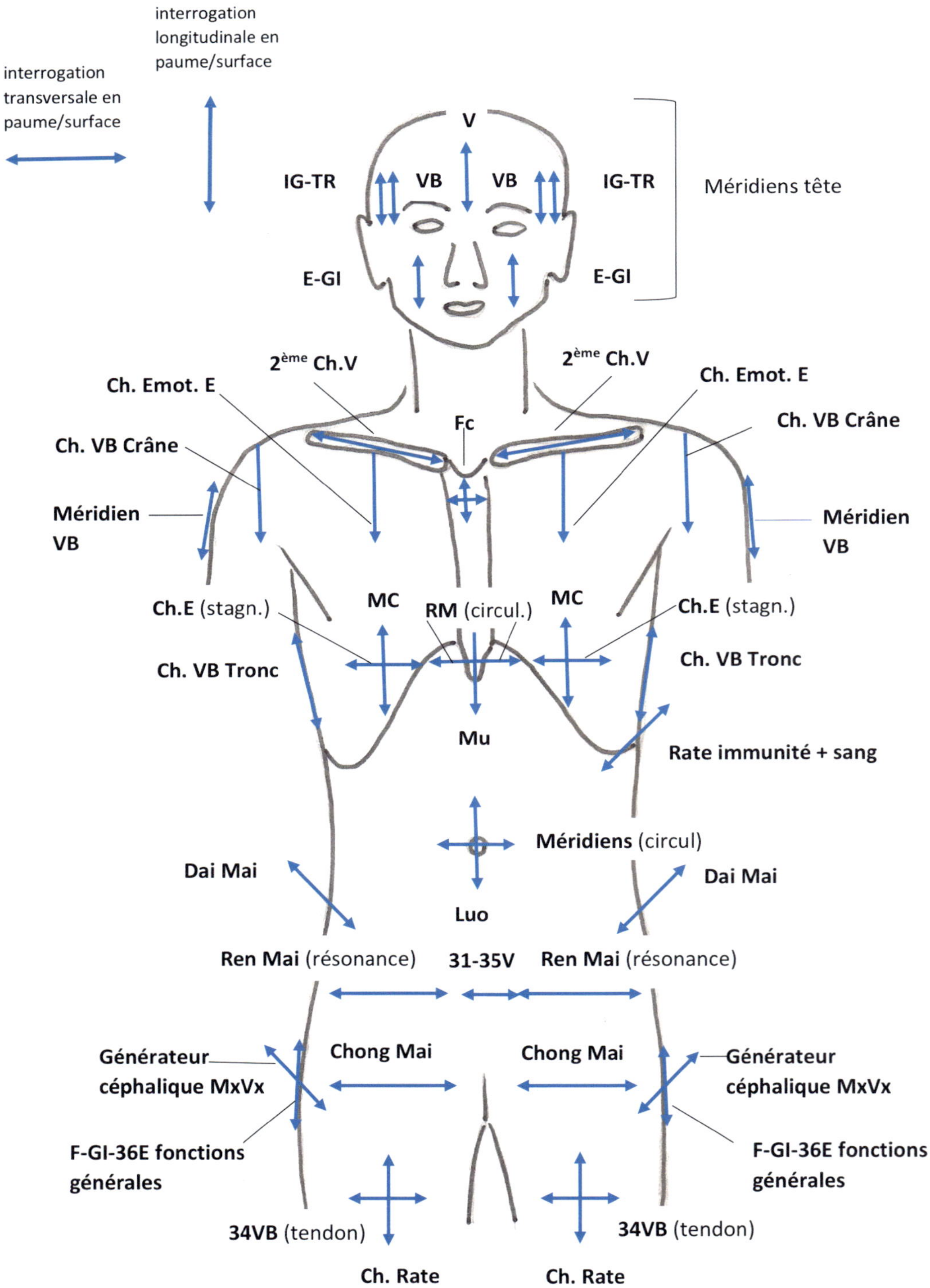

PLANCHE 43 : PLANCHE RÉCAPITULATIVE (PAUME / SURFACE) (I)

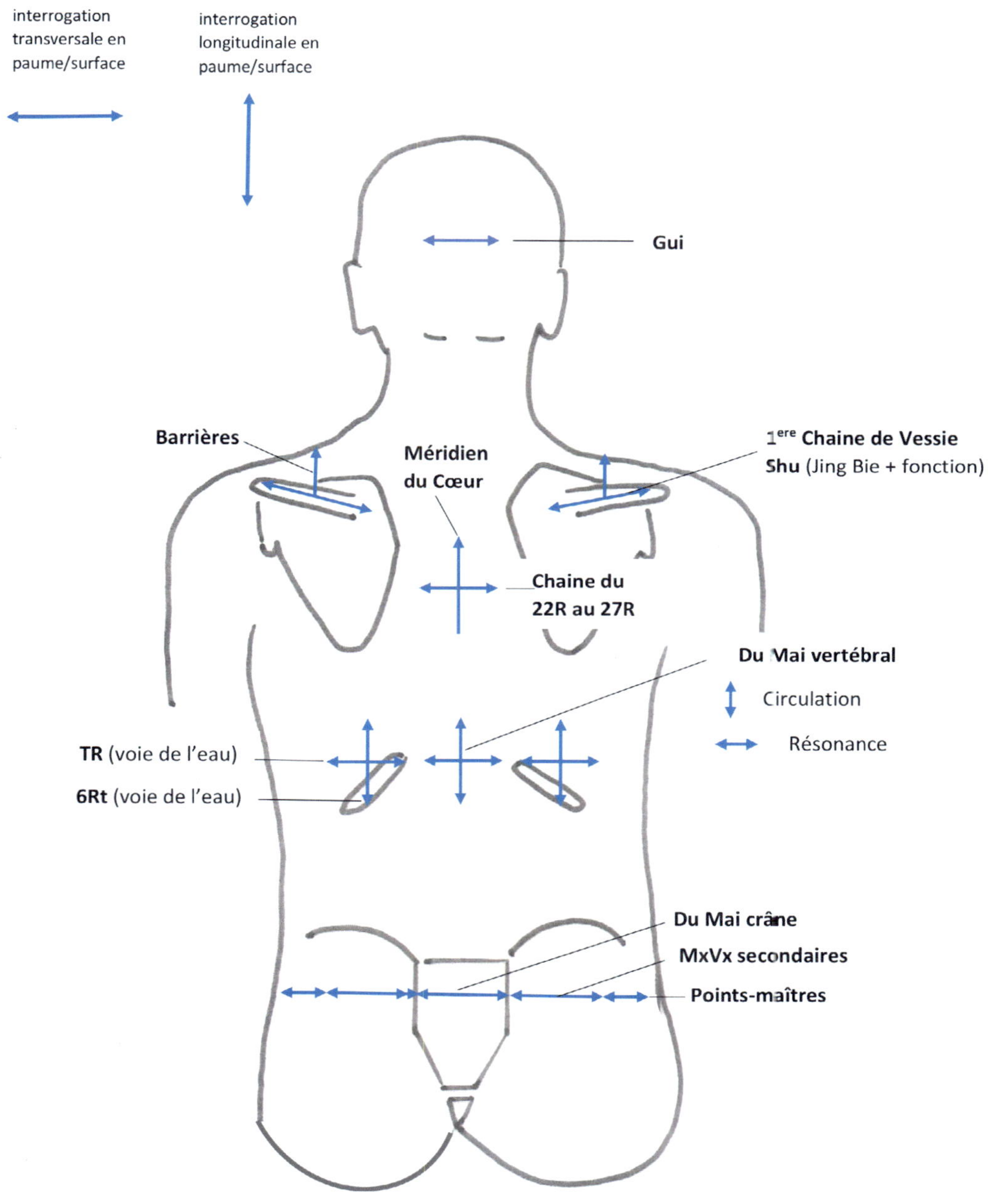

PLANCHE 44 : PLANCHE RÉCAPITULATIVE (PAUME / SURFACE) (II)

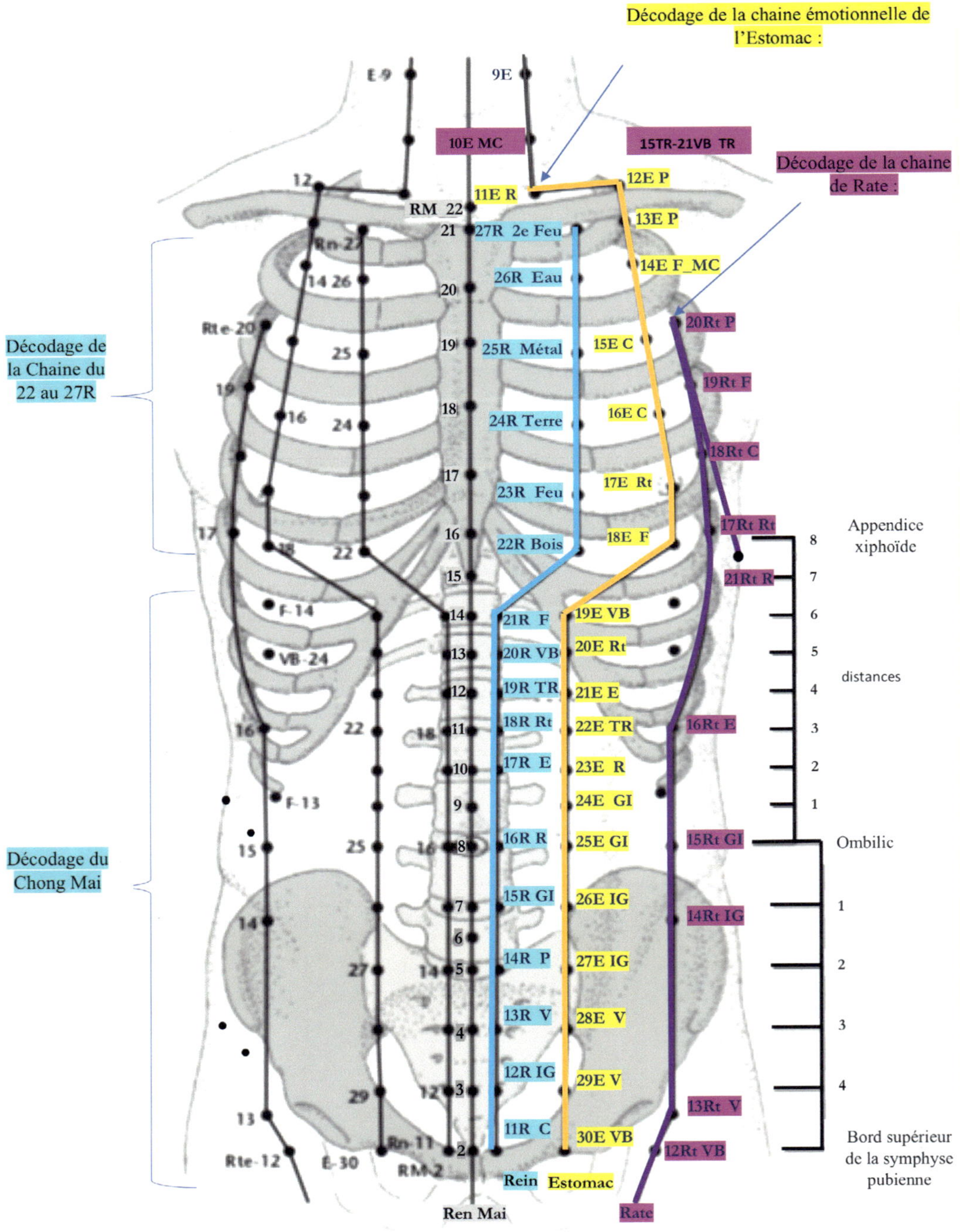

PLANCHE 45: DÉCODAGE DES MÉRIDIENS SUR LA FACE ANTÉRIEURE DU TRONC

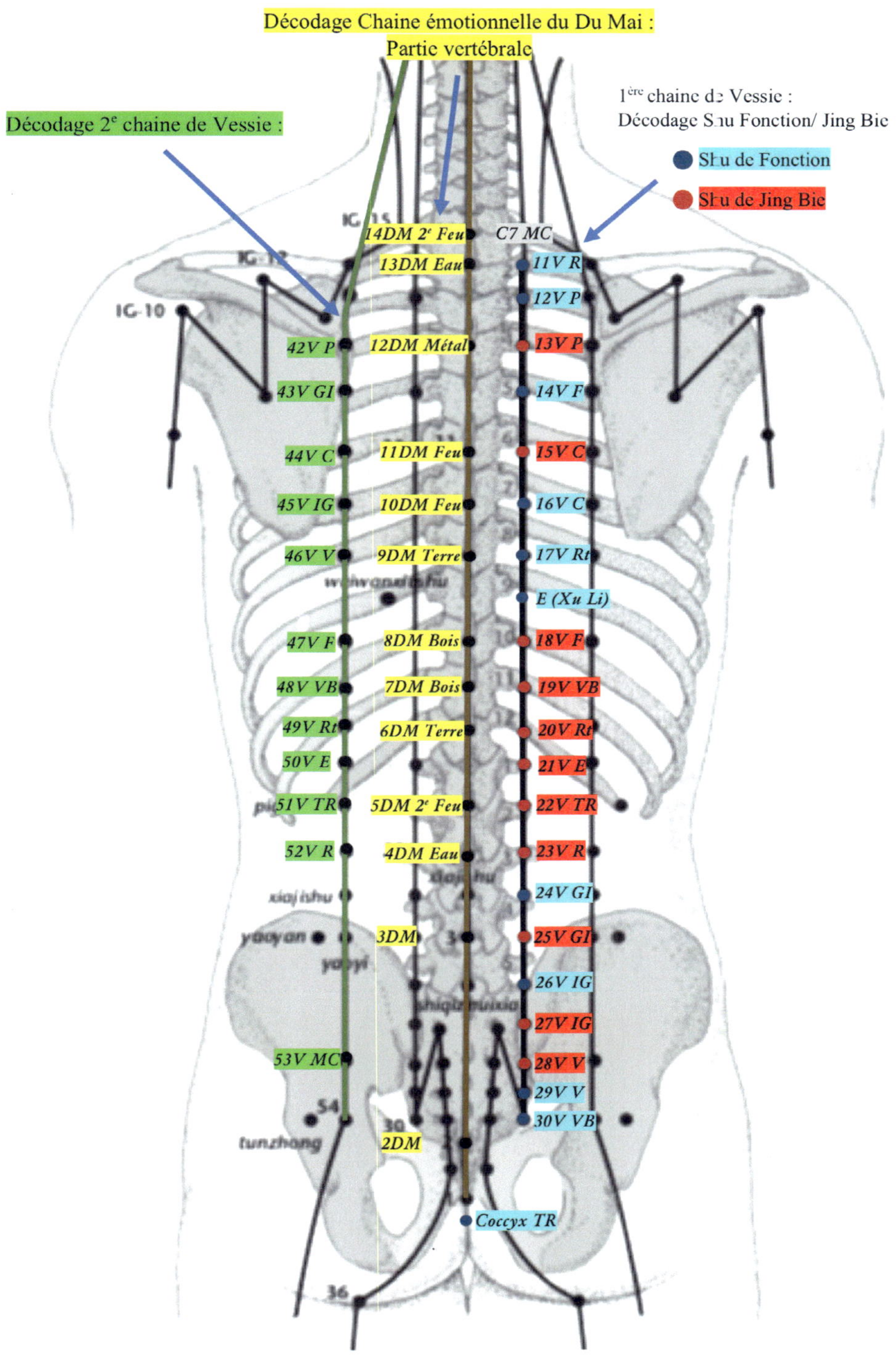

PLANCHE 46 : DÉCODAGE DES MÉRIDIENS SUR LA FACE POSTÉRIEURE DU TRONC

Points de commande céphalique des Merveilleux Vaisseaux	Chaine émotionnelle de VB (partie céphalique)	Chaine émotionnelle du Du Mai (partie céphalique)

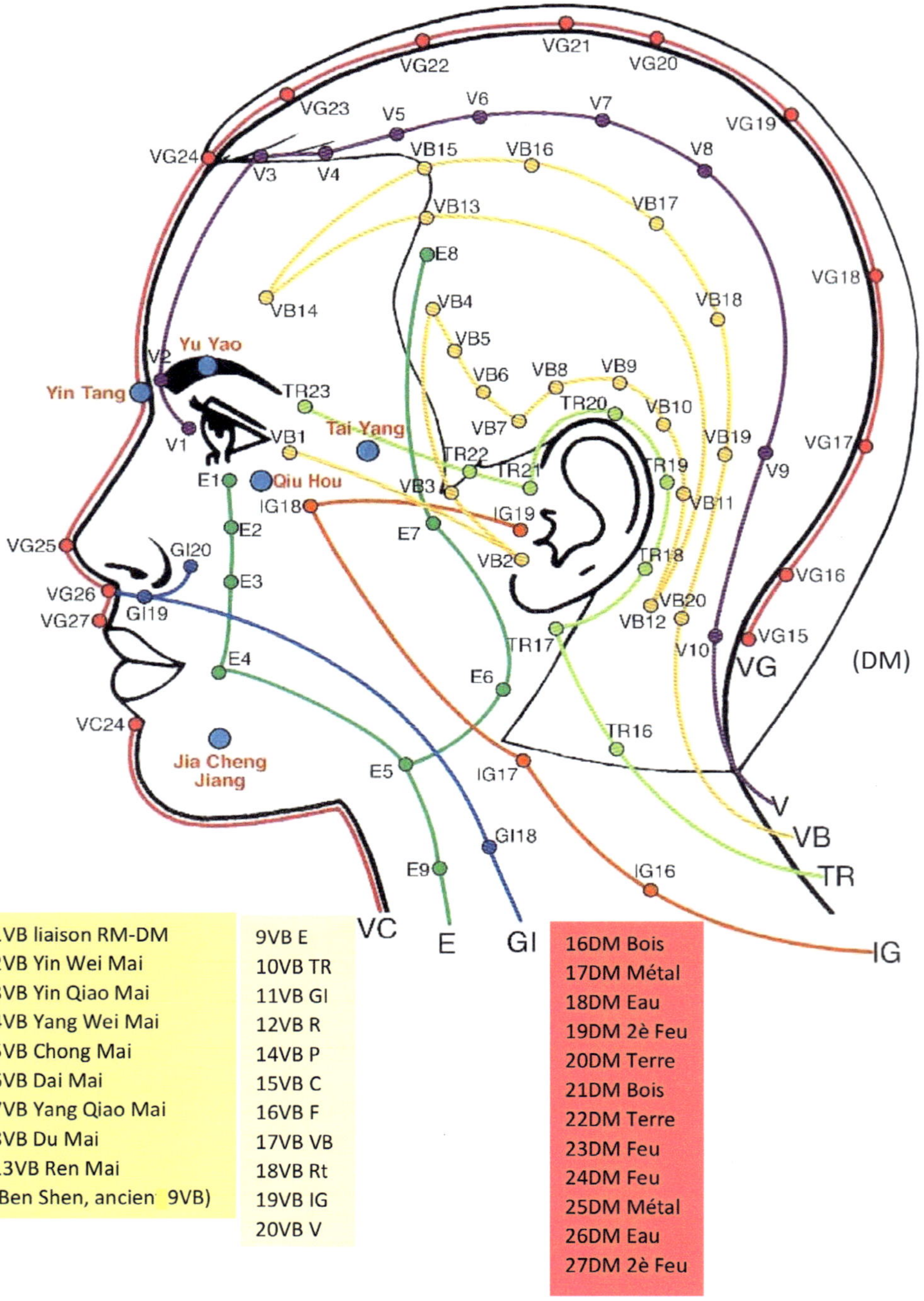

1VB liaison RM-DM	9VB E
2VB Yin Wei Mai	10VB TR
3VB Yin Qiao Mai	11VB GI
4VB Yang Wei Mai	12VB R
5VB Chong Mai	14VB P
6VB Dai Mai	15VB C
7VB Yang Qiao Mai	16VB F
8VB Du Mai	17VB VB
13VB Ren Mai	18VB Rt
(Ben Shen, ancien 9VB)	19VB IG
	20VB V

16DM Bois
17DM Métal
18DM Eau
19DM 2è Feu
20DM Terre
21DM Bois
22DM Terre
23DM Feu
24DM Feu
25DM Métal
26DM Eau
27DM 2è Feu

PLANCHE 47 : DÉCODAGE DES MÉRIDIENS SUR LA TÊTE

Chaine émotionnelle de Vésicule Biliaire du tronc

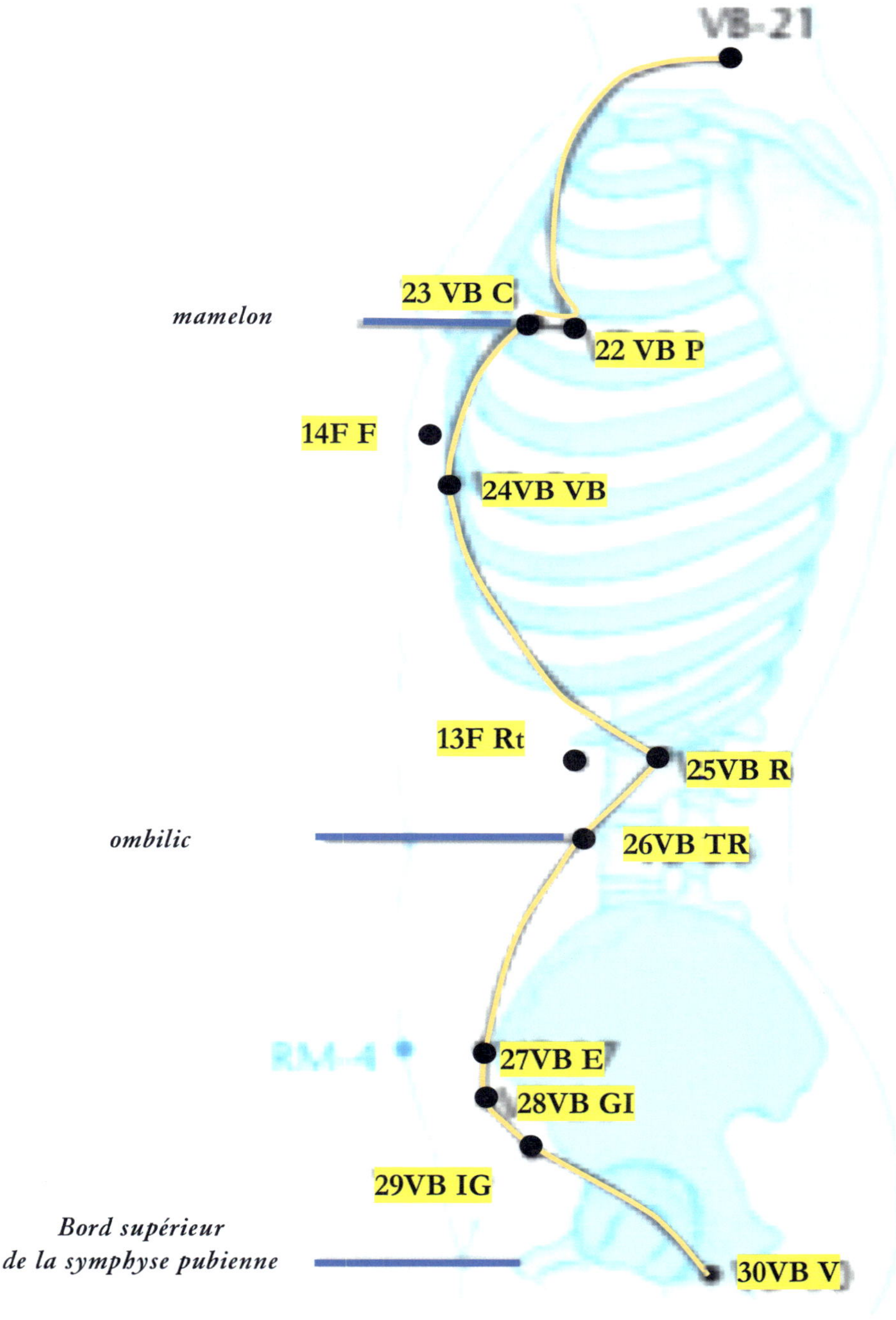

PLANCHE 48 : DÉCODAGE DU MÉRIDIEN DE VÉSICULE BILIAIRE SUR LE TRONC

ANNEXE II – LE MOUVEMENT D'ÉNERGIE DES OS DU CRÂNE

Comme tous les tissus dérivés du mésoderme (os, muscles, derme), les os du crâne et de la face sont animés de micromouvements rythmiques qui ont une fréquence de 10 aller-retour par minute – c'est le Mouvement Respiratoire Primaire décrit en ostéopathie. Le rythme est plus lent pour les muqueuses des organes issues de l'endoderme. Le moteur de ce rythme vital sont les énergies du Ciel Antérieur.

Pour illustrer cette étude, nous prendrons l'exemple de l'os Temporal. À l'« écoute » telle qu'elle est pratiquée en ostéopathie crânienne (photos 36.1), le thérapeute a la **sensation** que le Temporal effectue un mouvement de rotation antérieure accompagnée d'un écartement de l'écaille et d'une rentrée de l'apophyse mastoïde (photo 36.2), pendant 3 secondes, puis le mouvement inverse durant les 3 secondes suivantes, et ainsi de suite si le praticien n'induit rien. Cette sensation est produite **par un mouvement d'énergie dans l'os et non par un mouvement de l'os dans les 3 plans de l'espace, par rapport aux autres os**.

Pour vérifier que ce mouvement d'énergie s'effectue correctement, plutôt que l'écoute, nous proposons 2 tests plus rapides et plus fiables :

- ➔ L'interrogation verticale au niveau osseux du Temporal (est-ce que l'os répond à une poussée verticale, légère, exercée avec les doigts à plat, de la surface vers l'intérieur du crâne ? Si l'énergie circule librement, le thérapeute perçoit un mouvement en retour, de rebond ; l'os « respire ». En cas de blocage, de stagnation d'énergie, il n'y a pas ou peu de réponse de l'os ; il paraît dur, sans élasticité. Ceci est valable pour tous les os accessibles à la palpation, dessin ci-dessous et photo 36.3).

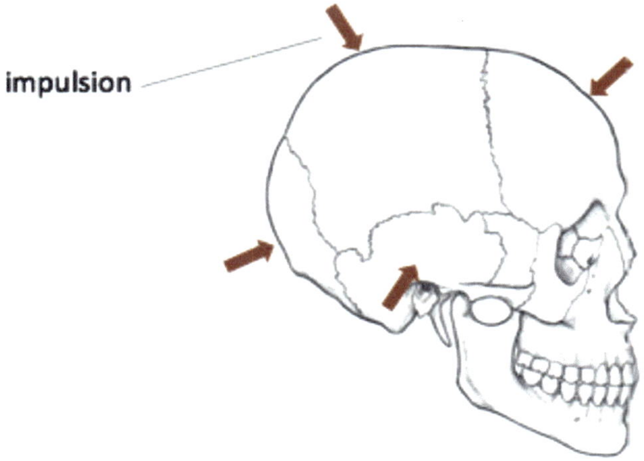

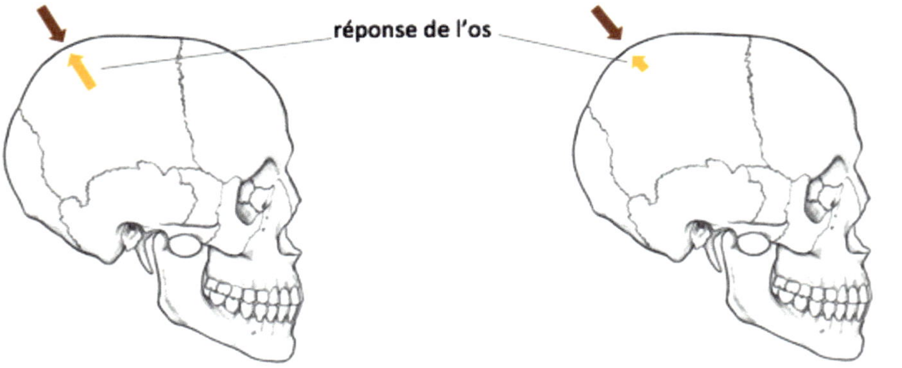

a) réponse correcte de l'os b) peu ou pas de réponse de l'os

➔ L'interrogation verticale au niveau osseux de la 1re phalange (P1) de l'index (photo 36.4). En effet, les 14 phalanges des doigts sont en résonance avec les 14 os du crâne et de la face (voir le décodage ci-dessous). S'il y a une stagnation d'énergie dans l'os Temporal, P1 de l'index ne répond pas.

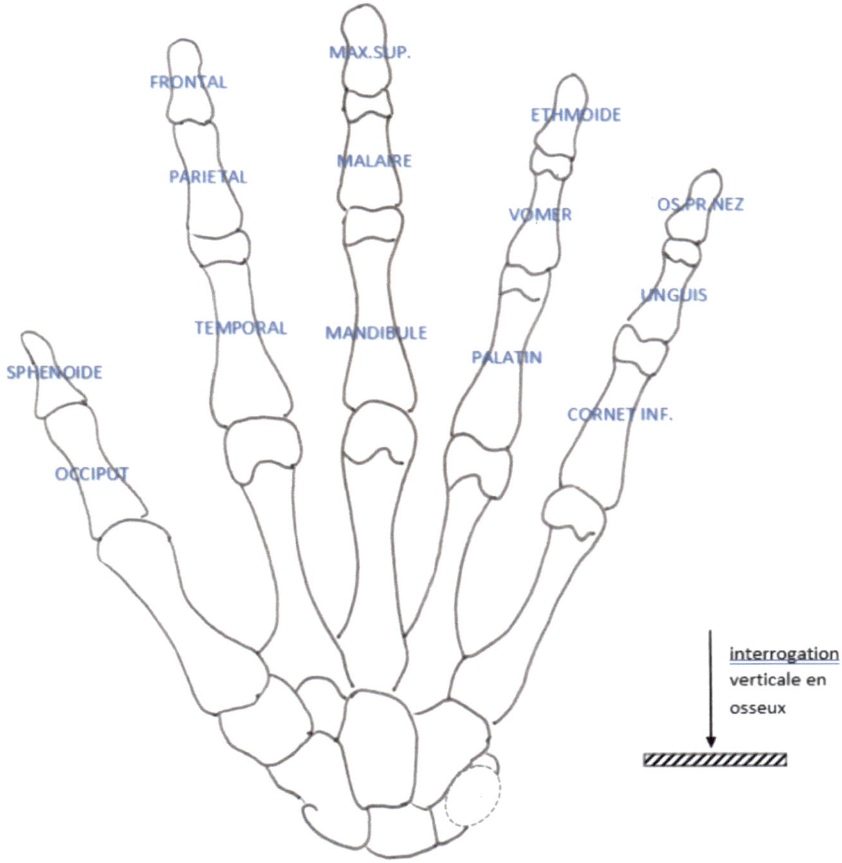

Ces tests, cependant, ne donnent pas l'origine, la cause du blocage que le thérapeute trouvera dans la grille de lecture. Elle pourra être :

- ➔ Traumatique (choc sur la tête, compression crânienne lors de l'accouchement, traitement d'orthodontie…), la correction s'effectuera alors à partir du centre traumatique de la cheville sur le bord latéral de la tête (voir chapitre 15).
- ➔ Liée à une stagnation d'énergie dans les 12 méridiens, la correction est alors effectuée à partir des autres contrôles dans la grille de lecture.

Remarques

➔ Relation Temporal – méridien du Rein.

Les 14 phalanges des doigts sont également en résonance avec les 14 méridiens (12 méridiens principaux + Du Mai + Ren Mai - voir le décodage au chapitre 2, planche 1). La 1re phalange de l'index est en relation avec le méridien du Rein. Les observations palpatoires ont montré que si le méridien du Rein est perturbé, cette phalange est bloquée lors de l'interrogation horizontale en surface dans l'axe longitudinal de l'os (le thérapeute rencontre une résistance à sa poussée horizontale ; photo 36.5).

Un blocage du Temporal (P1 de l'index ne répond pas à l'interrogation verticale au niveau osseux) peut être lié à une perturbation du méridien du Rein (P1 de l'index est alors également bloqué lors de l'interrogation horizontale en surface) ou pas (P1 de l'index est libre si on l'interroge horizontalement). On peut aussi trouver une perturbation du méridien du Rein qui ne s'exprime pas au niveau du Temporal. Le même raisonnement s'applique pour les autres os de la tête (excepté pour le Sphénoïde et l'Occiput, en résonance avec les 2 phalanges du pouce. Voir le décodage colonne du pouce / Merveilleux Vaisseaux au chapitre 9).

➔ Le traumatisme de la naissance

Les perturbations sur le crâne du nouveau-né lors de l'accouchement peuvent provoquer des troubles tels que des pleurs excessifs, un sommeil perturbé, de l'agitation, des problèmes digestifs (coliques, régurgitation) ou musculaires (torticolis congénital, tête toujours tournée du même côté). Ces perturbations peuvent être liées au traumatisme physique de l'accouchement, lors du passage dans le bassin, notamment s'il a été compliqué, long, avec utilisation d'instruments (forceps, ventouse), voire pendant la période intra-utérine (mauvaise position fœtale, cordon autour du cou…). Les corrections s'effectuent à partir du centre traumatique de la cheville sur le bord latéral de la tête et du cou essentiellement, à la même hauteur que le blocage (photo 36.6).

Le blocage des points « Fenêtre du Ciel » (16TM, 20VB, 10V) peuvent perturber le mouvement d'énergie de l'Occiput. Ils sont corrigés spécifiquement (voir chapitre 17 et photos 36.7 et 36.8).

Les blocages mécaniques les plus fréquents sont au niveau de l'Occiput et de l'articulation Occiput – 1er cervicale.

Le traumatisme de la naissance est surtout émotionnel, l'angoisse vécue dans le canal occasionnant peurs, terreurs nocturnes, douleurs abdominales chez le nourrisson et le jeune enfant, des problèmes d'énurésie. Elle est considérée comme le modèle de base pour toutes les futures angoisses (voir les travaux d'Otto Rank et ceux de Stanislav Grof avec les matrices périnatales).

Les corrections s'effectuent sur la 2e chaîne de Vessie à partir du centre occipital (photo 36.9), avec 2 points essentiels :

- ➔ 52V (L2), en relation avec les Reins
- ➔ 53V (S2), en relation avec le Maître du Cœur

➔ L'interrogation verticale en paume / surface de la partie postérieure (Occiput) et de la partie « centrale » (grande aile du Sphénoïde) du crâne permet de contrôler la Moelle au niveau cérébral. Les corrections s'effectuent à partir des points de Vésicule Biliaire (39VB, 42VB, voir chapitres 33 et 34).

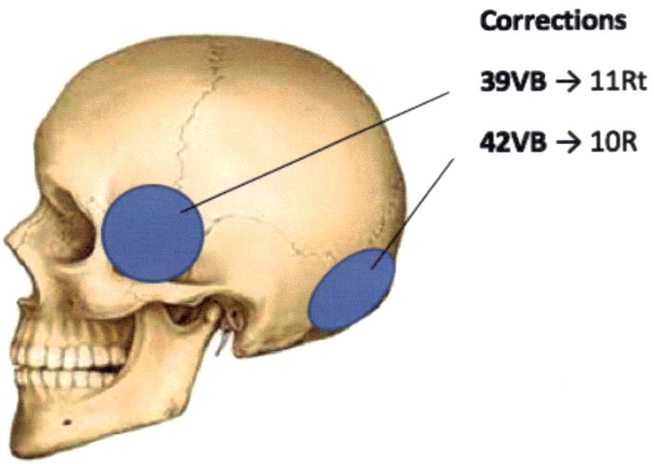

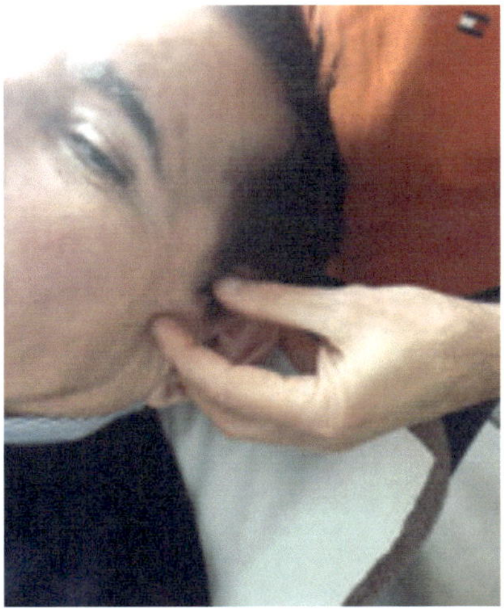

Photo 36.1 : écoute ostéopathique de l'os Temporal

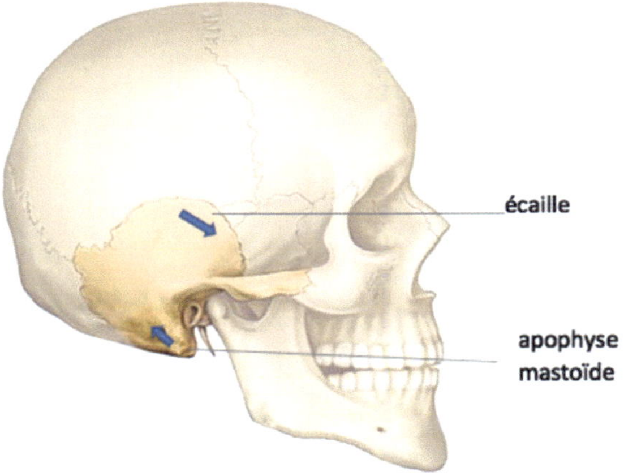

Photo 36.2 : mouvement d'énergie dans l'os Temporal dans la flexion crânienne

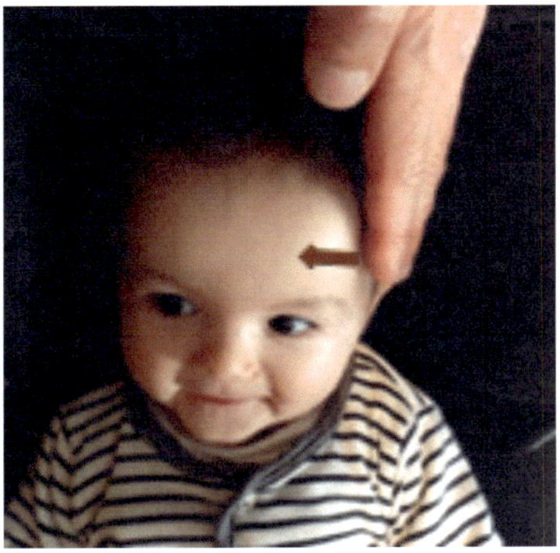

Photo 36.3 : interrogation verticale de l'os Temporal

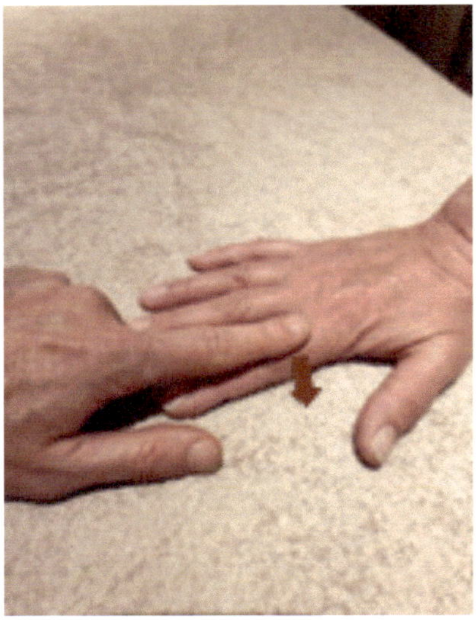

Photo 36.4 : interrogation verticale de P1 de l'index au niveau osseux, en résonance avec l'os Temporal

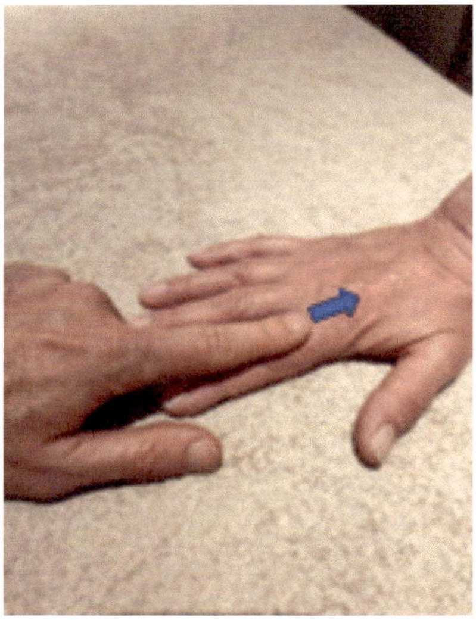

Photo 36.5 : interrogation horizontale de P1 de l'index en surface, en résonance avec le méridien du Rein

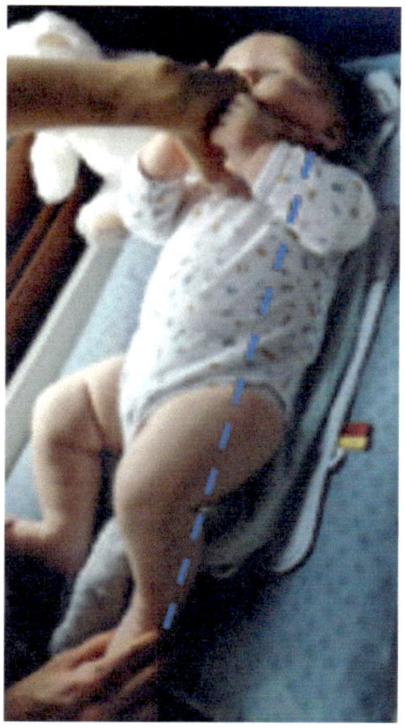

Photo 36.6 : correction Occiput-C1 chez un nourrisson

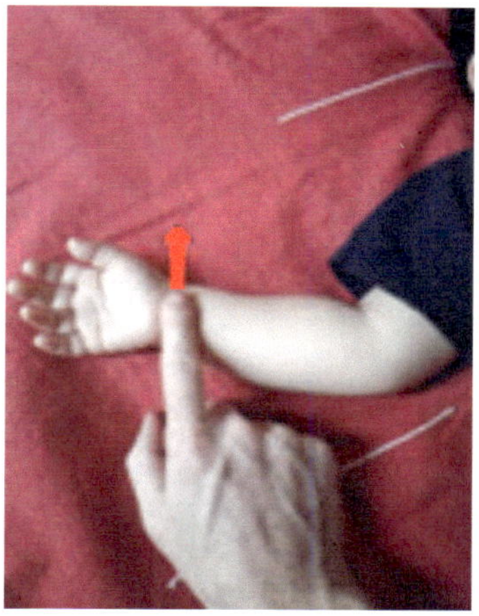

Photo 36.7 : contrôle global des points « Fenêtre du Ciel »

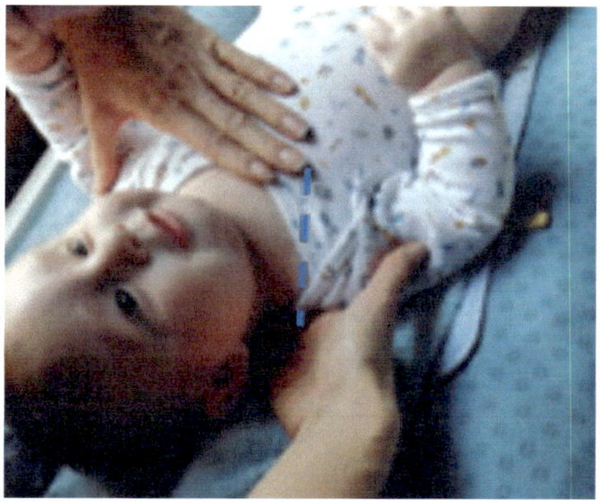

Photo 36.8 : correction du point 20VB

Photo 36.9 : contrôle du centre occipital

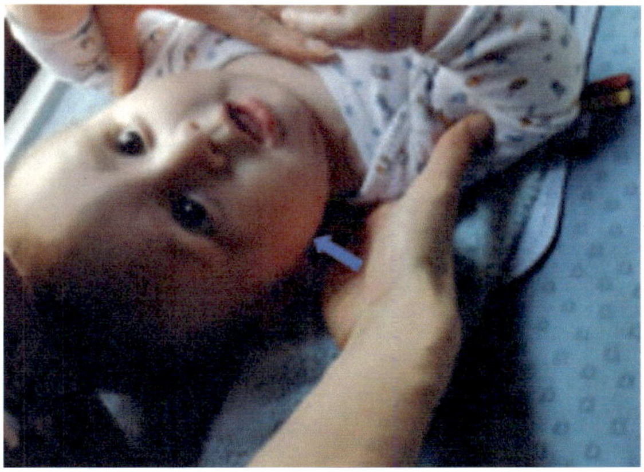

ANNEXE III – LES DYSFONCTIONNEMENTS DE L'ARTICULATION TEMPORO-MANDIBULAIRE (ATM)

Responsables du syndrome SADAM caractérisé par des douleurs locales irradiant vers l'oreille, du bruxisme, des névralgies de la face, de la mâchoire, des bruits articulaires à l'ouverture de la bouche, de la difficulté à ouvrir ou fermer la bouche, des maux de tête, des douleurs cervicales…

I – CONTRÔLES SPÉCIFIQUES

En cas de dysfonctionnement, la 1re phalange du 3e doigt ne répond pas à l'interrogation verticale osseuse (photo 37.1) ainsi que l'ATM (dans la région du 2VB ; photo 37.2).

II – ORIGINES DES DYSFONCTIONS DE L'ATM

Les principales causes en sont :

- ➔ Un blocage d'origine traumatique (choc, aliments durs…) qui entraîne un spasme des muscles temporaux, masséters et ptérygoïdiens (muscles masticateurs). Le blocage de ces muscles perturbe le centre mécanique T4-T5 (photo 3). La correction s'effectue avec une main sur le centre traumatique de la cheville, l'autre main recherche le blocage sur le bord latéral de la tête, à la verticale du tragus. Il est nécessaire de contrôler également les points locaux (2VB, 5E, 6 E) par le centre frontal.
- ➔ Des surtensions d'origine psychologique (stress…). Les contractures des muscles temporaux, masséters et ptérygoïdiens sont alors d'origine « nerveuse ». Les perturbations énergétiques concernent surtout l'axe Shao Yang (TR-VB-Yang Wei Mai).
- ➔ Un trouble de l'occlusion dentaire. Les blocages de la 1re phalange du 3e doigt, de l'ATM persistent alors après le traitement (ainsi que celui du centre mécanique T4-T5). Le recours à un spécialiste en occlusodontie est alors nécessaire.

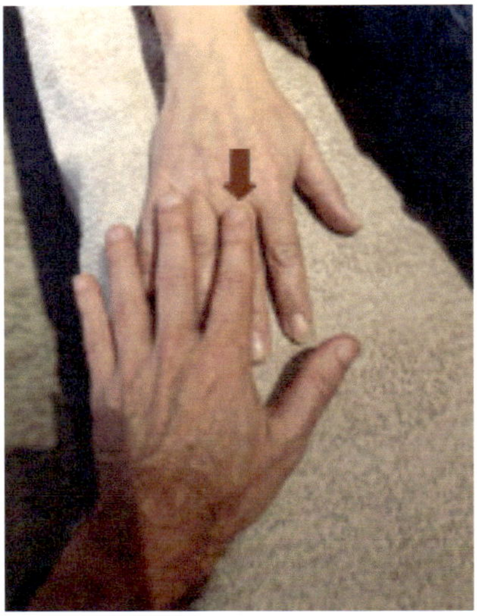

Photo 37.1 : interrogation verticale de P1 du 3e doigt en osseux, en résonance avec la mandibule

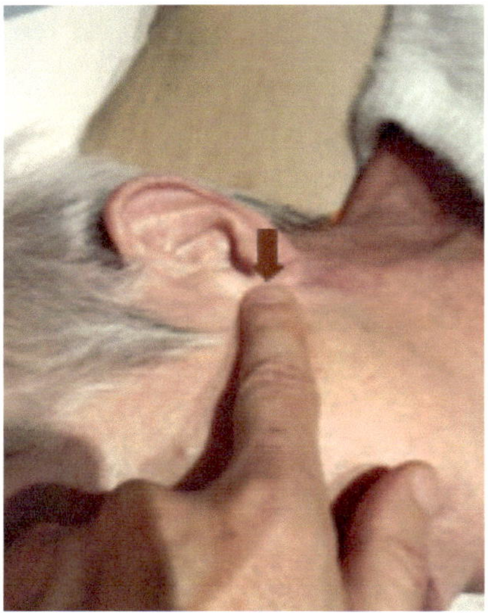

Photo 37.2 : interrogation verticale de l'ATM en osseux

TABLE DES PLANCHES, INDEX DES PHOTOGRAPHIES, ET BIBLIOGRAPHIE

TABLE DES PLANCHES

1. Les planches 45 – 46 – 48 ont été réalisées par Kevin Titecat d'après Jacques Pialoux (*Le Diamant Chauve Plus*) et Claudia Focks (*Atlas d'Acupuncture*).

INDEX DES PHOTOGRAPHIES

(Classement par chapitre)

BIBLIOGRAPHIE

- Arteil Michel, *Le rôle des dents pour la santé globale*, Mtc Mag n° 64
- Auteroche Bernard and Navailh Paul, *Le diagnostic en médecine chinoise*, Éd. Maloine
- Blin Régis, *L'hexagramme Tridimensionnel*, Éd. SFERE
- Borsarello Jean, *Traité d'Acupuncture*, Éd. Masson
- Combe Yvon, *L'Homme Étoile*, Éditions du Cosmogone
- Dürckheim Karlfried Graf, *Hara, centre vital de l'homme*, Éd. Courrier du Livre
- Faubert André, *Traité didactique d'Acupuncture traditionnelle*, Éd. Guy Trédaniel
- Focks Claudia, *Atlas d'Acupuncture*, Éd. Elsevier Masson
- Grof Stanislas, *Royaumes de l'Inconscient humain*, Éditions du Rocher
- Grosjean Daniel et Benini Patrice, *Traité pratique de Microkinésithérapie*, vol. I-II-III-IV, CFM
- Guiliani Jean-Pierre, *L'Alphabet du Corps Humain*, Éd. Arkhana Vox
- Guiliani Jean-Pierre, *Alchimie des énergies dans la tradition chinoise*, tomes I,II,III,IV, Éd. Arkhana Vox
- Maciocia Giovanni, *Les Principes fondamentaux de la Médecine Chinoise*, Éd. Elsevier Masson
- Maclean Paul D., *Les 3 cerveaux de l'homme*, Robert Laffont
- Martin-Hartz Jacques et Pialoux Jacques, *Le Dragon de Jade*, Éd. Fondation Cornélius Celsus
- Pialoux Jacques, *Le Diamant Chauve Plus*, Éd. Fondation Cornélius Celsus
- Pialoux Jacques, *Guide d'Acupuncture et de Moxibustion*, Éd. Fondation Cornélius Celsus
- Rank Otto, *Le traumatisme de la naissance*, Payot, coll « Petite Bibliothèque Payot »
- Schutzenberger Anne Ancelin, *Aie, mes Aïeux*, Éd. Desclée de Brouwer
- Senn Dominique, *La Balance Tropique*, Éd. Fondation Cornélius Celsus
- Souchard Philippe, *Rééducation Posturale Globale*, Éd. Elsevier Masson

REMERCIEMENTS

À tous ceux qui, rencontrés durant ces trente dernières années, m'ont fait partager leurs connaissances.

En particulier :

- À Philippe Souchard qui a développé la Rééducation Posturale Globale, dans l'esprit de la méthode Françoise Mézières) ;
- À Jacques Pialoux, Régis Blin et Jean-Pierre Guiliani pour leurs enseignements et leur propre vision de la MTC) ;
- À Yvon Combe pour sa synthèse, à l'instar de Jacques Pialoux, entre les Traditions médicales et spirituelles de l'Orient et les découvertes de la médecine énergétique occidentale) ;
- À Daniel Grosjean et Patrice Bénini qui ont élaboré la Microkinésithérapie, thérapie manuelle basée sur la palpation énergétique et qui utilise sa propre grille de lecture du corps.

À tous les penseurs d'hier et d'aujourd'hui qui, par leurs ouvrages, m'ont nourri de leur savoir.

À Cyriane Jacques et Véronique Chérel pour la lecture attentive du manuscrit et la mise en page du présent ouvrage, à Christian Lacroix et José Pirès pour leurs splendides illustrations.

Denys Jacques

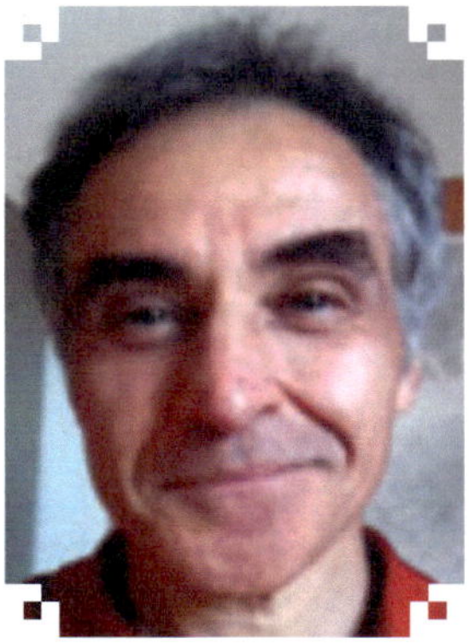

En premier lieu, je voudrais adresser mes remerciements à mon père, Denys Jacques qui m'a transmis sa passion et m'a fait profiter de son savoir et de l'expérience acquise pendant toutes ces années de pratique et de recherche. Son enseignement est allé bien au-delà du cadre de la Médecine Chinoise.

Mes remerciements ensuite au Dr C. Michael Smith qui a été d'une grande aide dans mon développement personnel et bien évidemment, à tous les enseignants du collège S.F.E.R.E., en particulier Yves Giarmon, Jean-Pierre Guiliani, Régis Blin et Hervé de Coux.

À Véronique Cherel et à ma sœur Cyriane Jacques.

Victor Jacques

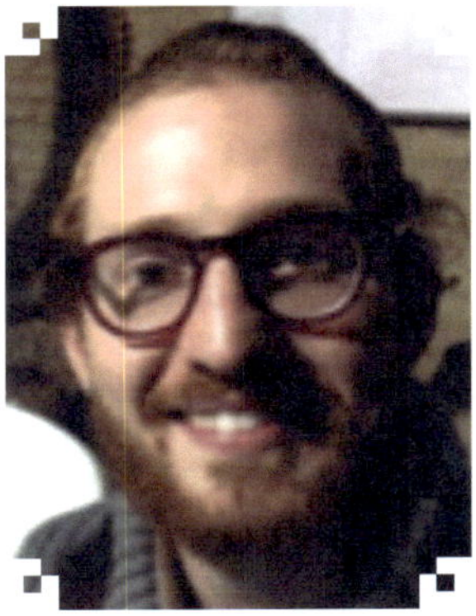

Discovery
Publisher

Les Éditions Discovery est un éditeur multimédia dont la mission est d'inspirer et de soutenir la transformation personnelle, la croissance spirituelle et l'éveil. Avec chaque titre, nous nous efforçons de préserver la sagesse essentielle de l'auteur, de l'enseignant spirituel, du penseur, guérisseur et de l'artiste visionnaire.

Made in the USA
Las Vegas, NV
03 November 2026

57422976R00152